知名妇幼专家权威推荐　孕产妈妈贴心指导方案

新编妊娠分娩全书

邱宇清◎编著

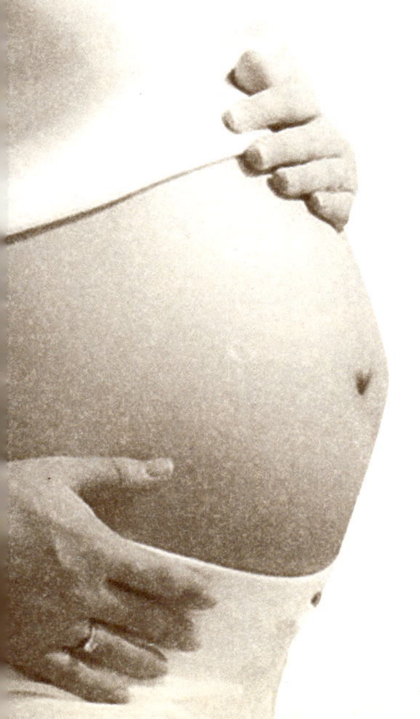

浙江科学技术出版社

图书在版编目（CIP）数据

新编妊娠分娩全书 / 邱宇清编著. —杭州：浙江科学技术出版社，2011.11

ISBN 978-7-5341-4310-6

Ⅰ.①新… Ⅱ.①邱… Ⅲ.①妊娠期—妇幼保健—基本知识②分娩—基本知识 Ⅳ.①R715.3②R714.3

中国版本图书馆 CIP 数据核字（2011）第 230805 号

新编妊娠分娩全书

邱宇清　编著

出版发行　浙江科学技术出版社

地址：杭州市体育场路 347 号

邮政编码：310006

联系电话：0571-85170300 转 61704

排　　版　北京天马同德排版公司

印　　刷　北京佳明伟业印务有限公司

经　　销　全国各地新华书店

开　　本　710×1000　1/16

字　　数　280 千字

印　　张　21.75

版　　次　2011 年 12 月第 1 版

印　　次　2011 年 12 月第 1 次印刷

书　　号　ISBN 978-7-5341-4310-6

定　　价　26.00 元

责任编辑　刘 丹　赵新宇　　**封面设计**　汝果儿

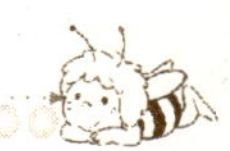

前 言 Foreword

一个人的聪明与否在于先天的禀赋与后天的培育。每一对年轻的夫妇都希望能培育出一个优化组合的杰出的小生命。这就需要我们多掌握一些科学的优生知识，从怀孕伊始就为小宝宝实施最佳的孕育方案，以全面提高宝宝的生命质量和各方面的素质，为妊娠迎来一个良好的开端。

怀孕虽是女性一生中的一大喜事，但要提醒的是，怀孕是夫妻双方共同的事，夫妇一定要共同负起责任，一起精心地呵护好宝宝的成长，做个合格的准爸爸、准妈妈。

生命始于受精卵细胞，一个细胞经过数次分裂、分化，发育成为正常胎儿并娩出，需要母体和胎儿各方面的共同协调。哪些生活习惯要改掉？吃什么、怎么吃能给宝宝提供充足的营养？用什么才不会伤害到胎宝宝？孕期适宜的运动有哪些？如何进行产检……这一个个疑问一定充满了您的脑海。别担心，有本书担任您的孕期“私人顾问”，您的所有疑惑都能在本书中游刃有余地得到解决。

本书融科学性、实用性、普及性、可读性于一体，书中既有耐心的讲解，又有深情的指导，告诉您在孕前、孕中及分娩中最关心的问题以及不知道的、想知道的、应该知道的各种知识，打消您在妊娠过程中的各种顾虑。

我们真诚地希望广大孕产妇朋友能从此书中获益，也希望此书能成为广大孕产妇朋友的良师益友，帮助您轻松愉快地度过一段奇妙的妊娠之旅。

编 者

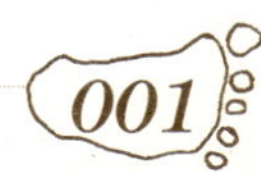

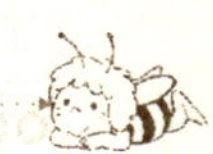

目 录 Contents

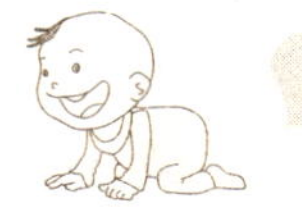

第一篇 怀孕之前细准备，宝宝到来更完美

第一章 揭开妊娠的神秘面纱

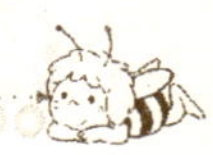

十月怀胎，关注孕期的方方面面

第一章 学新知做胸有成竹准妈妈

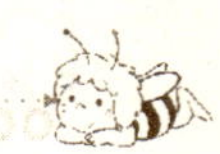

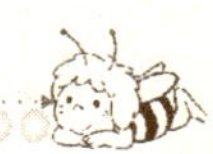

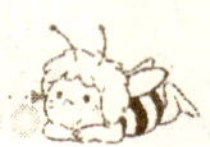

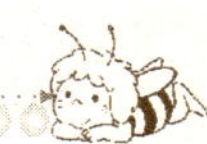

第五章 孕期自我保健防病手册

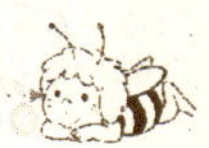

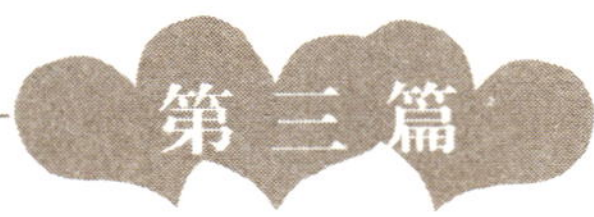

第三篇 轻松分娩，迎接小天使的诞生

第一章 未雨绸缪做准备

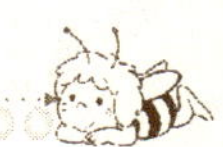

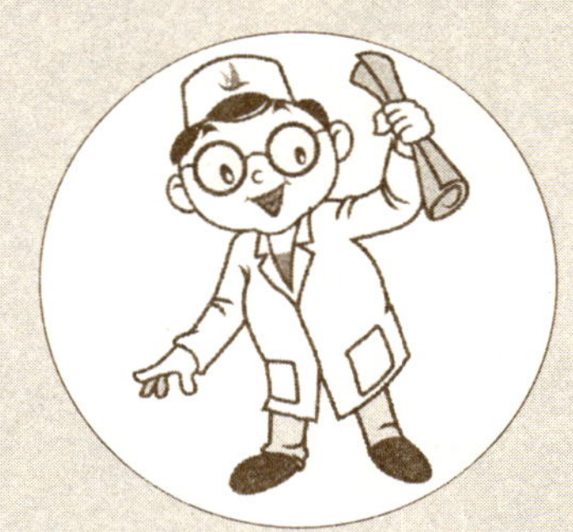

第一篇　怀孕之前细准备，宝宝到来更完美

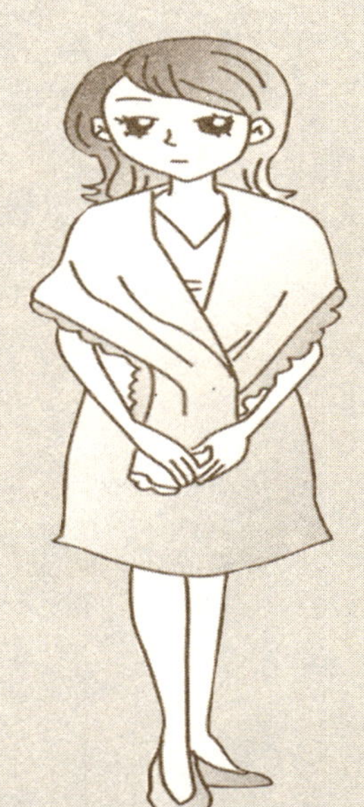

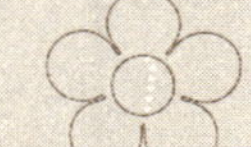

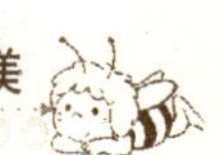

第一章 揭开妊娠的神秘面纱

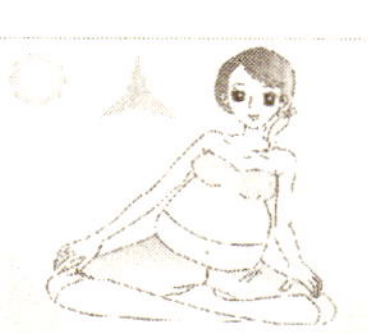

第一节　聚焦遗传对生育的影响

1　了解遗传的真相

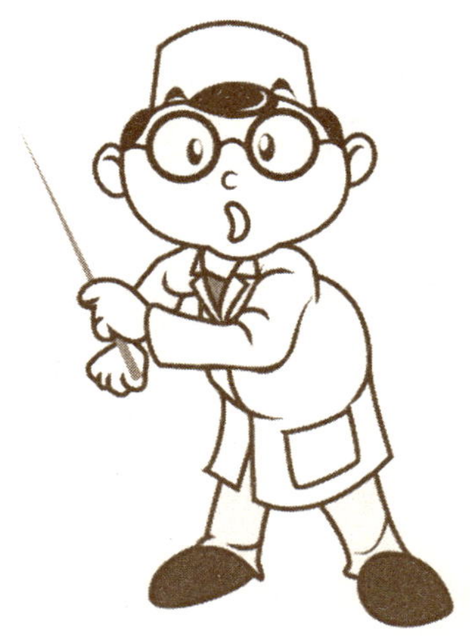

生物的繁衍离不开遗传因素，在民间有谚语："种瓜得瓜，种豆得豆。"其内涵所在就是遗传。自然界的万物都是遵循着一定的遗传规律来繁衍后代的，如同种的动物只能产生同种的后代，并继承前代的基本特征。牛生小犊，山羊生羔，猫的后代是猫等等。在人类中个子高矮、眼睛大小、鼻子高低，甚至连走路姿势都与父母亲有相似之处，这种亲代和子代之间，以及子代各个体之间存在着相同也存在差异的现象，就是由遗传和变异决定的。遗传与变异是生物界存在的普遍现象，它们之间是对立统一的关系。在人类，遗传性保持着人类本身形态和生理特征的恒定，这样才使人类世代相继繁衍。

人体生命的存在，最基本的单位是细胞，众多的细胞(约100万亿)组成了人体中各种各样的组织结构和器官系统，维持着人体正常的生理机能。每个小生命的开始都是由一个细胞进行分裂生长发育为胎儿的。

遗传基因在哪儿呢？原来是在细胞的核内，有一种颜色较深的物质，叫做染色体，生物遗传的密码信息，就贮存在其中。人类染色体共有23对(46条)，在染色体上载有所有的遗传基因。基因是遗传的基本单位。

所以说遗传是有规律的，人类可以利用基因遗传规律性，尽量控制不利于人类生存的遗传基因，提高人的素质。

2 遗传病的种类

遗传性疾病是由父母造成的，精子和卵细胞中的染色体基因是遗传信息的密码。一旦基因或染色体出现了问题就会出现遗传性疾病。遗传性疾病，就是由于环境中许多物理的、化学的或生物的因素，作用于健康的生殖细胞，使生殖细胞的遗传物质——染色体所载的基因发生突变而引起的一类疾病。

(1) 单基因病遗传

单基因病遗传是由单个致病基因引起的。其又可分成4种：①常染色体显性遗传病，如夜盲症、并指及多指畸形、过敏性鼻炎等160余种；②常染色体隐性遗传病，如高度近视、高度远视、白化病、先天性聋哑等；③性连锁显性遗传病比较少见，如无汗症、抗维生素D佝偻病等；④性连锁隐性遗传病，如血友病、蚕豆病、红绿色盲等。

好孕金点子

遗传病具有遗传性和家族性，因其致病基因当时就已存在，故也表现为先天性。多数遗传性疾病是终生性的，即使经过治疗但仍能通过致病基因传递给后代。

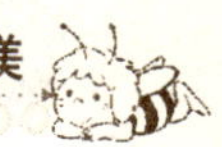

（2）多基因病遗传

异常基因不止一个或两个，而是在染色体的不同位置上许多基因协同外界环境相互作用的结果。如唇裂、腭裂、精神分裂症、先天性心脏病、原发性高血压、糖尿病等。

（3）染色体病遗传

由于染色体的数目和结构发生改变而引起的遗传性疾病，如先天愚型。

3　患有哪些遗传病不宜生育

某些患遗传病的夫妇或由于一方是严重的显性遗传病患者，或由于双方都患有同一种严重的隐性遗传病，或由于双方都患有较严重的多基因遗传病，都属于不宜生育孩子的夫妇。因为这种情况下，孕育具有遗传病孩子的概率非常大，所以一定要相信科学，选择不生育。

（1）一方为各种严重的显性遗传病患者

这一类遗传病患者的疾病有视网膜细胞瘤、强直性肌营养不良（表现为全身肌肉萎缩，以面、肩、上肢比较明显，同时伴有白内障与毛发脱落）、遗传性痉挛性共济失调（表现为步态不稳、言语障碍、视神经萎缩、眼球震颤等）、软骨发育不全（表现为侏儒、四肢短小、面部畸形）等。

这些疾病的共同特点是能造成胎儿明显畸形，不能正常地学习、工作和生活，并且会直接遗传。父母一方有病，子女大约有半数会发病，所以不宜生育。

（2）夫妇双方都患有同一种严重的隐性遗传病

男女双方中如果一方是隐性遗传患者，则所生子女一般只带致病基因，并不患病；但如果双方都患有同种隐性遗传病，所生子女就会有很高的发病机率，甚至可能全部发病。如肝豆状核病变，它是一种铜代谢障碍的遗传病，发病后有震颤、肌张力增强、智力减退等神经症状以及黄疸、腹水、肝脾肿大等肝脏病症状，这种病非常难治，所以有此隐性遗传基因的父母最好避免生育，以免产生不良后果。

（3）夫妇双方患有较严重的多基因遗传病

如父母患有精神分裂症、狂躁抑郁精神病、原发性癫痫、先天性心脏病、唇裂、腭裂、糖尿病等，其子女发生疾病的概率较高，所以最好不生育。

4 怎样才能预防遗传病儿

要减少或防止遗传病儿的出现，必须进行孕前体检，必要时进行基因检测。

基因检查大致分为两步：第一步粗筛。通过婚前检查、遗传咨询等方式了解是否为近亲结婚，家族中有无遗传病患者，女性是否生过遗传病患儿。高龄孕妇也应作为重点粗筛对象。第二步基因诊断。即从筛查出来的可疑对象的血液白细胞中提取 DNA，再用特异的探针去检测某种基因正常与否。若检测出父(母)亲为致病基因携带者，则可用于指导其婚配和生育。

5 孩子能从父母那儿遗传哪些容貌特征

孩子的相貌、身材通常与父母相似，或多或少地具备父母的一些特征，有时甚至是父母青春的缩影，这就是遗传的奇妙效应。遗传对相貌有着重要

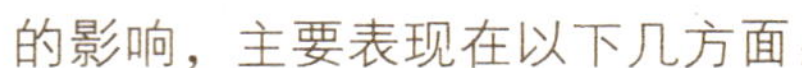

的影响，主要表现在以下几方面：

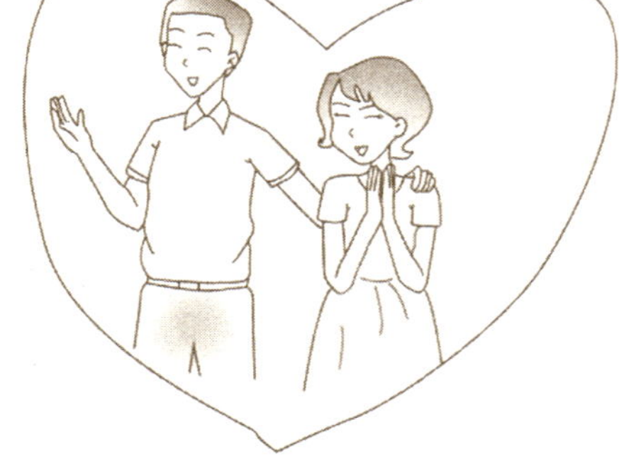

（1）肤色

肤色在遗传时，总是遵循自然法则，把父母的肤色综合后再涂抹在孩子的身上。如果父母双方肤色都较黑，那么子女的肤色也较黑；如果一方白、一方黑，那么子女的肤色就是双方肤色糅合后的颜色。

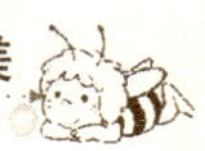

（2）**双眼皮**

双眼皮的遗传性比较特殊，可能是上帝的偏爱，希望人类更加美丽。单眼皮与双眼皮者结婚，孩子双眼皮的可能性很大。值得注意的是，出生是单眼皮的孩子，以后大多会自然变成双眼皮，眼皮的变化一般要到 45 岁才固定。根据统计，这个年龄人类双眼皮的比例为 83% 左右。另外，大眼睛、大耳垂、高鼻梁、长睫毛，都是五官遗传时从父母那里最能得到的特征性遗传。

（3）**下颚**

下颚是绝对的显性遗传，子女与父母非常相似。如果父母一方有突出的下颚，那么子女通常无一幸免，个个如此。

（4）**秃头**

秃头几乎只传给男子，却让女性大多数拥有如瀑青丝。如果父亲秃头，儿子秃头的概率有 50%，甚至外祖父，也慷慨地把自己的秃头留给外孙们 25% 的概率。秃顶的男士其实与"聪明"无关。

（5）**青春痘**

父母双方若都患过青春痘，子女们的患病率比无家族史者高出 20 倍。

（6）**少白头**

如果父母是少白头，子女不必过分担心自己也会复制父母的少白头。因为少白头属于概率较低的隐性遗传。

（7）**耳垢**

耳垢可分为干性和湿性两种。若双亲均为干性耳垢，其后代必定也为干性；如果为湿性，可以依此判断他不是双亲的亲生子女。

（8）**身高**

决定身高的因素 35% 来自父亲，35% 来自母亲，另有 30% 的主动权掌握在孩子自己手中。如果双亲的身高都不算高，那么剩余的 30% 难以起决定性作用。而合理的营养和有效的锻炼也可以增加身体的高度。

（9）**肥胖**

父母肥胖，子女肥胖的机会有 53%，如只有一方肥胖，概率便下降到40%。其实胖与不胖，大约有一半是由主观因素来起作用的，完全可以通过合理饮食、充分运动使自己体态匀称健美。

（10）**声音**

通常，男孩的声音像父亲，女孩的声音像母亲。但是这种由父母遗传所影响的音质如果不美，多数可以通过后天的发音训练得以改变。

（11）**萝卜腿**

萝卜腿是指脂肪堆积的腿。若父亲是，孩子一定也是，但完全可以通过充分的健美运动来塑造修长健壮的腿。

6 怎样让宝宝继承你的聪明才智

遗传对智力的作用是客观存在的。父母的智商高，孩子的智商往往也高；父母智力平常，孩子智力也一般；父母智力有缺陷，孩子有可能智力发育不全或智力迟钝。

智力还受主观努力和社会环境的影响，后天的教育及营养等因素起到相当大的作用。家庭是智力发展最基本的环境因素，家庭提供了定向教育培养的优势条件。智力的家族聚集性现象恰恰说明了先天和后天因素对智力发展的作用。

由此可见，遗传是智力的基础，后天因素影响其发展。因此，要想使后代智力超群，就必须在优生和优育上下工夫，使孩子的智能得到充分发挥。

7 怎样计算未来宝宝的身高

一般来说，身高70%取决于遗传，仅30%取决于环境。不过，遗传只能决定身高生长的潜力，但此种潜力能否得到正确发挥则有赖于各种环境条件。子女成人后的身高可以用下列公式计算：

儿子成年后的身高(厘米)=[(父亲身高+母亲身高)×1.08]/2

女儿成年后的身高(厘米)=(父亲身高×0.923+母亲身高)/2

这样，宝宝未来的身高大致可以算出来。

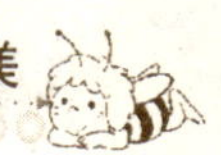

第二节　莫让生活方式打破你的好孕梦

1　饮酒对生育危害大

大量事实证明，嗜酒会影响后代。因为酒的主要成分是酒精，当酒被胃、肠吸收后，会进入血液运行到全身，少量通过汗、尿及呼吸出的气体排出体外，大部分在肝脏内代谢。肝脏首先把酒精转化为乙醛，进而变成醋酸被利用，但这种功能是有限的。所以，随着饮酒量的增加，血液中酒精浓度也随之增高，对身体的损害作用也相应增大。酒精在体内达到一定浓度时，对大脑、心脏、肝脏、生殖系统都有危害。

酒精可使生殖细胞受到损害，受酒精毒害的卵细胞很难迅速恢复健康，酒精还可使受精卵不健全。酒后受孕可造成胎儿发育迟缓。所以，受孕前一周女性饮酒对胎儿不利。那些常年饮酒的女性，即使受孕前一周停止饮酒，也还是有一定危害。

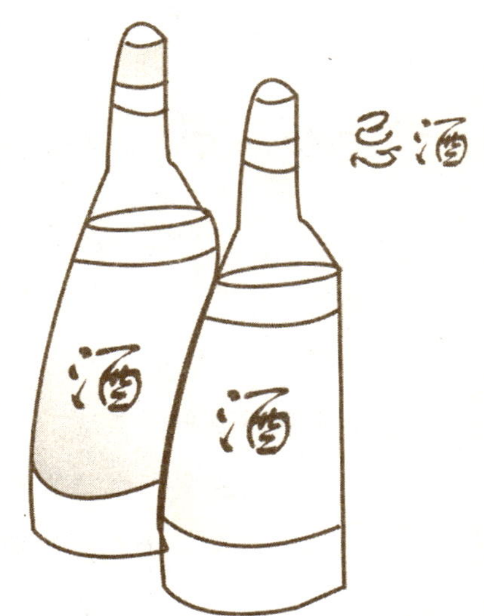

女性受孕前不要饮酒，最好在受孕前一周就停止饮酒。当然，为了孩子的健康，夫妻双方应在早些时间(1 年以上)就开始戒酒。

2　吸烟对生育危害大

有吸烟习惯的女性在孕前、孕期应戒烟，她的丈夫也应该戒烟。为什么呢？香烟中的尼古丁对女性的受孕率有负面影响。吸烟的女性所生的新生儿，其出生体重低于不吸烟的女性所生的宝宝。美国的一项研究显示，每年有 4600 名新生儿死亡的原因是由于准妈妈吸烟。

香烟中的尼古丁可以使血管收缩，在孕期使胎盘的血管收缩，减少了胎儿的血液供应。其中的一氧化碳使胎儿的血红蛋白的携氧能力降低，对胎儿的发育造成不良影响。

如果哺乳的女性吸烟，尼古丁还可以通过乳汁影响婴儿，使婴儿腹痛，还可使婴儿呼吸系统疾病增加。

那么，少吸一些是不是会好些呢？当然会好些。已有研究表明，每日吸烟10支，对胎儿的危害是不吸烟女性的10倍；每日吸4支烟对胎儿的危害是不吸烟女性的1.2倍。

男性吸烟过多会影响精子的质量。妻子怀孕后因丈夫吸烟而被动吸烟，或在办公室、公共场合均有可能被动吸烟，这和本人吸烟的结果相同。因此，丈夫最好在妻子孕前3个月戒烟，或孕期不要在家吸烟。准妈妈本人要注意工作环境，不要去人多嘈杂的公共场所。

3 警惕病毒对生育的影响

我们生活的环境中存在着一些有害的生物因素，如病毒、细菌等。当母亲受到感染时可通过胎盘绒毛屏障或子宫颈上行感染胎儿，导致胎儿畸形或流产、死产。

（1）有害病毒的种类

与生育有关的有害生物因素主要是风疹病毒、巨细胞病毒、单纯疱疹病毒等。此外，还有人类免疫缺陷病毒、水痘－带状疱疹病毒、肝炎病毒等。病毒是一种严重危害人体健康的病原微生物，它的体积小，在普通显微镜下看不到病毒的真正形态，一旦侵入机体就会造成感染而影响健康。

（2）病毒感染对胎儿的影响

孕妇被病毒感染，不仅对孕妇本人健康不利，更重要的是对胎儿健康不利。特别是在怀孕初期感染病毒，可引起胎儿流产、早产、畸形或死胎。

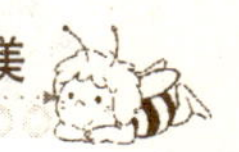

病毒是造成胎儿先天性缺陷的主要原因。当孕妇被病毒感染后，由于病毒体积非常小，会马上进入孕妇的体内，经血液循环通过胎盘感染给胎儿。由于孕早期胎盘还处在刚刚形成的初级阶段，预防病菌侵入的能力和抵抗病毒的能力都很差，此外，在这个时期胎盘还极易受感染，造成胎盘炎症，从而影响母体与胎儿之间的物质交换。

胎儿的发育是依靠胎盘吸收母体营养并将废物排出体外的，如果胎盘出现问题，势必要影响胎儿的正常发育，最后导致先天性缺陷。

（3）预防措施

根据上述病毒对胎儿的危害，准备怀孕的女性，特别是在孕前4个月内，要注意保护好自己，在疾病高发季节尽量不要去公共场所，以免感染病菌，造成无法弥补的损失。同时，注意个人卫生和环境卫生。居室要保持通风和阳光照射。锻炼身体以增强体质，可做一些孕妇体操，并注意保暖，预防感冒。平时可以服用一些中药制剂，如板蓝根等。

好孕金点子

病毒主要通过空气、飞沫、日常生活接触，或通过注射等多种途径感染人体。

4　环境污染也危害生育

（1）日常接触有害物

农药、化肥、杀虫剂、洗涤剂、塑料制品、增塑剂、石棉、化学品、汽车尾气、垃圾焚烧产生的气体、某些重金属以及化妆品等，一旦进入人体后，作用于精子发育的多个环节，导致男性精子发育畸形、数量和质量下降，使女性受孕率大大降低，甚至完全丧失生育能力。

（2）工作接触有害物

从事放射性工作、高温作业，以及长时间接触油漆、涂料和汞、铅、磷等有毒物质而缺乏防护措施的工作人员，是不孕症的高发人群。不育比例占40%左右。

（3）汽车废气

男性每天暴露在汽车废气环境中6小时，体内的雄激素水平不会发生改变，但精子的活动能力却会下降，从而影响授精能力。

5 孕前营养补充也重要

孕前营养状况好的孕妇所生的新生儿，不仅体重符合标准、健康状况较好，而且抵抗力强、患病率低。孕前营养状况差的孕妇所生的新生儿，就远远比不上前者。母亲孕前营养状况好，对儿童学龄期的智力发育都会产生影响。

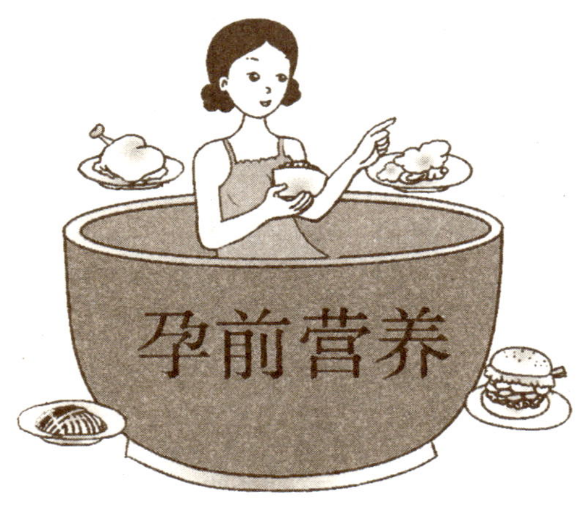

怀孕前适当地调整饮食结构，满足人体需要，不仅对预防不孕症有重要作用，而且有利于优生。夫妻任何一方面营养不良都会妨碍受孕。

在妻子怀孕前3~6个月，男女双方都应该加强饮食营养。许多营养可以提前摄取，并在人体内储存相当长的时间。比如，脂肪能储存20~40天，维生素C能储存60~120天，维生素A能储存90~356天，铁能储存125天，碘能储存1000天，钙的储存时间高达2500天，这就给女性孕前摄取营养为孕期做准备创造了有利条件。

6 孕前用药宜谨慎

通常，准妈妈在整个孕期用药都很慎重，但孕前就不是那么重视了，也更容易忽略孕前丈夫的用药。其实，很多药物都会影响精子的生存质量，甚至会引起精子畸形。当含有药物的精液进入女性体内，经过阴道黏膜吸收后

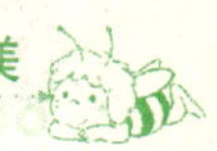

可进入女性血液循环，从而影响受精卵，产生低体重儿及畸形儿。

（1）孕前3～6个月

夫妻双方都要避免使用吗啡、氯丙嗪、阿司匹林、环丙沙星、酮康唑、红霉素、利福平等药物，以免影响卵细胞的质量。

如果长期使用药物避孕工具和口服避孕药物，应在停药后6个月再怀孕。

（2）影响女性生殖细胞的药物

激素类药物、某些抗生素、止吐药、抗癌药、安眠药等，都会对生殖细胞产生一定程度的影响。有长期服药史的女性一定要咨询医生，才能确定安全受孕的时间。

在计划怀孕期内需要自行服药的女性，一定要避免服用药物标识上有“孕妇禁服”字样的药物。

（3）影响男性精子质量的药物

抗组胺药、抗癌药、咖啡因、吗啡、类固醇、利尿药、壮阳药物等不仅可导致新生儿出生缺陷，还可导致婴儿发育迟缓、行为异常等。

（4）服药期间意外怀孕

如果在不知孕情的情况下服了药，先不要急着终止妊娠。因为在怀孕期间也有相对服药安全期（停经前3周胚胎未形成以前危险相对较小），况且有些药物对胚胎的影响非常小。这时你需要做的是，将用药情况详细告知医生，医生可以根据用药的种类和性质、用药时胚胎发育的阶段、药物用量多少以及疗程的长短等来综合分析是否有终止妊娠的必要。

（5）比较明确产生有害作用的药物

◉四环素类药物：可导致胎儿骨骼发育障碍、变黄。

◉链霉素和卡那霉素：可导致先天性耳聋、肾脏损害。

◉氯霉素：可抑制骨髓功能，导致新生儿肺出血。

◉磺胺类：可导致新生儿胆红素脑病。

◉阿司匹林或非那西汀：可导致骨骼畸形、神经系统或肾脏畸形。

◉巴比妥类：可导致胎儿的手指或脚趾短小、鼻孔通联、精神委靡。

口服苯巴比妥(片)、司可巴比妥(胶囊)、戊巴比妥钠(片)、异戊巴比妥(片)，注射的苯巴比妥钠都属此类。

◉各种激素：可导致畸形。

7 孕前请远离宠物

近几年来，随着人们生活水平的普遍提高，城市中养猫、养狗、养鸟的家庭日益增多，当然饲养小动物并不是不良嗜好，而且对一般人也不会有健康危害，但是对于孕妇来说，如果感染上病毒，就会给胎儿发育带来不良影响。猫是所有动物中最易感染上弓形体病的动物，通过猫的粪便会将此病传染给孕妇，再感染给胎儿。孕妇感染此病毒后约有30% ~40%会传染给胎儿，造成畸形或在出生后随年龄增长逐渐出现眼、耳功能低下。因此家中已有猫、狗等小动物的，最好送到别处寄养，更不要新添小动物。

现在涮、烤饮食大受欢迎，吃不熟的猪、牛、羊肉而患弓形体病的也在逐渐增多。如果孕妇有何疑虑，可到医院检查弓形体抗体，必要时做B超检查。

8 咖啡因对生育的影响

研究表明，咖啡因对孕妇和胎儿有着很大的危害。如果孕妇过量饮用咖啡或其他含咖啡因的饮料，胎儿就会直接受其不良影响；咖啡因还可随乳汁分泌，而影响依赖母乳的婴幼儿健康。专家认为，每天喝8杯以上咖啡或其他含咖啡因饮料的孕妇，她们生下的婴儿没有正常婴儿活泼，肌肉发育也不够健壮。这就是饮料中咖啡因强烈刺激作用的结果。孕妇如果嗜好咖啡，还会影响胎儿的

好孕金点子

孕妇在妊娠期间最好停止饮用咖啡或其他含咖啡因的饮料，多到室外呼吸新鲜空气，多摄入高蛋白食物，做做轻松的体操，这样也可以起到提神醒脑的作用。

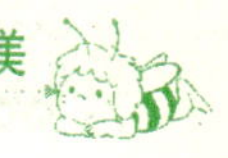

骨骼发育，诱发胎儿畸形，甚至导致死胎。

迄今普遍认同的是最好在怀孕前和怀孕期间不要饮用咖啡，或一天的饮用量不超过2杯。另外，咖啡因并不是只存在于咖啡中，汽水、茶和巧克力里面都含有咖啡因。同时要留意的是，咖啡馆中现煮的咖啡所含咖啡因的量远比速溶咖啡高得多。因此，在怀孕前和怀孕期间最好放弃或少饮用含咖啡因的饮料和食物。

第三节 莫让疾病成为生育的“定时炸弹”

1 心脏病对怀孕有影响吗

妊娠期间胎儿在子宫内生长发育，孕妇体内产生了一系列变化，心血管系统的负担明显增加。在心功能正常的条件下，孕妇可以承受此种负担；但是如果孕妇有心脏疾患，妊娠期与分娩时心脏负担的增加可诱发心力衰竭，甚至危及生命。此外，孕妇的心脏病还可影响胎儿的生长发育，引起流产、畸形等。

心脏病对怀孕的影响关键在于心脏的代偿功能。如果孕妇心脏代偿功能好，再加上自我保护好，一般都可以安全度过孕期，胎儿能正常生长发育。

那么，怎样知道心脏代偿功能正常与否呢？目前尚无理想的检查方法来正确反映心脏的功能状态。多年来，一直沿用把心脏功能分为四级的标准。

Ⅰ级　从事普通体力活动时，自觉无不适感。

Ⅱ级　一般体力活动后即感到心慌、胸闷、气短。

Ⅲ级　一般体力活动明显受到限制，轻体力活动就出现心慌、气短。

Ⅳ级　完全不能进行体力活动，休息时仍出现心慌、气短。

一般来说，绝大多数心功能Ⅰ、Ⅱ级的女性可以胜任怀孕的压力，很少会发生心力衰竭（简称心衰）；而心功能Ⅲ级以上者发生心力衰竭的机会较多。另外，患者年龄以及以往有无心衰史也很重要：年龄在35岁以上，心衰的可能性比年轻女性要大得多；有心衰史的女性中，70%在怀孕期间会复发。

好孕金点子

建议心脏病患者最好能在计划怀孕前3个月，甚至半年前，便开始向妇产科医生及心内科医生进行专业咨询，经过适当治疗之后，再开始怀孕。

哪些心脏病患者不能怀孕呢？当患心脏病的女性有下列情况之一者均不宜怀孕：①有心衰病史或伴有慢性肾炎、肺结核的女性；②风湿性心脏病伴有房颤或心率快难以控制者；③心脏有明显扩大或曾有脑栓塞而恢复不全者；④严重的二尖瓣狭窄伴有肺动脉高压的风湿性心脏病、心脏畸形较严重或有明显紫绀的先天性心脏病而未行手术者。

因为这些女性一旦怀孕，随时有可能发生心力衰竭甚至突然死亡，胎儿也有因血液循环不好而导致缺血缺氧、生长受限，容易发生死胎。

2 警惕高血压对生育的影响

如果女性在怀孕之前已患有高血压疾病，那么，在怀孕过程中，很有可能引发妊娠期高血压疾病或先兆子痫。应尽量和内科医生配合，通过饮食及药物双管齐下来控制血压。

高血压患者的饮食原则是均衡饮食。主食类、蔬菜、水果、油脂、牛奶等食物都要摄取。患有高血压的女性要格外注意采取低盐饮食。经常有应酬的女性可能会比较麻烦，因为餐馆里的菜油脂含量较高，盐分含量也很高，会使血压上升。建议不妨多去可以提供现场烹煮的餐馆，在点餐时，先嘱咐老板少放盐和味精。吃自助餐时，建议准备一碗热水或热汤，可以先把多余的油脂和盐分过水，降低咸度，也能达到降低盐分摄取的效果。

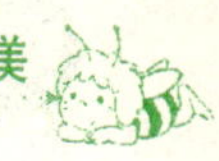

高血压患者要避免食用高盐分食物，如加工的罐头制品（各式酱菜、面筋、豆腐乳等）、腌制类食品（香肠、腊肉等）、腌渍食品（水果干、蜜饯等）、方便面、泡菜，以及海产品（含钠量较高）等。此外，食物的挑选和烹调方式也不能忽略。作料也要注意，如酱油、沙茶酱、番茄酱、辣椒酱等都要少食用。

对有生育意愿的慢性高血压患者，在准备怀孕前 3 个月就要在医生的建议下调整治疗方案。例如，血管紧张素转换酶抑制剂（ACEI）类降压药，如在妊娠前 3 个月使用，会增加严重先天性畸形的风险。因此，对于已怀孕或准备生育的女性，医生需要重新考虑她们的用药。

好孕金点子

高血压准妈妈要注意休息，避免精神过度紧张，及早进行产前检查，根据病情适当增加检查次数；睡眠采取左侧卧位。

3　警惕肝脏疾病对怀孕的影响

肝脏疾病主要见于急性病毒性肝炎，它是严重危害人类健康的传染病，包括甲型、乙型、丙型、丁型及戊型肝炎 5 种类型。

（1）对母体的影响

怀孕早期妊娠反应加重，怀孕后期并发妊娠高血压综合征者可达 30%，该病引起的子宫胎盘严重缺血或肝炎病毒形成的免疫复合物均可激活凝血系统，导致弥散性血管内凝血（DIC）。肝炎使凝血因子合成功能减退，分娩时容易发生产后出血，甚至因出血不止而死亡。

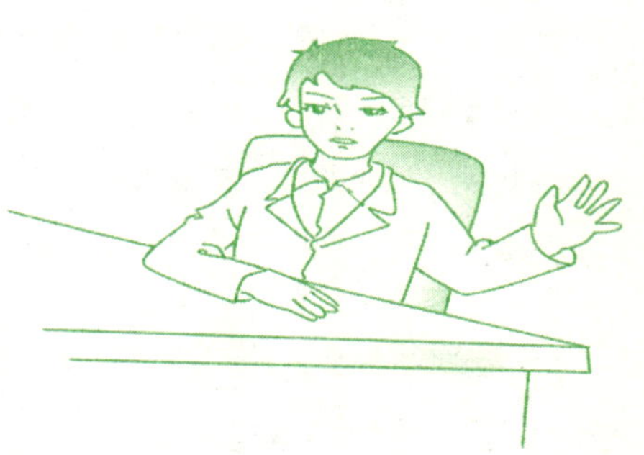

（2）对胎儿的影响

怀孕早期可使胎儿畸形率增加 2 倍，怀孕后期早产及围产儿死亡率均明显升高。黄疸型肝炎的早产率高达 40% ~90%。

好孕金点子

迁延型慢性肝炎患者如果病情较轻，体质尚好，经过治疗也可妊娠。孕后坚持高蛋白饮食和充分休息，加强孕期监护。

（3）母婴传播

母婴传播是乙型肝炎病毒传播的重要途径，可通过子宫内经胎盘传播，分娩时经软产道接触母血或羊水传播，产后接触母亲唾液或汗液以及母乳喂养时通过乳汁等传播。故怀孕后期患急性肝炎的孕妇，约70%的婴儿会发生感染；怀孕中期婴儿感染率为25%；怀孕早期婴儿无感染。围生期感染的婴儿85%～90%将转为慢性病毒携带者。

4 警惕肾病对怀孕的影响

如果是在急性肾炎期，最好不要怀孕，先进行积极治疗，等到病情减轻或病体康复后再做计划。

好孕金点子

症状轻且肾功能正常者，经医生允许可以妊娠，但要经过合理治疗，必须把水肿、蛋白尿和高血压控制好，孕后应预防妊娠高血压病。

慢性肾炎患者最好不要怀孕。若要怀孕，必须得到医生的同意，并符合以下条件：①慢性肾炎稳定2年以上，2年无血尿，蛋白尿少于每天0.5克；②肾功能正常；③无尿路感染，无高血压；④病理类型较轻。

泌尿系统感染对怀孕影响最大的是肾盂肾炎。要视病情的轻重，听取医生建议后，再做怀孕与否的决定。

5 警惕糖尿病对怀孕的影响

糖尿病患者只要能够在怀孕期间保持血糖基本正常，那么完全可以孕出一个健康可爱的宝宝。血糖水平不稳是影响胎儿的最大危险因素。

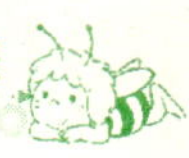

在胎儿各种器官发育形成的前 3 个月期间，这一点尤为重要。在打算怀孕之前首先应安排好妇产科、内分泌科等孕前检查。了解各种特殊的危险性，对胎儿的危险性以及如何在怀孕之前和怀孕期间控制好血糖的有关知识和方法。医生会让患者在怀孕前进行一次全面的身体检查，以确诊有无高血压、心脏病、肾病、神经疾病和眼科疾病的迹象。如果患者有这些疾病的某种迹象，应在考虑怀孕之前进行治疗。医生可能要采血样，测试患者的糖基化血红蛋白水平，从而得知这段时间的血糖控制情况。

糖尿病患者最好能从计划怀孕前 3 个月开始，配合妇产科医生和营养师的规划，先进行饮食调整，降低妊娠期糖尿病的发生率。只要进行饮食控制，加上每日适度运动，以及体重不超标，糖尿病就能得到不错的控制。在妇产科医生的许可下，病情轻微的妊娠期糖尿病妈妈最好养成每日散步的习惯；病情较严重者，也尽量在原地做一些简单伸展或原地踏步的运动。不过，如果发现子宫有收缩的迹象，应马上停止运动。

6　警惕哮喘对怀孕的影响

患有哮喘病的女性是可以怀孕的，现有资料表明，哮喘病不影响妊娠进程。虽然有哮喘病的孕妇早产和流产率稍高于健康孕妇，但这与哮喘严重程度无关。

如果患哮喘的孕妇需要用药，那么应该注意：不宜长期服用碘化物化痰，否则会引起胎儿甲状腺肿大；皮质醇激素类药，如地塞米松、泼尼松等，有造成胎儿畸形的可能，但一般影响不太大。在哮喘发作时根据医生的意见，参考使用药物。

患哮喘的女性，如果心、肺功能正常，一般情况下可以怀孕和分娩。无并发症或心、肺功能病变的，造成胎儿病变的不太多，所以不必为此过分担心。

7 警惕性病对怀孕的影响

性病的传播途径是性接触，这类病对母婴都有一定危害，尤其是胎儿，因此，一定要治愈性病后再怀孕。

（1）梅毒

梅毒是仅次于艾滋病的对人体伤害最大的性病。它不仅严重危害患者自身健康，还可以传染给配偶。对胎儿的危害也较大，容易造成流产、早产或死胎，以及新生儿先天梅毒等。但是只要早发现、早治疗，是完全可以痊愈的。应在完全治愈后3个月再考虑怀孕。

（2）尖锐湿疣

怀孕前，如发现男、女任何一方有尖锐湿疣时，一定要及时、彻底治疗，因为怀孕后的尖锐湿疣治疗比较麻烦。

怀孕后尖锐湿疣通常生长速度较快，且容易复发。

治疗时要充分考虑到药物和治疗方法对胎儿的影响，治疗方法的选择应十分谨慎。

尖锐湿疣治疗后存在着复发的问题，复发最常出现于治疗后3个月内。一般来说，随着时间的延长，患者的传染性降低，复发的可能性亦降低。治疗后一年不复发，其传染性和复发的可能性极小。但在怀孕后应定期做产前检查，注意泌尿生殖道的卫生。

（3）淋病

由淋病双球菌引起，女性患病后，淋病双球菌可侵犯阴道、子宫颈、子宫内膜、输卵管而引起一系列的炎症反应。有淋病性阴道炎的女性，分娩时婴儿通过产道时会被感染，发生淋菌性眼结膜炎，俗称“脓漏眼”，如不及时治疗或治疗不当，可导致失明。

8 警惕贫血对怀孕的影响

缺铁性贫血是所有贫血中最常见的一种，约占贫血的50%～80%，可发

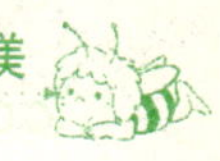

生于任何年龄，尤其多见于育龄女性。除了原发性贫血外，后天的一些生活习惯和疾病也会导致贫血的发生。

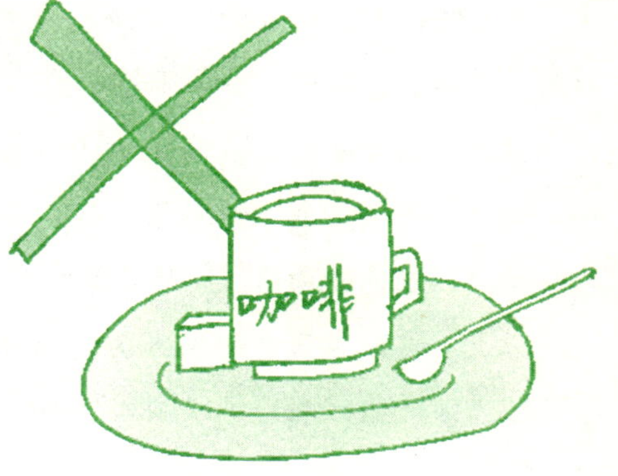

（1）长期喝咖啡、浓茶的人

咖啡可以抑制铁的吸收，浓茶中的鞣酸与铁结合可形成难溶解的物质，随粪便排出。

（2）不爱吃水果的人

水果中的维生素 C 可以促进铁的吸收。

（3）有痔疮的人

痔疮造成消化道长期慢性失血，如同女性月经一样，甚至更严重。

（4）反复鼻出血的人

有的人鼻腔黏膜糜烂，每遇天气干燥，鼻腔持续小量出血。

（5）月经过多的女性

女性通常在一次月经期间失去 20～30 毫克的铁，身体内铁的含量供不应求，很容易导致贫血。

（6）长期吃素的人

人体的铁主要靠动物性食品供给，而植物中的植物纤维可以抑制铁的吸收。

（7）长期减肥的人

减肥而不吃早饭及午饭，或饮食不平衡，食物中的铁不但减少，而且制造血红蛋白的蛋白质等原料也不足，更容易引起贫血。

当然，怀孕的女性由于生理的变化，血容量会随着生理需要增加而改变，准妈妈的血液被稀释，容易出现生理性贫血。怀孕一次一般准妈妈要消耗 1000 毫克的铁，而现在的女性，由于月经、偏食等原因，怀孕前大多已有贫血倾向，一旦怀孕，体内铁的消耗量急速增加，更容易引起贫血。

如果女性在平常就能多多补铁，计划怀孕时，就能成为健康无忧的妈妈。

例如平日饮食多吃含铁的食物，包括空心菜、红苋菜、菠菜等。贫血患者也不必担心，其实治疗并不难，确诊后，针对缺乏的营养素给予补充，就可以达到治疗的目的。贫血患者应该多休息，不宜过度劳累，尤其在身体觉得疲累时，就要休息片刻，尽量避免过多活动，千万不要使身体负担过重。

贫血患者若是感到疲倦或不适，则可考虑调整饮食或增加液体食物的饮用。运动可以增加血氧携带量，使人精力充沛。适度运动有利无害，例如散步就是可以选择的项目。起身或起床时最好将动作放缓，避免头晕目眩。

总之，贫血虽然会带来困扰，但只要遵循医嘱，持续治疗，女性朋友不但可以恢复健康，而且可以顺利当妈妈。

9 警惕阴道炎对怀孕的影响

阴道炎大多数是由白色念珠菌感染引起的。念珠菌是一种真菌，如果阴道炎未治愈，分娩时可在产道感染胎儿，引起新生儿患鹅口疮。

阴道炎患者最好是先治愈后生育，否则不但会影响疾病的治疗，而且影响妊娠。真菌性阴道炎的主要症状是阴部发痒，严重时，痒得令人坐卧不安，阴道分泌物为豆腐渣状，阴道口周围发红似湿疹。如果发现有上述症状，应及时上医院诊治。

好孕金点子

真菌性阴道炎会使胎儿在分娩过程中感染真菌。因此，患有真菌性阴道炎的女性应在治愈之后再怀孕。

真菌性阴道炎的预防关键在于外阴的清洁和消毒隔离。患糖尿病的女性，要特别注意预防。

10 警惕子宫内膜异位对怀孕的影响

子宫内膜异位症是一种比较常见的妇科疾病，在生育期女性的发病率为10%～20%，近年有增加的趋势。大多数患子宫内膜异位症的女性有以下症

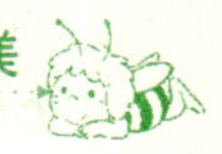

状：痛经、月经失调、不孕、非经期疼痛、排尿痛、排尿及排便障碍、性交痛等。

在子宫内膜异位症的患者中，大约有50%的人会引起不孕。不孕的主要原因是异位的子宫内膜使盆腔发生广泛粘连，使输卵管向子宫腔运送卵细胞受到很大的影响，因而不能怀孕。另外，异位的子宫内膜使卵巢功能失调，不能正常将卵细胞排出，也会影响怀孕。

子宫内膜异位症经过性激素治疗或保守性手术后，是有生育机会的。应根据年龄、临床表现、病变部位和范围以及对生育的要求等酌情选用最佳的治疗方法。

第二章 好孕是迎接胎宝宝的鲜花

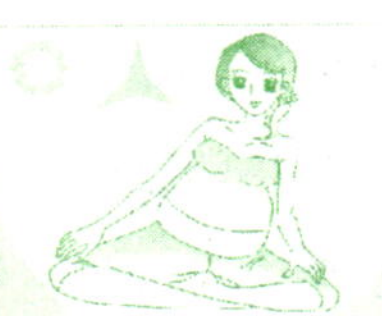

第一节 心理调节：好心情是调出来的

1 生育让女人更健康美丽

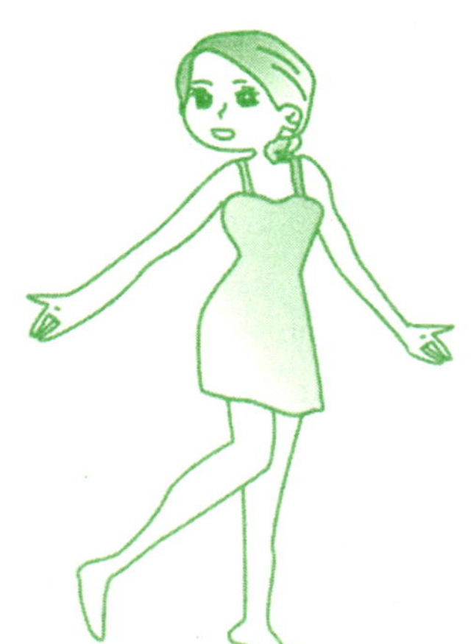

适时生育对女性的身体大有好处，最主要的一条就是，为你增加 10 年的免疫力。因为一次完整的孕育和分娩经历，能增强女性生殖系统的抗肿瘤能力，降低乳腺癌、卵巢癌、子宫内膜癌的发病率。怀孕和分娩可使身体的各种机能得到一次锻炼、整合、提高，由此使身体排毒、抗感染、抗癌及抗心血管病的能力增强。

还有，由于体内激素的作用，怀孕以及分娩后哺乳时，都会使排卵暂时停止，直至哺乳期的 4 ~ 6 个月后才开始恢复，有的女性停止排卵的时间甚至会更长。这样，就使得卵巢推迟了几十个卵细胞的排出，从而推迟了女性日后进入更年期的时间，使

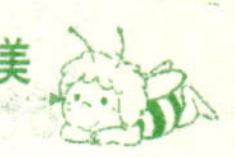

其身体衰老的速度减慢。

女性在孕育生命的过程中，会更深刻地体会到人生的真谛，从养育孩子的辛苦中学会无私的爱，从而使家庭更加稳定。在职场中也一样，生育过的女性识大体、懂分寸、懂得站在他人角度考虑问题，这是在与孩子朝夕相处中磨砺出来的。因此职业女性生儿育女后，她们浑身散发着母性的美丽，与同事的关系更为和谐，有助于职场的提升。

好孕金点子

研究显示，未生育女性乳腺癌及卵巢癌的发病率比生育过的女性高出5倍，而压力较大的职业女性如果未育，其危险系数将更高。

2　积极的生育态度很重要

现实生活中，对待怀孕有些人顺其自然，有些人是既然已怀孕也就无可奈何，还有些人早就计划要孩子，现在怀孕了，当然很是欢喜。这几种不同的态度对妊娠的影响也将截然不同。

第一种情况是一切听之任之。怀孕本为自然的生理过程，既然结婚成家了，有孩子也是自然的，不惊慌，不恐惧，心态平和，倒也自在。

第二种有些不愿意，又不愿做流产。这种无奈的心态不好，既然选择要孩子了，就得有积极的生育态度。

第三种以乐观的心态迎接新生命的到来，宫内胎儿也会因这种欢乐气氛而生长发育得更好。但是也得想到妊娠本身会有很多未知的问题存在，如流产、胎儿发育异常情况等，切忌大喜大悲。

好孕金点子

要孩子应建立在稳固的家庭婚姻关系基础上，夫妻双方都愿意有一个小宝宝，并愿意肩负起做父母的责任，以欢乐祥和的态度迎接新生命的到来，并全力创造必要的条件和融洽的家庭氛围。

还有一种态度是千万要不得的。有些夫妻，婚后关系不融洽，婚姻处于危险的边缘，而想以生孩子来改善双方的关系，把孩子作为维系婚姻的纽带。这样有两种情况可能发生：一是确实使婚姻关系得到改善；二是孩子的到来并没有给摇摇欲坠的婚姻带来转机，反而起恶化作用，这对孩子来说是极不公平与不负责任的。

总之，从女孩到妻子，从结婚到怀孕，从分娩到做母亲，所有这一切都是女人从生理到心理的不断成熟的过程，相信你会用自己的智慧迎接这一切的到来！

3 孕前疏导不良情绪有方法

夫妇双方在决定要孩子之后，要努力调整自己的情绪，以一种积极乐观的心态面对未来，把忧愁抛在脑后，让希望充满生活中的每一天。把积聚、压抑在心中的不良情绪通过适当的方式表达、发泄出去，以尽快恢复心理平衡的方法，称之为疏泄法。具体做法可采取下面三种方式：

（1）直接发泄法

用直接的方法把心中的不良情绪发泄出去。例如当遇到不幸、悲痛万分时大哭一场，让眼泪尽情流出来会觉得好受些。哭是一种痛苦的外在表现，是一种心理保护措施。将内心的郁积发泄出来，从而使精神状态和心理状态平衡一致。有人在盛怒难耐时，干脆找个体力活猛干一番，或外出跑几圈，这样把因盛怒激发出来的能量释放掉，心情亦可得到平静。发泄不良情绪，必须学会采取正当的发泄途径和渠道，决不可采用不理智的冲动性行为，如打人、骂人等，这种方式非但无益，反而会带来新的烦恼，引起更严重的不良情绪。

（2）自我调节法

出现不良情绪时应进行自我调节，有节制地逐渐发泄，或借助于别人的疏导，把心里的郁闷发泄出来。在生活中受到了挫折，甚至遇到不幸，可找自己的知心朋友、亲人倾诉苦衷，从亲人、朋友的开导、劝告、同情和安慰中得到力量和支持，使消极苦闷的情绪变得豁达、轻松。正如俗语所言：“快乐有人分享，是更大的快乐；痛苦有人分担，就可以减轻痛苦。”所以，扩大社会交往，广交朋友，互相尊重，互相帮助，是解忧消愁、克服不良情绪的有效方法。研究证明，建立良好的人际关系，可缩小“人际关系心理距离”，是医治心理不健康的良药。

（3）满足需求法

在客观条件允许的情况下，丈夫要尽力满足妻子合理的欲望或需求，以创造条件改变其所处环境，满足其生理或心理需要。衣、食、住、行等生活必要物质的需求是正常的社会现象。物质决定精神，需求的满足与否会直接影响人的情绪与行为。有些欲望仅靠疏导或强行压抑的办法是难以从根本上解决问题的，只有当其生活中的基本欲望得到满足时，才能获得心理上的满足。

4 孕前缓解压力很重要

对于急切想要宝宝的夫妻来说，等待是种最残酷的考验，尤其是女性。在这个阶段，沮丧、挫败感、压力、悲伤等消极的情绪都会不约而来。

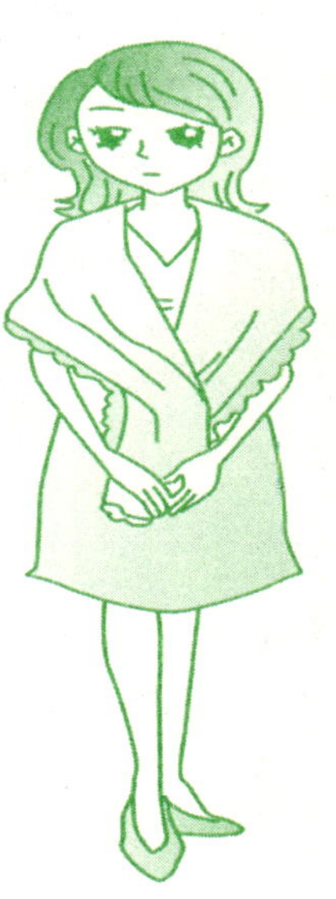

研究表明，精神、心理因素在很大程度上影响女性的生育状况。人的心理因素对性腺激素的分泌、女性生殖功能以及体液调节有很大影响，会抑制排卵，使子宫和输卵管痉挛及宫颈黏液分泌异常等，这些心理因素导致的生理异常都会干扰女性正常受孕。

因此，准妈妈一定要调整好怀孕前的情绪，减轻精神压力，从而顺利受孕。尤其是不孕女性不宜压力过大或忧虑重重。心平气和，保持乐观，这是怀孕的基本条件。

5 孕前夫妻心理必修课

怀孕前应培养热爱孩子的心理，对生孩子持积极的态度，在思想上做好准备，这样才能使孕妇在孕期保持良好的心情，克服因妊娠产生的生理上的不适，保证胎儿的健康，母子感情也能尽早建立起来，促使母婴身心的健康成长。

（1）接受怀孕后特殊的变化

妻子体型、饮食、情绪、生活习惯变化以及对丈夫的依赖性增加。

（2）接受未来生活空间的变化

小生命的诞生会使夫妻双方感觉生活空间和自由度较以前变小，往往会因此感到一时难以适应。

（3）接受未来情感的变化

无论夫妻哪一方，在孩子出生后都会自觉或不自觉地将自己的情感转移到孩子身上，从而使另一方感到情感的缺乏或不被重视。

（4）接受家庭责任与应尽义务的增加

怀孕的妻子需要丈夫的理解与体贴，尤其平时妻子可以做的体力劳动，在孕期大部分都会转移到丈夫身上。孩子出生后，夫妻双方对孩子的责任与家庭的义务都在随着时间的迁移而增加。

> **好孕金点子**
>
> 要想克服女性孕前的恐惧心理，应从两方面入手：首先积极学习孕产知识；其次学习心理调适方法。这是克服孕前恐惧心理的两个有效途径。

这种心理准备是夫妻双方的，丈夫有充分的心理准备可以帮助妻子顺利度过孕期的每一个阶段。从未婚女性到一位妻子，从结婚到怀孕，从分娩到做母亲，所有变化都是人生经历的自然过程与阶段。

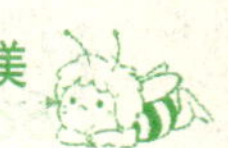

第二节　饮食调节：为母儿提供最佳“营养结构”

1　孕前营养早储备

从优生角度考虑，怀孕女性机体营养失衡会导致胎儿所需的某些营养素短缺或过多，对优生不利。从你和丈夫准备要宝宝的前3个月开始，就要特别注意饮食调理。怀孕初期的3个月是胎儿发育成长的关键期，怀孕中后期，准妈妈摄入的均衡营养能让胎儿在子宫里获取充足的营养。

（1）早餐的选择

由于现代人大多是“外食主义者”，一天当中，几乎有两餐都在外面吃。大多数人会在上班途中吃早餐，随便买个三明治、奶茶，有些人干脆不吃早餐，只喝咖啡简单打发。人体在经过一个晚上的长时间休息之后，其实非常需要早餐作为能量补给。充足丰盛的早餐能让身体机能快速恢复正常，更是一天工作动力的重要基础。尤其是计划怀孕的女性，每日摄取丰盛的早餐绝对是必要的。

（2）午餐的选择

在午餐的选择上，上班族多半是以各式快餐为主，但是那些已盛装好的排骨快餐、鸡腿快餐中的菜饭比例，往往都是肉多菜少。因此，建议不妨到自助餐店自己挑选菜品，如此一来，蔬菜的比例会比一般的排骨饭、鸡腿饭等快餐更为合理，食物烹煮的方式也不会只有油炸一种可选择，像绿色蔬菜、豆腐、鱼、肉等都是有营养又不易使人发胖的菜品，同时也能够避免摄入过多的热量。

（3）晚餐的选择

下班后，晚餐时刻总让人胃口大开，有时候还想吃点零食，或者买只盐酥鸡来解解馋，无形当中又会摄取过多热量和油脂。晚餐应该是三餐中分量最少的一餐，最好以清淡为主。倘若真的很想吃炸鸡，最好能将油炸的外皮去掉，如此一来，便能减少油脂的摄取。

2 孕前优生饮食指导

对生活在现代社会的人们而言，科学饮食已经成为一种时尚。对于准备怀孕的女性而言，科学的饮食方法不仅对于自己的身体状况十分有益，也为孕育健康的宝宝提供了有效的保障。孕前的饮食原则应参照平衡膳食的原则，结合受孕的生理特点进行饮食安排。

（1）保证热能的充足供给

准备怀孕的女性最好在每天供给正常成人需要的9204.8千焦(2200千卡)的基础上，再加上1673.6(400千卡)，以供给性生活的消耗，同时为受孕积蓄一部分能量，这样才能使精强卵壮，为受孕和优生创造必要条件。

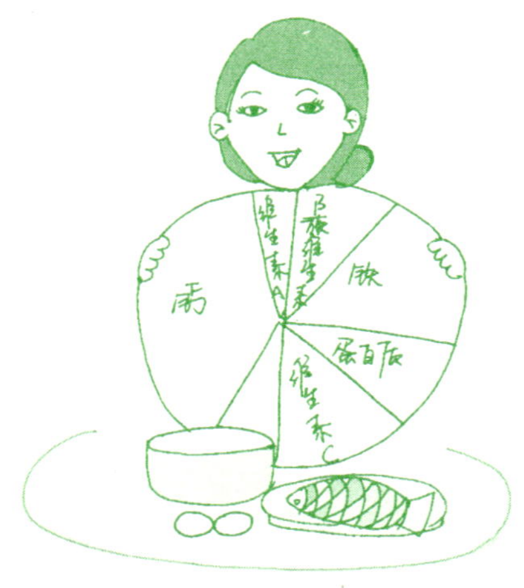

（2）多吃含优质蛋白质的食物，如豆类、蛋类、瘦肉以及鱼类等

准妈妈每天应保证摄取足够的优质蛋白质，以保证受精卵的正常发育。

（3）保证脂肪的供给

脂肪是机体热能的主要来源，其中必需脂肪酸是构成机体细胞组织不可缺少的物质。增加优质脂肪的摄入对怀孕有益。

（4）保证摄入充足的矿物质和微量元素

钙、铁、锌、铜等是构成骨骼、制造血液、提高智力的重要营养物质，可以维持体内代谢的平衡。

（5）保证供给适量的维生素

维生素有助于精子、卵细胞及受精卵的发育与成长，但是过量的维生素，

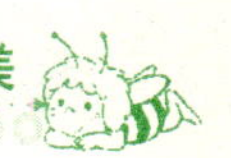

如脂溶性维生素也会对身体有害，因此建议准妈妈多从食物中摄取，多吃新鲜的瓜果和蔬菜，慎重补充维生素制剂。

（6）孕前饮食要营养均衡

孕前饮食一定要均衡，同时注意补充钙质和叶酸。多喝牛奶和果汁，多吃柑橘类水果、深绿色蔬菜、坚果、豆类、带皮的谷物、强化面包等。

（7）改变不良的饮食习惯

偏食、挑食、节食减肥、饮酒和吸烟等不良习惯，或长期口服避孕药，都会引起某些营养素的失衡。

3 孕前微量元素不可少

在孕前缺少微量元素对孕育健康胎儿是极为不利的，下面列出一些微量元素对胎儿的影响。

（1）缺碘

碘是人体合成甲状腺素的重要原料，如果缺乏碘就会很容易导致甲状腺激素减少，造成胎儿发育期大脑皮质中主管语言、听觉和智力的部分不能得到完全分化和发育，导致婴儿出生后生长缓慢、反应迟钝、面容愚笨、头大、鼻梁下陷、舌外伸流涎，有的甚至聋哑或精神失常，成年后身高不足130厘米，即所谓的“呆小病”。目前对于呆小病尚无特效的治疗方法，因此必须重视预防。尤其是生活在缺碘地区的女性，怀孕前应多吃一些含碘较多的食物，并坚持食用加碘食盐。

（2）缺锌

医学研究发现，人体内核酸和蛋白质的代谢过程中都有锌的参与。缺锌将导致DNA和含有金属的酶合成发生障碍。女性如果缺锌，胚胎发育必然受到影响，甚至导致先天畸形。为防止缺锌，女性从准备怀孕前半年起就必须戒酒，以防酒精增加体内锌的消耗。同时应多吃瘦肉、肝、蛋、奶制品、莲子、花生、芝麻、核桃等富含锌的食品。

（3）**缺铜**

医学早期研究发现，在致婴幼儿死亡的疾病中，患儿以贫血为主症，常因精神异常、运动障碍和全身动脉血管迂回曲折而夭折。这是因为母亲在妊娠期间血中铜含量过低，引起胎儿缺铜，造成机体提供能量来源的三磷酸腺苷(ATP)缺乏，以致不能满足生命的最低能量。缺铜还可影响胎儿某些酶的活性以及铁的吸收和运转，最终造成贫血。

（4）**缺锰**

研究调查表明，缺锰会使婴儿智力低下。一般来说，常吃谷类和蔬菜等食物的人不会发生锰缺乏，但由于现今食品加工得过于精细，往往会造成锰摄入不足。因此，女性在怀孕前要适量多吃粗粮、新鲜蔬菜和水果。

（5）**缺铁**

人体发生低血色素性贫血往往都是由于缺铁而造成的。孕妇在妊娠 30 ~ 32 周时，血色素可降至最低，造成妊娠生理性贫血。在此基础上如果再缺铁，则可危及胎儿。调查表明，患严重贫血的孕妇所生婴儿的红细胞体积比正常婴儿小 19%，血色素低 20%。

无论在孕前还是在孕期，准妈妈们都要做到科学饮食，应多食一些含铁丰富的食物，如蔬菜中的黑木耳、海带、芹菜、韭菜，谷类食物中的大麦、糯米、小米，豆类食物中的黄豆、赤小豆、蚕豆、绿豆等，全面补充人体所需的微量元素，这样在孕育宝宝的时候才不会因为缺乏微量元素而产生心理负担。

4 女性孕前宜补钙

钙是构成人体组织和维持正常生理功能必不可少的微量元素。它不仅能维持骨骼系统正常的生长代谢，防止骨折；并能调节细胞的正常生理功能，维持神经肌肉的兴奋性及正常的心脏搏动，促进正常的血液凝固过程；还可预防妊娠期高血压疾病的发生。

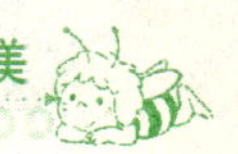

缺钙时会出现小腿肌肉痉挛、抽搐。严重时，会引起骨质疏松和骨质软化症，极易发生骨折。故女性孕前应多摄入含钙量高的食物，防止缺钙。

富含钙的食物有牛奶及奶制品、青菜、白菜、毛豆、紫菜、青豆、鱼类、虾皮等。

5 男性也应多吃提高生育能力的食物

在准备要宝宝前，男性也应该注意饮食，应多补充锌和维生素A。

（1）锌的补充

正常人每毫升血浆中锌含量为0.60～1.33微克。而精液中锌含量比血浆含锌量高百倍。锌直接参与精子内糖的酵解和氧化过程，保持精子细胞膜的完整性和通透性，维持精子的活力。如果缺锌，导致睾酮、二氢睾酮（雄激素）减少，不利于精子生成。缺锌易使前列腺炎、附睾炎不愈。而这些都可造成男性不育。所以，男子不可缺锌。如果发现精液中锌含量过低，可以采取以下疗法：在膳食中可多吃富含锌的食物，如牡蛎、猪肝、蛋黄、瘦肉、核桃、苹果、花生等。如果男子有消化道疾病应认真治疗，以增加锌的吸收。

（2）维生素A的补充

如果男性缺乏维生素A，其精子的生成和精子的活动能力都会受到影响，甚至易产生畸形精子，影响生育。一般来说，正常成年男人，每日需要供给维生素A 2200国际单位或4克维生素A原（胡萝卜素）。青春期男孩要多一些，为2500国际单位。

> **好孕金点子**
>
> 保证男性持续生产健康的精子及产生伴精子游动的各种营养分泌液都需要养分，而这一切都需要高质量的食物。因此，夫妇在计划怀孕时都要注意补充营养，男性也不可忽视。

维生素A及维生素A原主要来源于动物肝与肾、乳类、蛋黄、辣椒、胡萝卜、杏、柿子、南瓜、苜蓿及鱼肝油等。

一般来说，能提高精子的数量和质量的食物有牡蛎、猪肝、蛋黄、瘦肉、鳝鱼、泥鳅、鱿鱼、带鱼、鳗鱼、海参、墨鱼、蜗牛等，其次有山药、银杏、冻豆腐、豆腐皮、核桃、苹果、花生、胡萝卜、辣椒、杏、柿子、南瓜、苜蓿及鱼肝油等。

6 孕前服用叶酸有必要

叶酸是一种水溶性维生素，是蛋白质和核酸合成的必需因子。血红蛋白、红细胞、白细胞的快速产生，氨基酸代谢、大脑中长链脂肪酸的代谢都少不了它。它是胎宝宝神经发育的关键营养素，准妈妈饮食中如果缺乏叶酸，有可能导致新生儿神经管畸形及其他的先天畸形或早产。

（1）从什么时候开始补充叶酸

应该从准备怀孕的前3个月就开始补充叶酸，以给未来的小宝宝充足的储备。而且，孕早期也应该坚持补充，因为此时期是胎宝宝中枢神经系统生长发育的关键期，脑细胞增殖迅速，最易受到致畸因素的影响。进入孕中期后可停服叶酸片，多从食物中摄取就可以了。

（2）服用叶酸片

人体内叶酸总量为5～6毫克，但是人体不能合成叶酸，只能从食物中摄取，并加以消化吸收。准妈妈要记住的是，一定要在医生的指导下服用叶酸片，不可盲目自行购买，因为叶酸并非补得越多越好。过量摄入叶酸会导致某些进行性的、未知的神经损害的危险增加。临床数据显示，准妈妈对叶酸的日摄入量可耐受上限为1000微克，每天补充400～800微克叶酸，就可以满足胎宝宝生长需求和自身需要。

好孕金点子

叶酸遇光、遇热后不稳定，容易失去活性，如煲汤会使食物中的叶酸损失50%～95%，因此，用凉拌、急火快炒的方式来烹饪蔬菜，会留住较多的叶酸。

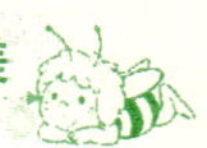

7　孕前要忌口

既然准备怀孕了，就不能像以前那样想吃什么就吃什么了。在怀孕前，下面这些饮食问题一定要注意：

（1）少喝可乐

可乐类饮料中的咖啡因，在母体内很容易通过胎盘进入胎儿体内，危及胎儿的大脑、心脏等器官，使胎儿致畸或患先天痴呆。

（2）少吃辛辣食物

辛辣食物会加重孕妇消化不良、便秘或痔疮等症状，影响孕妇对胎儿的营养供给，增加分娩的困难。因此，在计划怀孕前3～6个月不应过食辛辣食物。

（3）少吃高糖食物

怀孕前，夫妻双方尤其是女方若经常食用高糖食物，很可能引起糖代谢紊乱，甚至成为潜在的糖尿病。怀孕后，由于孕妇体内胎儿的需要，孕妇食糖量增加或持续以前的饮食结构，极易出现妊娠糖尿病。

（4）少吃快餐

快餐的营养成分有欠均衡。快餐里含有太多的饱和脂肪酸，容易导致胆固醇过高，危害心、脑血管健康。多数快餐的调味料都含有大量盐分，对肾脏不利。

（5）少吃罐头食品

孕妇应少吃罐头食品，这是因为为了延长水果或罐头内食物的保存期，罐头都加入了防腐剂。另外，为了色佳味美，还加进了一定量的添加剂，如人工合成色素、香精、甜味剂等，这些物质在允许标准范围内对人体健康影响不大，但过多连续服用也会产生积蓄，带来不良反应，这对孕妇，尤其是对胎儿发育不利。因为胎儿处在形成时期，各器官对一些有毒化学物质的解毒功能还未健全，所以受到的损害更大。同时，母体在摄入较多的防腐剂后，体内各种代谢过程和酶的活性会受到影响，从而波及胎儿。

从营养学角度看，罐头食品在生产过程中经过高热、蒸煮、杀菌的工序，使这类食品，尤其是水果、蔬菜类的营养成分有很大损失。因此，在孕妇超出日常营养素需要量的时期，还是以多吃新鲜食品来增加培养素摄入量为好。为了母体和胎儿的健康，妊娠期间要少吃或不吃罐头食品。

（6）少吃微波炉加热的食品

微波炉加热油脂类食品时，首先损毁的是亚麻酸和亚油酸，而这两样都是人体必需而又最易缺乏的优质脂肪。

8　多吃清除人体毒素的食物

夫妇双方在计划怀孕前至少半年的时候务必要戒烟、戒酒，远离各种烟尘及有害物质，为健康受孕做好准备。同时，对于体内已存在的毒素也不必太过恐慌，在日常生活中把健康饮食放在首位，多吃可以清除毒素的食品，并加强身体的锻炼。

（1）海藻类

海藻类食物如海带、紫菜等，对放射性物质有特别的亲和力，其中的胶质能促使体内的放射性物质随同大便排出体外，从而减少放射性物质在人体内的积聚，降低放射性疾病的发生率。

（2）豆类汤

豆类汤帮助体内多种毒物的排泄，促进机体内的新陈代谢。

（3）菌类

常吃菌类有利于保持身材，尤其是香菇和黑木耳的特殊成分，具有清洁血液和解毒的功能。

（4）蔬菜、水果

新鲜蔬菜、水果能改变血液的酸碱度，其所含的生物活性物质能阻断亚

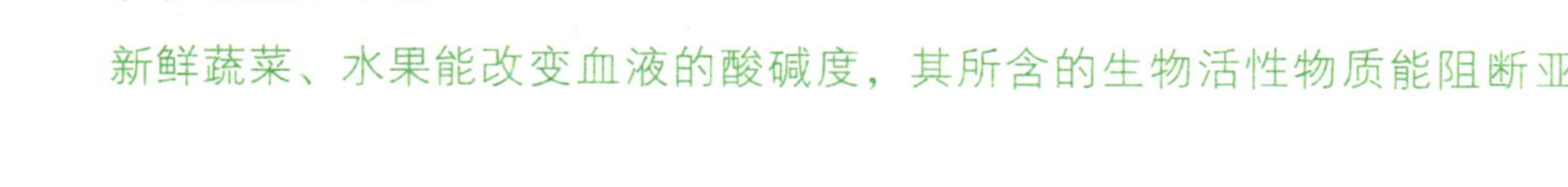

硝胺对机体的危害，是最天然的解毒剂。如胡萝卜，可与重金属汞结合，生成新物质排出体外；大蒜中的特殊成分可使体内铅浓度下降；韭菜富含挥发油、纤维素等成分。

（5）碱性食物

人体血液的酸碱 pH 为 7.4，微碱的状态能让体内生化作用发挥到最理想的境界，同时也有利于体内废物的排出。

好孕金点子

黄豆中含有植物雌激素，能清除体内致畸物质，对女性美容养颜都有很好功效。

（6）畜血、海鱼、豆芽及粗纤维食物

如春韭，可帮助吸烟饮酒者排出毒物。

9 职业女性孕前饮食莫忽视

对于每个想做妈妈的女性而言，孕前注意营养的补充是非常重要的。上班族的女性由于工作忙碌，饮食也相应地受到了影响，正常的营养吸收也变得没有规律可言，这对孕育健康宝宝不利。所以，上班族女性在孕前应特别注意自己的饮食营养。

为了调节上班族女性的饮食，专家们提出了以下几条饮食原则：

（1）健脑饮食

上班族女性在工作中由于精神压力较大，易疲劳，可能会出现神经衰弱综合征。因此，要注意健脑饮食，尤其应多食含氨基酸的鱼、奶、蛋等食物。脑力劳动的白领女性会大量消耗体内的维生素，而充足的维生素和氨基酸等能够保证脑力劳动者精力充沛，提高思维能力，因此宜多食些富含维生素的食物。其次，适当补充含磷脂的食物，一般认为每天补充 10 克以上的磷脂，可使大脑活动功能增强，提高工作效率。

（2）平衡合理营养

上班族女性每日应饮1袋牛奶（内含250毫克钙），可有效地补充膳食中钙摄入量偏低现象；每日摄入糖类400～600克，即相当于400～600克主食；每日进食3～4份高蛋白食物，每份指瘦肉50克、鸡蛋2个、家禽肉100克、鱼虾100克，以鱼类、豆类蛋白较好；每日吃500克新鲜蔬菜及水果，这是保证健康、预防癌症的有效措施。蔬菜应多选食黄色的，如胡萝卜、红薯、南瓜、番茄等，因其内含丰富的胡萝卜素，具有提高免疫力的作用。多饮绿茶，因绿茶有明显的抗肿瘤、抗感染作用。饮食应粗细搭配、不甜不咸。合理安排饮食，能使你的身体既健康又美丽。

（3）适当增加饭量

孕前健康水平不佳，尤其营养水平低的女性，要增加饭量，平时每天吃400克米和面的，可增加到每天500克左右，即使稍胖一些也没问题。要变换米饭和面食的花样，以增进食欲。另外，要尽量避免或少食纯热能的食物，如白糖、点心、蜂蜜等，因为这些食物摄入多了可使维生素、矿物质摄入量下降，所以少吃为好。

第三节　身体锻炼：健康好孕动起来

1　准爸妈孕前生活好习惯

要想生育一个健康聪明的宝宝，父母的身体素质是优生的基础。准爸妈都要做好孕前身体素质的调养，坚持进行健身活动，保持良好的精神状态，保证充分的营养，避免房事过多，保证精子和卵细胞质量优良，让身体处在最佳的状态。

生活环境舒适宁静，保证周围没有嘈杂的声响，同时保持良好的通风状态。

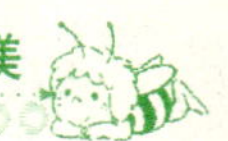

保证充足的睡眠，不过于劳累，不熬夜。

不长时间上网、玩游戏或看电视。尽量少使用能造成电磁污染的电视、音响、电脑、微波炉、手机等电器。

每天按时吃饭，减少在外就餐的次数，饭菜应可口又有营养。

水污染会影响胎儿的正常发育，一定要选择合适的净化装置，保证饮用水的质量。

提前开始阅读有关孕期保健和胎儿生长的书籍和杂志。

多听些愉悦精神、放松心情的音乐，让自己愉快平稳地开始孕期生活，以利优生优育。

好孕金点子

从受孕前开始，准妈妈和准爸爸就要改掉自己的不良生活习惯，为孕育宝宝做准备。

小心使用化妆品，减少使用美容品，暂时只使用知名品牌的护肤品。原则上只护肤不美容，以防化妆品中的有害物质对胎儿造成伤害。

2　运动是好孕的灵丹妙药

有些青年男女平时不注意锻炼身体，在妊娠之后才开始讲求优生，这自然比不讲求要好，但是终究显得有些迟了。

新婚之后，为保持身体素质的良好状态，最关键的一条是建立有助于两性生活健美化的运动规律。这不仅是家庭生活幸福的源泉，从生育角度来看，也关系到未来父母产生的性细胞——精子和卵细胞能否始终处于最佳状态，并有利于新生命在形成过程中获得优良遗传基因的第一个生存环境。

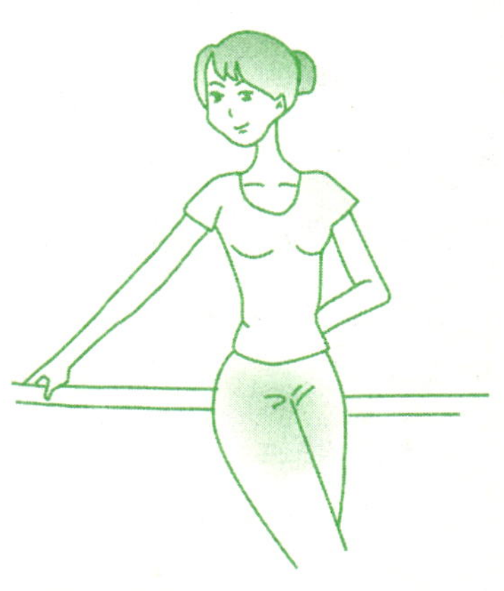

孕前身体素质调养方式，最关键的是夫妻双方要分别坚持进行健美活动，包括健美运动和有益于健美的艺术活动。

好孕金点子

专家发现，过度颠簸会影响体内激素的产生，女性每周平均跑步48千米以上者，月经周期和排卵规律就会发生变化，影响受孕。因此，在受孕期间，女性要减少剧烈活动，避免颠簸。

准妈妈孕前应制定一个科学的健身计划，以提高自己身体的耐受性和柔韧性。至少应在怀孕前3个月开始健身，这样可以使孕期生活更加轻松地度过。健身运动包括跑步、散步、游泳、健美操、瑜伽、骑自行车等。有些运动相对激烈，不宜在怀孕早期进行。

3 孕前有氧运动好处多

有氧运动被公认为是最有效的孕前运动方式。有氧运动也称有氧代谢运动，是指人体在氧气充分供应的情况下进行的体育锻炼，也就是说，在运动的过程中人体吸入的氧气与需求相等，从而达到生理上的平衡。有氧运动的特点是强度低，有节奏，持续时间长。要求每次锻炼的时间30~60分钟，每周坚持2~3次。记住，要持之以恒。这种锻炼能将人体内的糖分充分分解，并能消耗体内脂肪，还能增强和改善心肺功能。常见的有氧运动项目有步行、慢跑、滑冰、游泳、骑自行车、打太极拳、跳健身舞、做韵律操等。

（1）慢跑

慢跑若以锻炼为目的，每次不能少于5分钟，持续的时间越长，心肺功能的锻炼会越好；若以减肥为目的，则应在20分钟以上。运动量和每次持续的时间应循序渐进，一开始时可以走跑结合、快慢结合，适应后，距离和速度再逐步增加。因故需停练时，也要逐日递减。

（2）骑车

骑车不仅能够锻炼肌肉，还能够降低血压。骑车时，肌肉会反复收缩，可以促进血管的收缩与舒张，并且对淋巴系统也大有益处。

骑车锻炼应注意增加深呼吸，一般骑30分钟左右。骑自行车的正确姿势

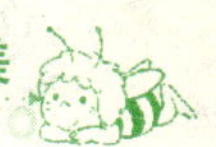

是身体稍前倾，男性前倾30°左右，女性前倾20°左右，脚心正好踏住蹬板，这样对脚心处的涌泉穴可起到经常按摩的作用。自行车健身法还有多种，如慢骑几分钟法、快骑几分钟法、交替循环式的间歇锻炼法、快速上坡或逆风骑的力量锻炼法等。

（3）游泳

游泳时，水的浮力可以减轻人体90%的体重，释放关节压力，刺激淋巴排毒。同时，游泳可使胸肌、膈肌和肋肌等呼吸肌得到锻炼，从而改善肺功能，提高呼吸效率，并增强肺泡弹性。作为水平运动，游泳可减轻心脏和脊柱负担。水的刺激和压力还可改善供血状况。除了可防治呼吸系统疾病和心血管疾病以外，游泳对于防治腰背疼痛、关节炎、神经衰弱、肥胖症等也有较明显的效果。

（4）跳绳

跳绳是一种非常好的运动方式，它适合于任何人、任何季节、任何地点。跳绳也要循序渐进。开始时，从1分钟做起，跳完1分钟后可以去做些放松运动，休息1分钟，再跳2分钟。3天后即可跳5分钟，1个月后可连续跳上10分钟。不间断地跳绳10分钟和慢跑30分钟消耗的热量差不多，是一种低耗时、高耗能的有氧运动。

4 孕前春季养生法

春季，冰雪消融、万物复苏、柳丝吐绿，自然界阳气开始生发，到处充满欣欣向荣的生机。

（1）宜养阳气

祖国医学现存最早的经典著作《黄帝内经》里谈到春天人们应当如何养生时，明确指出："春夏养阳。"

意思是，在春天、夏天，人们应注意对自己体内阳气的保养。何谓阳气？即通常人们所说的"火力"，也就是人体的新陈代谢能力。若火力不足，会出现畏寒、肢冷等症状。

保养阳气，还可多吃点韭菜，韭菜虽然四季常青，终年供人食用，但以春天吃最好，正如俗话所说："韭菜春食则香，夏食则臭。"韭菜性温，最宜人体阳气。正如《本草拾遗》里所说："在菜中，此物最温而益人，宜常食之。"

（2）**重在养肝**

中医学认为，肝主春，意思是人体五脏之一的肝脏是与春季相应的。因为春天温暖的气候将会使人的活动量增加，新陈代谢亦将日趋旺盛。因而在人体内，无论是血液循环还是营养供给，都要相应加快、增多，以适应人体各种生命活动的需要。血液循环的加快主要在于血量的调节；营养供给的增加则重在消化、吸收。这些在中医看来，均与肝脏的生理机能有关。

保养肝脏的方法很多，如春天不要过分劳累，以免加重肝脏的负担。素有肝病及高血压的患者，在春季到来之时，按医嘱服用养肝、降压的药物；精神病患者在春天要注意避免精神刺激，以免病情加重。

（3）**春防风温**

风温病，包括现代医学所说的流行性病毒性感冒等病。春天之所以强调要防风温，是因为此时是由寒转暖，温热毒开始活动的时候。如果平时身体虚弱，就会感受风热外邪而发生风温病。另外，若气候不正常，本来冬天该冷反而不冷，也容易发生风温病。

根据民间经验，可用下述办法预防风温病：①在饮水中浸泡贯众。取未经加工的贯众一大块，约500克重，洗净，放置于水缸或水桶之中，每月换药1次；②在住宅内放置一些薄荷油，任其慢慢挥发，以净化空气；③每天坚持做保健按摩。可选足三里、风池、迎香等穴位为主。

（4）**多多健身**

此指人们在春天要多参加一些体育健身活动。原因是春天人体阳气升发，气血因之有往外透达的趋势。此时，应经常活动身体，促使气血运行加快，以振作精神。为此，可到空气清新之处，玩玩球、跑跑步、打打拳、做做操，

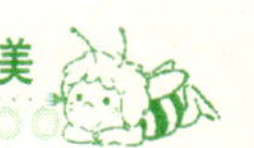

形式不拘，各取所好。但需注意的是运动要适量，以运动后感到精神健旺、身体松快舒服为度。

5　孕前夏季养生法

夏季烈日炎炎，雨水充沛，万物竞长，阳极阴生。用中医学的观点来看，无论是自然界还是人体，此时都是阳气盛于外，所以夏季养生的一条基本原则是顺应夏季阳盛于外的特点，注意养护人体的阳气。

（1）**起居方面**

祖国医学认为，夏季作息，宜晚些入睡，早些起床，以顺应自然界阳盛阴衰的变化。在午饭后睡一会儿，一则可消除疲劳，二则避开炎热之时。

每天洗一次温水澡是酷热盛夏最值得提倡的健身措施，这不仅能锻炼身体，而且能洗掉汗水、污垢，使皮肤清爽，消暑防病。

夏季炎热，人体腠理开泄，易受风寒湿邪侵袭，故睡觉时不宜吹风扇，更不宜夜晚露宿。有空调的房间，注意不要让室内外温度相差太大。纳凉时，最好不要在过道里，以防“贼风”入中而得病。

（2）**饮食方面**

在夏季应经常做些粥食，如绿豆粥、红小豆粥、荷叶粥等，这些粥有的能清热解暑，有的能降低血脂。夏季是瓜果蔬菜的旺季，多吃营养丰富的西瓜、番茄、莴苣、扁豆等，对增强体质有一定作用。此外，夏季湿热的气候环境适合细菌的生长及繁殖，食物极易腐烂变质，因此夏季要注意饮食卫生，把好“病从口入”这一关，不吃腐烂变质的食物，不喝生水，生吃瓜果蔬菜前一定要洗净。

（3）**运动方面**

孕前适当做一些运动对身体是有利而无害的。夏天进行锻炼最好在清晨或傍晚较凉爽时进行，场地宜选择公园、河湖水边、庭院空气新鲜处。锻炼项目以散步、慢跑、广播操为宜，有条件的最好能到高山森林、海滨地区去度假。夏天不宜做过分剧烈的运动，因为剧烈运动可致大汗淋漓，汗泄太多，不仅损伤人体阴津，也耗伤阳气。

（4）精神方面

在炎热的夏季，尤其要重视精神的调养，因为神气充足则机体功能旺盛而协调，神气涣散则人体的一切机能遭到破坏。因此，夏季神气调养要做到神清气和，快乐欢畅，胸怀宽阔，使心神得养。

（5）防病方面

夏季酷热多雨，暑湿之气易乘虚而入致中暑等病。预防的方法是：在夏令之前，可服补肺健脾益气之品；进入夏季，宜服芳香化浊、清解湿热之方，如每天用鲜藿香叶、佩兰叶、飞滑石、炒麦芽、甘草水煎，代茶饮。预防中暑应避免在烈日下过度暴晒，注意室内降温以及劳逸结合。另外，防暑饮料和药物，如酸梅汁、仁丹等亦不可少。

6 孕前秋季养生法

秋冬两季，气候逐渐变凉，阳气潜藏，万物都趋于收藏之时，人们也必须注意防寒保暖，使阴精潜藏于内，阳气不致妄泄，故应以保养阴精为主。

（1）饮食方面的补养

众所周知，燥为秋天之主气，即秋天是燥气当令之时，而祖国医学认为，燥伤阴液，出现口干、咽干、干咳无痰、大便不畅等一系列阴伤之症状。因此，秋天的饮食原则应以防燥护阴、滋阴润肺为原则。可多吃些芝麻、糯米、蜂蜜、乳类、蔬菜、水果、豆腐、鱼类等清淡食物，条件许可者，可食用燕窝、银耳、海参、淡菜、龟肉等既具有滋阴生津作用，又有较高营养价值的食物。

祖国医学认为，辛伤阴，即辛辣的食物伤阴液，故在秋天应少吃辛辣燥烈之品，尤其是葱、姜、蒜、辣椒、韭菜等食物，更要忌口。此外，肥甘厚腻之物也不宜多吃，因为这些食物不宜消化，吃多了会生痰生火，内生之火亦可耗伤津液。

（2）药物方面的补养

山药：既是食物，又是药物，常服可“轻身不老”，功能益肺滋肾、补益脾胃，且补而不腻。

百合：既可润肺止咳，又有养心安神的作用，对肺阴不足或心阴虚所致的心烦、失眠、心悸等效果较好。

综上所述，秋天养生应以养阴为主，对于无病的人以食养为主，药养为辅；而对于已感气阴不足（常见症状为少气、口干、鼻干、乏力、脉细无力）的人，则应以药养为主，食养为辅。但不管是食养或药养，皆应贯彻“少”，但又要“常”的原则。所谓“少”，即是指量小；所谓“常”，即是指经常，自始至终之意。只有这样补养，才能真正起到养阴防燥的作用。

7 孕前冬季养生法

（1）冬防严寒

严冬，气温明显下降，对于孕前体质较弱的人，一定要注意保暖，尤需注意避寒，以免生病。

若冬季骤然转暖，一些传染病就会流行，其中对人们威胁最大的莫过于流行性感冒。为了有效地预防流感，居室内部要经常通风，也可用醋熏房间。

（2）坚持冬季锻炼

冬日虽寒，仍要持之以恒地进行锻炼，这是强壮身体的重要方法。但要避免在大风、大寒、大雪、雾露中锻炼。此外，在冬天冷高压影响下的早晨，往往会有气流逆增的现象，即上层气温高，而地表气温低，大气停止上下对流活动，因而工厂、家庭炉灶等排出的化学性大气污染物不能向大气上层扩散，于是淤积和停留在下层呼吸带，这时，在户外做早锻炼的人们正好受其害。因此，从大气污染的角度来看，早晨在室外锻炼是不适宜的。冬季锻炼可分室内锻炼与室外锻炼两类，室内锻炼的项目有：按摩、健美操、瑜伽等；

室外锻炼的有跑步、竞走、滑冰、滑雪、体操、球类等。

（3）**注意饮食调养**

中医养生学认为，“秋冬养阴”，因此，冬季饮食的基本原则是“保阴”。像甲鱼、木耳、藕、芝麻等物皆是有益的食品，亦可有一定量的脂类。要多吃点黄绿色蔬菜，如胡萝卜、油菜、菠菜及绿豆芽，避免发生维生素A、维生素B_2、维生素C缺乏症。养生家多提倡晨起服热粥、晚餐宜节食。

（4）**起居要谨慎**

冬三月，天地闭藏，在起居方面则要顺乎自然。中医经典著作《黄帝内经》认为：“早卧晚起必待日光。”意思是在冬天，人们应该早些睡晚点起，这是因为早睡可养人体阳气、保持温热的身体，迟起能养人体阴气。除合理安排起居作息外，还必须保持室内温暖恒定。室温低则易伤人体之阳，而室温过高，室内外温差大，又很容易感冒，还可引起很多其他疾病。

（5）**精神宜平静**

严寒的冬天，常会使人触景生情，抑郁不欢。科学证明，冬天确实会使人身心处于低落状态。总的原则是要保持精神安静自如，含而不露。

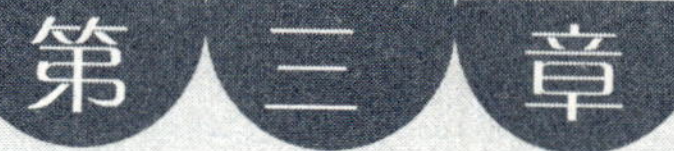

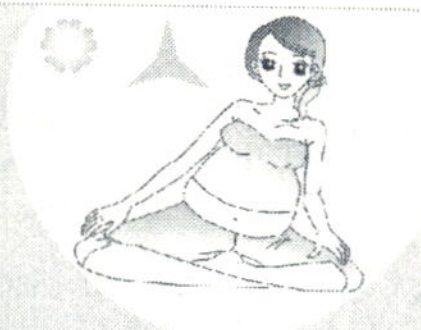

让细节为健康妊娠加分

第一节　必不可少的孕前检查与防疫

1　孕前体检的重要性

通过检查可以获得一些男女双方遗传学方面的资料，从而避免“同病结婚”或近亲结婚，阻断遗传病的延续，减少体质与智力低下儿的出生。对于某些有生出遗传病后代风险的夫妇，医生还可提出预防的建议。

（1）及早发现男女双方不适于结婚或生育的疾病和生理缺陷

如青年男女患有高血压、糖尿病、肝炎、结核病、甲亢、性病等疾病，如未治愈就结婚，婚后怀孕将影响下一代的健康。如果女方患有心脏病，一旦妊娠，不仅胎儿的生长发育会受到不良影响，还会加重母体的心脏负担，分娩时引起心力衰竭，严重者导致母子生命危险。此外，某些生理缺陷不经检查是很难发现的。例如男性隐睾症、小睾丸症，女性的卵巢发育不良、先天性阴道闭锁等。如果带着这些缺陷结婚，势必影响婚后性生活和生育，久而久之则会影响夫妻感情和家庭幸福。如果在婚前检查时及时发现了这些疾病，便可得到及早治疗。

（2）**避免生出劣质儿童**

通过检查可以了解双方的健康状况、生殖系统是否有疾病或缺陷、是否患有重要脏器的疾患或某种传染病，以及是否适宜生育等方面的问题。凡患有对婚后性生活和后代健康有影响的疾病，都应忠实坦白地告诉医务人员，并认真地听取医生的指导和劝告，发现疾病和缺陷要及时治疗。

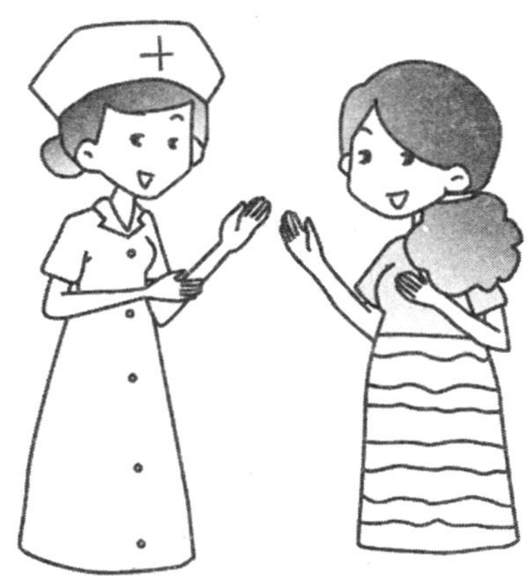

对有遗传病或有遗传病家族史的待婚青年，要详细询问遗传病史，进行家系调查，至少三代。通过家谱分析，结合体检和特殊检查，确定是否有遗传病或先天性畸形。

2 准妈妈孕前常规检查项目

（1）**血常规检查**

了解血色素的高低，如有贫血可以先治疗，再怀孕；了解凝血情况，如有异常可先治疗，避免生产时发生大出血等意外情况；了解自己的血型，万一生产时大出血，可及时输血。

（2）**尿常规检查**

了解肾脏的一般情况、其他脏器的疾病对肾脏功能有无影响、药物治疗对肾脏有无影响等。十月怀胎，身体的代谢增加，对于母体的肾脏系统是一个巨大的考验。如果孕前发现女方患有肾脏疾患，应该及时征求医生的意见，以便对是否适合孕育做出正确的决定。

（3）**大便常规检查**

查虫卵、潜血试验，检验粪便中有无红细胞、白细胞，排除肠炎、痔疮、息肉等病变。对于某些消化系统疾病、寄生虫感染，如果不及早发现，会造成流产、胎儿畸形等严重后果。

（4）肝功能检查

检查肝功能的各项指标，可诊断有无肝脏疾病、患病的程度以及评估临床治疗效果和预后。如果准妈妈患有病毒性肝炎，又没有及时发现，怀孕后会造成早产，甚至导致新生儿死亡。

（5）胸部透视检查

胸部透视检查有助于结核病等肺部疾病诊断。患有结核病的女性怀孕后，用药会受到限制，影响治疗。而且，活动期的结核病常会因为产后劳累而加重病情，并有传染给宝宝的危险。

（6）妇科内分泌全套检查

妇科内分泌全套检查有助于各种卵巢疾病的诊断。例如，患卵巢肿瘤的女性，即使肿瘤为良性，怀孕后常常也会因为子宫的增大，影响对肿瘤的观察，甚至导致流产、早产。

（7）白带常规检查

白带常规检查主要是排查一些生殖系统致病微生物，如霉菌、滴虫、淋球菌、沙眼衣原体、梅毒螺旋体等，这些病菌可引起胎儿宫内或产道内感染，影响胎儿正常发育，还会引起流产、早产。如有感染，应推迟受孕时间，先进行治疗。

3 准妈妈孕前特殊检查项目

（1）乙肝病毒抗原抗体检测

乙肝病毒能通过胎盘引起宫内感染或通过产道感染，导致胎儿出生后成为乙肝病毒携带者。

（2）性病检测

夫妻双方怀疑患有性病或曾患性病如梅毒、艾滋病等，都应进行性病检测。检测结果异常时，请及时治疗。

（3）血型

包括血型和抗 A、抗 B 抗体滴度的检测。

（4）TORCH 检测

TORCH 检测包括弓形虫、风疹病毒、巨细胞病毒、单纯疱疹病毒的检测。

（5）染色体检测

染色体检测有助于及早发现先天性性腺发育异常（简称克氏症）和先天性卵巢发育不良综合征（简称特纳氏综合症）等遗传疾病。

（6）糖尿病检测

糖尿病检测包括空腹血糖检测及葡萄糖耐量实验。怀孕会加重胰岛的负担，常常使糖尿病症状更加明显，或发生妊娠期糖尿病，甚至出现严重的并发症。因此，原本患有糖尿病的女性必须先请医生检查评估后，再决定怀孕与否。如果医生确定可以怀孕的话，那么应在医生指导下严密地监测及治疗。

4 孕前做一次全面的口腔检查

如果计划怀孕，女性朋友别忘记口腔的孕前检查。保证牙齿的健康，也是安全度过妊娠期的前提之一。一般来说，孕前应该进行下列项目的口腔检查：

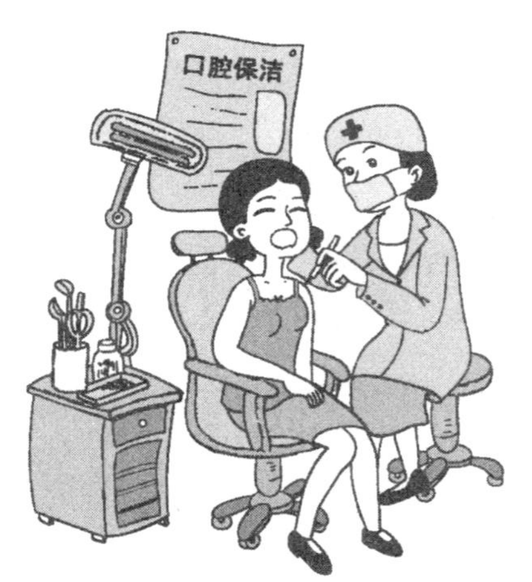

（1）牙龈炎和牙周炎

女性在怀孕后，体内的雌激素水平明显上升，尤其是黄体酮水平上升很高，会使牙龈中血管增生，血管的通透性增强，容易诱发牙龈炎，这被称做“孕期牙龈炎”。研究证实，怀孕前未患牙龈炎的女性，其怀孕后患此病的比例和严重程度均大大增加；而在孕前就患有牙龈炎或牙周

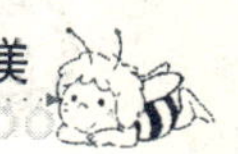

炎的女性，怀孕后炎症会加重，牙龈会出现增生、肿胀、出血显著等症状，个别的牙龈还会增生至肿瘤状，称为“孕期龈瘤”，极容易出血，严重时还会妨碍进食。另外，患者牙周细菌毒性增加，对牙周骨组织的破坏也加重，往往引起多颗牙齿的松动脱落。如果是中、重度的牙周炎，孕妇生出早产儿和低体重儿的机会也会大大增加。所以，怀孕前应该进行牙龈炎和牙周炎的检查和系统治疗。

（2）蛀牙

孕前的生理改变和饮食习惯的变化，以及对口腔护理的疏忽，常常会加重蛀牙病情的发展。一旦暴发急性牙髓炎或根尖炎，不但会给孕妇带来难以忍受的痛苦，而且服药不慎也会给胎儿造成不利影响。另外，有调查证明，母亲患有蛀牙，生出的小宝宝患蛀牙的可能性也大大增加。原因之一就是母亲是婴儿口腔中致蛀牙细菌的最早传播者。所以，怀孕以前治愈蛀牙无论对自己还是对小宝宝都是有好处的。

（3）阻生智齿

阻生智齿是指口腔中最后一颗磨牙（俗称“后槽牙”），由于受颌骨和其他牙齿的阻碍，不能完全萌出，造成部分牙体被牙龈所覆盖。以下颌第三磨牙最为常见。阻生智齿的牙体与牙龈之间存在较深的间隙（医学上称为“盲袋”），容易积留食物残渣，导致细菌滋生、繁殖而直接引起急、慢性炎症，就是通常说的“智齿冠周炎”。由于智齿多在18岁以后萌出，且智齿冠周炎又最容易发生在20～35岁，而这个年龄段恰好是育龄女性选择怀孕的时间，所以要想防止这种病的发生，就应该在孕前将口腔中阻生智齿拔除。

5 孕前怎样做好防疫接种

目前，我国还没有专为孕前女性设计的免疫计划。但专家建议计划怀孕的女性最好于孕前注射风疹疫苗和乙肝疫苗。因为这两种病毒可通过胎盘垂直传播给胎儿，造成胎儿畸形、死亡或感染等后果。但这两项疫苗在注射之前都应先化验一下，确认被注射人未感染风疹和乙肝病毒才能注射，如果体内已有感染，则不用再注射疫苗。另外，有些疾病在哺乳期可通过乳汁传播给婴儿，注射一些疫苗对母子都是有百利而无一害的。医学专家建议女性在怀孕前可注射以下疫苗进行预防：

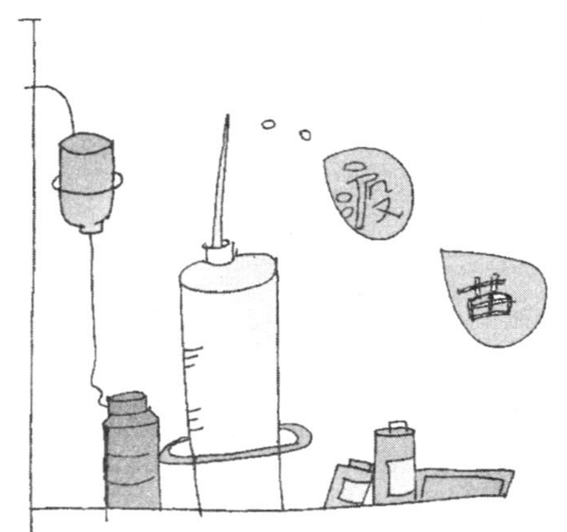

（1）风疹疫苗

风疹病毒通过呼吸道传播。风疹病毒会导致胎儿先天性畸形、先天性耳聋等，早孕期感染风疹病毒会导致先兆流产、胎死宫内等严重后果。因此，为了避免妊娠初期感染风疹病毒，可在怀孕前注射风疹疫苗。如果妊娠初期感染风疹病毒，专家建议人工流产以结束此次妊娠。注射风疹疫苗后大约需要3个月的时间，人体内才会产生抗体，所以应在怀孕以前至少3个月时注射。风疹疫苗终身免疫，注射有效率在98%左右。

（2）乙肝疫苗

母婴垂直传播是乙型肝炎的重要传播途径之一。如果既往没有注射过疫苗或乙肝五项化验检查体内没有感染过，孕妇可考虑在计划怀孕前9个月注射，注射按照0、1、6程序。第1针后1个月时注射第2针，6个月时注射第3针以防孕产期将乙肝病毒而感染给胎儿。该疫苗的免疫率可达95%以上，有效期在7年以上。一般在注射后第5～6年时可加强注射一次，可以有效地延长免疫时间。如果孕妇是病毒携带者，则要在孩子出生以后马上给孩子注射疫苗，注射也采用0、1、6程序。

除了注射上面介绍的两种常见的疫苗外，应根据自己的需求，咨询医生，选择注射一些其他疫苗。

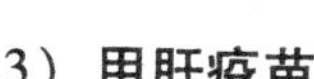

（3）甲肝疫苗

甲肝病毒通过水源、饮食传播，妊娠期抵抗力减弱，极易感染。专家建议高危人群（经常出差或经常在外面吃饭的人）应该在孕前至少 3 个月注射甲肝疫苗，其免疫时效可达 20～30 年。

（4）水痘疫苗

国外的免疫计划规定，13 岁以下的儿童、未怀孕的育龄女性以及从事教师和医疗保健行业的人都应注射水痘疫苗。怀孕早期感染水痘可导致胎儿先天性水痘或新生儿水痘，怀孕晚期感染水痘可能导致孕妇患严重肺炎甚至致命。女性应在受孕前至少 3 个月注射水痘疫苗，其免疫时间长达 10 年以上。

（5）狂犬疫苗

早孕期应当尽量避免注射狂犬疫苗。只有在被动物严重咬伤，而且征求妇产科医生的意见后才考虑注射。注射药品应选择进口的维尔博狂犬疫苗。在咬伤后立即注射第 1 针，然后第 3 天、第 7 天、第 14 天、第 30 天各注射 1 针。

（6）流感疫苗

孕前注射流感疫苗的意义不大，可根据自己的身体状况自行选择。

（7）气管炎疫苗、肺炎疫苗

患有慢性气管炎及抵抗力较弱的计划怀孕女性，可以注射气管炎疫苗、肺炎疫苗，但都应至少在受孕前 3 个月注射。

已纳入免疫计划的卡介苗、脊髓灰质炎糖丸疫苗、白百破三联疫苗、乙型脑炎疫苗（简称乙脑疫苗）、流行性脑脊髓膜炎疫苗（简称流脑疫苗）应该在成年前注射完毕。

好孕金点子

要做到怀孕期间平平安安、健健康康，加强锻炼、增强体质是最根本的办法。但对一些疾病，最直接有效的办法就是孕前注射疫苗。

6　孕前优生筛查莫忘记

目前临床中常做的有优生四项检查，包括巨细胞病毒、单纯疱疹病毒、风疹病毒及弓形虫检查；优生六项检查，包括巨细胞病毒、单纯疱疹病毒、风疹病毒、弓形虫、人乳头瘤病毒及解脲支原体检查。各家医院所做的项目不尽相同，但都是临床中最容易感染的病原体。

第二节　受孕时间有讲究

1　什么时候当妈妈最好

生养一个健康漂亮的宝宝，是每位父母最大的希望。究竟什么时候是当妈妈的最佳年龄呢？国外专家认为，健康青年男女在 18～30 岁之间均为最佳生育年龄。我国专家学者认为，从优生优育的角度来讲，女性在 23～29 岁之间，男性在 25～32 岁之间生育最好。因为此阶段男女性器官发育完全成熟，睾丸、卵巢功能最活跃，加之其体格健壮，精力充沛旺盛，排出的精子和卵细胞质量最高，如果这个阶段怀孕，将会获得最佳胚胎。

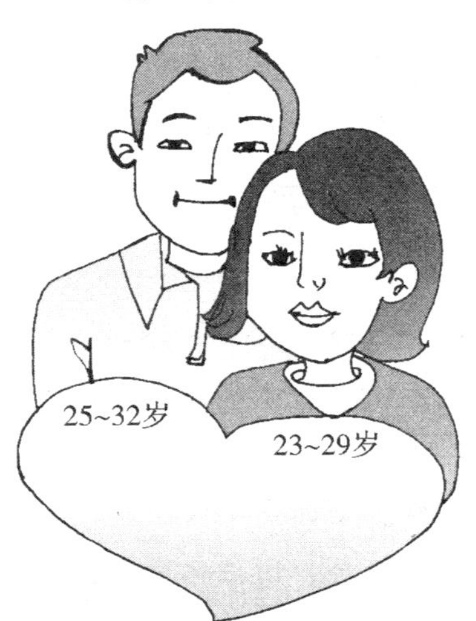

目前，最佳生育年龄的择定，还应考虑到孩子出生后的优育条件是否具备等。许多年轻夫妇已有这样的远见卓识，他们当中有些人为了创造这一条件，宁肯在避免高龄初产（女性超过 35 岁）的前提下适当推迟育龄，以求得事业上的发展和生育上的从容。

从近几年的统计资料来看，越来越多的职业女性要到 30 岁左右才结婚生育。这是因社会时代发展、人们传统意识改变和就业压力不断增加而造成的。在这个阶段，她们认为拥有稳定的工作和丰厚的经济收入，更有利于生养子女。虽然女性分娩困难及胎儿畸形的发生率随年龄增大而升高，但是综合权

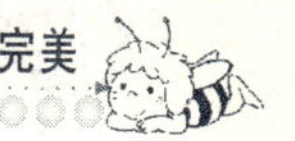

衡各方面的因素，比如怀孕年龄、健康状态、经济收入、居住环境等，再决定什么时候生育，可能更有利于孩子健康成长。

2　适合受孕的最佳月份

7～8月受孕，孕早期正值凉爽的秋季，经过孕早期的不适后，孕妇食欲增加，秋天水果、蔬菜新鲜可口，食物供应充足，对孕妇营养和胎儿发育都有利。

7～8月受孕，可让敏感的孕早期避开寒冷和污染较严重的冬季，减少孕早期的致畸因素。

7～8月受孕，经过十月怀胎，孩子在来年4～5月出生，正是春末夏初时节，气候适宜，护理新生儿比较容易，也有利于产妇的身体恢复。在这个季节里，衣着日趋单薄，婴儿洗澡不易受凉，还能到室外呼吸新鲜空气，多晒太阳，预防佝偻病。此时蔬菜品种也非常丰富，有利于供给产妇各种营养，便于供给孩子充足的奶水。当盛夏来临时，母亲和孩子抵抗力都已得到增强，容易顺利度过酷暑。当严冬来临时，孩子已经长到半岁，平安过冬就较容易了。

3　走出蜜月受孕的迷途

现今蜜月旅行很流行。蜜月旅行有开阔视野、增长知识等诸多优点，但从优生和保健角度看，此时不提倡怀孕。

（1）过分疲劳，免疫力下降

男女双方为了准备婚事，都已付出很大精力，感到十分疲乏，如旅行结婚需跋山涉水，体力消耗很大。人体过分疲劳时免疫能力下降，各种疾病会乘虚而入。

（2）性生活过频，影响健康

新婚期间往往性生活过频，旅途中受客观条件限制，不易保持性器官卫生，女方容易受害，易患尿路感染、生殖器官炎症，严重影响健康。

(3) 起居无规律，不利于优生

旅行结婚，新婚夫妇在旅途中生活起居均无规律，一日三餐饱饿不匀，营养状态欠佳，并且睡眠不足。新郎新娘往往借酒助兴，但是酒精影响精子和卵细胞的质量，给优生带来不良影响。

另外，新婚期，大脑一直处于兴奋之中，会反射性地引起子宫收缩，影响胚胎着床和生长，容易导致流产或先兆流产。

好孕金点子

新婚旅游期间最好采取避孕措施，复方短效口服避孕药可列为首选，避孕套也是较理想的避孕方法。

现在提倡少生优生，完婚的朋友为了自己和孩子的健康，可以在结婚几个月之后再怀孕生子。一般来说，新婚夫妇在婚后半年怀孕较好，这时互相基本适应，生活规律，有了较充分的心理准备和物质准备。

4 停服避孕药多久后宜开始怀孕

刚停用避孕药就怀孕不好，因为避孕药是激素类药物，在服用期间对卵巢的分泌功能有一定的抑制作用。在刚停药的几次行经中，由于卵巢分泌性激素的水平尚未恢复到正常，会使子宫内膜有些变薄，而子宫内膜是妊娠后胚胎发育的温床，而子宫内膜条件不好，容易导致受精卵着床不牢而流产。所以刚停服避孕药后应改用其他方法避孕，如使用避孕套再避孕一段时间，一般以半年左右为佳。经过6个月的适应和调整，卵巢的功能和子宫内膜的周期变化都恢复正常，这时再怀孕就可以保证受精卵顺利着床，并生育出健康的小宝宝了。

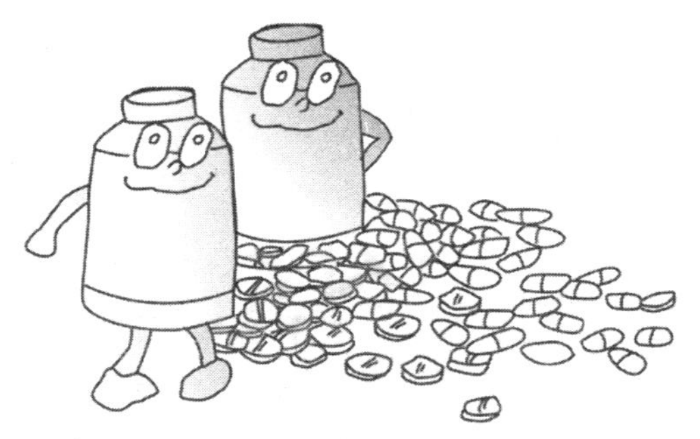

5　最佳受孕时刻的选择

科学家根据生物钟的研究表明，人体的生理现象和机能状态在一天24小时内是不断变化的：早上7～12时，人的身体机能状态呈上升趋势；中午13时末至14时，是白天里人体机能的最低时刻；下午17时再度上升；晚上23时后又急剧下降。

普遍认为晚上21～22时同房受孕是最佳时刻。除此之外，同房后女方长时间平躺睡眠有利于精子游动，增加了精、卵接触的机会。

6　营造最佳受孕环境

良好的环境能使怀孕女性情绪稳定、乐观。在这期间受孕更有利于优生。最佳环境包括适宜的气候、整洁清爽的居室、清新的空气，这有利于精、卵结合着床和胎儿的发育成长。选择最佳环境条件，要求夫妻双方感情融洽、思想统一、步调一致，还要注意兼顾工作、学习等，在经济和物质方面做好必要的准备。良好的环境条件，不仅为优孕所必需，也有利于优养优教。

受孕最好在家中进行。家中比较安静、卫生，夫妻对家庭环境又比较熟悉和放心，能做到精神放松、情绪稳定，利于优生。旅游怀孕则不可取。因为旅途劳累、生活不宁，卫生条件也得不到保障，一旦怀孕，易发生先兆流产和胎儿畸形。

7　早产或流产后不宜立即再孕

发生过早产或流产的女性，体内平衡被打破，易出现功能紊乱，子宫一时不能恢复正常。如果早产或流产后不久就怀孕，由于子宫等功能不健全，对胎儿十分不利，也不利于女性身体的恢复。为了使子宫等各器官得到充分休息，恢复应有的功能，为下一代妊娠提供良好的条件，早产及流产的女性最好过半年后再怀孕较为合适。

8 身体疲劳时莫受孕

身体疲劳时受孕会严重地影响优生，它主要降低精子质量。男子的睾丸对外界刺激非常敏感，对劳累的反应尤其强烈。而劳累完全可能破坏精子的功能。能引起疲劳的因素很多，比较明确的有如下几种：频繁的性交；过于集中并持久的脑力劳动；远程而紧张的旅行结婚；激烈的争吵或生气；剧烈的体育运动；过度的体力劳动或连续的夜班；摆宴席招待较多的客人；沉迷于夜生活；操办或参加旧式婚嫁礼仪。

因此，要想优生，上述诸项可引致疲劳的现代生活方式要有一定的节制。孕育一个理想的后代，往往是准父母多年的梦想，要圆这个梦，实现优生优育需要做许多准备：选择良好的时机，具备充分的条件，预备做爸爸妈妈的朋友们是不可以着急的。

9 让性高潮为优孕助跑

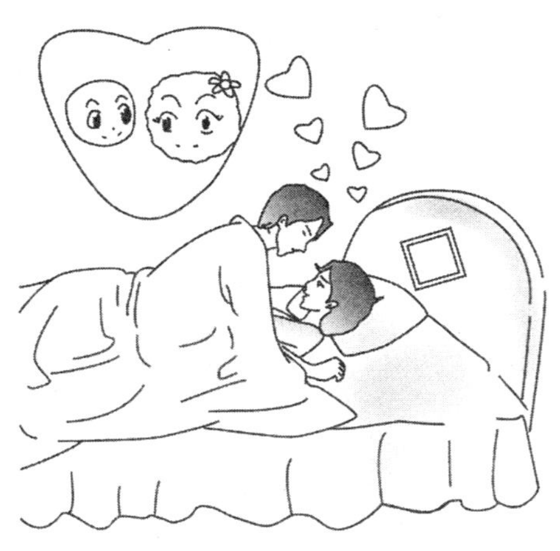

研究表明，女性在达到性高潮时，阴道的分泌物增多，分泌物中的营养物质如氨基酸和糖增加，可使阴道中精子的运动能力增强；同时，可促使阴道充血，阴道口变紧，阴道深部皱褶伸展变宽，便于储存精液。平时坚硬闭锁的子宫颈口也会因此松弛张开，宫颈口黏液变得稀薄，使精子容易进入。

性快感与性高潮又可促进子宫收缩及输卵管蠕动，有助于精子上行，从而达到受精的目的。数千万个精子经过激烈竞争，强壮而优秀的精子胜出并与卵细胞结合，可孕育出高素质的后代。

所以，恩爱夫妻生下来的孩子健康、漂亮、聪明的说法是相当有道理的。

第三节 受孕技巧助你好孕

1 让好心情为好孕创造“优境”

优生优育首先讲求“优境”，优境即优良的环境，包括胚胎发育的内环境和外环境，两个环境都应该是良好的，才适合精、卵结合，胚胎发育。其中最重要的就是准妈妈合理、均衡的营养，情绪的稳定，以及避免接受外界不良因素刺激。

准妈妈的情绪直接影响内分泌的变化，如果在准备怀孕之初就保持情绪稳定、心情舒畅，这些良好的情绪会以平和、奇妙的内循环方式传达给全身，怀孕后也会通过胎盘传递给胎宝宝，给他一种安全感及舒适感，从而促使他健康地发育。而如果准妈妈的情绪过于焦虑，其体内的肾上腺髓质激素的分泌量会增多，同样也会通过血液循环影响内环境，不利于健康受孕。

2 如何自测排卵日期

精子在女性体内存活时间最长是 3 天，而卵细胞只能在排卵 2 小时之内受精，如果要怀孕，就应在排卵前 3 天到排卵后 4 天同房，这时的受孕机率较大。因此，我们要学一些排卵日期的简单测算方法。

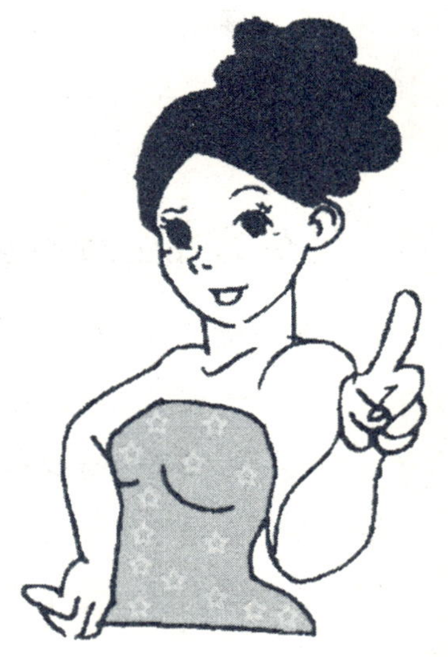

（1）测量基础体温

在 1 个月经周期内，女性的基础体温会有周期性变化，排卵后基础体温升高就提示排卵已经发生。排卵一般发生在基础体温由低到高上升的过程中，在基础体温处于升高水平的3天内为易孕阶段，但这种方法只能提示排卵已经发生，无法预告排卵将在何时发生。

测量基础体温时，必须要经6小时充足睡眠后，醒来尚未进行任何活动之前测量体温并记录，任何特殊情况都可能影响基础体温的变化(如前一天夜里的性生活、近日感冒等)。

(2) 推算法

大部分女性在下次来月经前2周左右(12～16天)排卵，所以可以根据自己以前月经周期的规律推算排卵期。由于排卵日期会受疾病、情绪、环境及药物的影响而发生改变，应与其他方法结合使用。

(3) 用排卵试纸测试

先确定月经周期，即从每次月经的第1天到下次月经的第1天的天数。从月经周期第11天开始测试，每天1次，以便安排家庭生育计划，择期怀孕。

(4) 观察宫颈黏液

月经干净后，宫颈黏液常稠厚而量少，称为干燥期，提示非排卵期。月经周期中期，黏液增多而稀薄，阴道分泌物增多，称为湿润期。接近排卵期时，黏液变得清亮滑润而富有弹性，如同鸡蛋清状，拉丝度高，不易拉断，出现这种黏液最后一天的前后48小时之间是排卵日，在出现阴部湿润感时即排卵期，也称为易孕期。计划受孕应选择在排卵期前的湿润期。

3 优孕的性生活不宜太频

怀孕是以精子与卵细胞结合成受精卵为开始，在排卵期前后性生活才能受精。正常男子在射精后，通常需要30～40小时才能使新产生的精子达到最大量。性生活太频繁会导致精液量减少和精子密度降低，精子活动率和生存率下降，精子在女性生殖道的行进能力和与卵细胞相会的机会大为减弱。

同时，过频的性生活还可以导致女性免疫性不孕。对于能够产生特异性免疫反应的女性，如果频繁地接触丈夫的精液，容易激发体内产生抗精子抗体，使精子黏附堆积或行动受阻，导致不能和卵细胞结合。

因此，频繁的性生活不仅不会增加受孕机会，反而使受孕机会减低，在排卵期前更应该适当减少性生活频率，这样才能保证精子的质量和数量。所以医学专家建议，在排卵期前，夫妻应禁欲1周左右，这样男性才能保证提供充足而成熟的精子。

比较合理的性生活原则应该是：排卵日之前5~7天，养精蓄锐待命出击；排卵期前后的1周内，增加次数，在体力和精力允许下，隔日或3天一次。

4　营造舒适安全的孕育环境

居住环境的好坏不仅仅关系到女性个人的健康，更重要的是关系到是否能顺利怀孕、怀孕后胎儿能否健康生长发育。良好的生活环境，可以减少孕妇情绪的变化，有利于胎儿在母体内健康发育。

孕妇的居室应是整齐清洁，安静舒适，阳光充足。光线柔和，亮度适中，通风良好的居室最好。居室的布置应协调，房间色彩应与家具色彩相适应，因为居室色彩具有强烈的心理暗示作用。

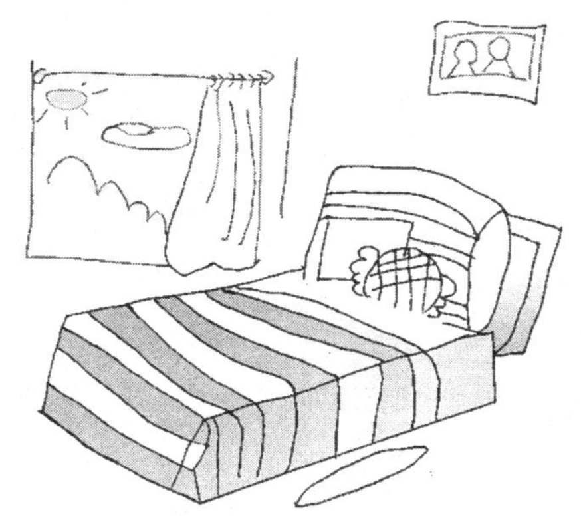

居室中的白色可以给人以清洁朴素、坦率、纯真的感觉，而蓝色可以给人以宁静、冷清、深邃的感觉。这两种颜色可以使神经尽快地松弛，使体力和精力得到很好的恢复。房间中各种色彩的合理搭配，可以使紧张劳累了一天的孕妇在回到家后，尽快地消除疲劳。选择孕妇喜爱的颜色、图案来装饰居室，可使孕妇心情舒畅，精神愉悦，有利于腹中胎儿的发育。

居住环境应远离嘈杂的噪音，要求居室的大环境能安宁、平静，给人以美的享受，使人产生遐想。孕早期，旋律轻快、优美的音乐可以调节孕妇的情绪，间接作用于胎儿，使胎儿安静；而在孕中、晚期，音乐还可直接刺激胎儿的脑细胞，促进大脑的发育。

居室中适宜的温度和湿度，有利于孕妇的休息。温度、湿度太高或太低均易使人感到不舒适，不利于孕妇休息。

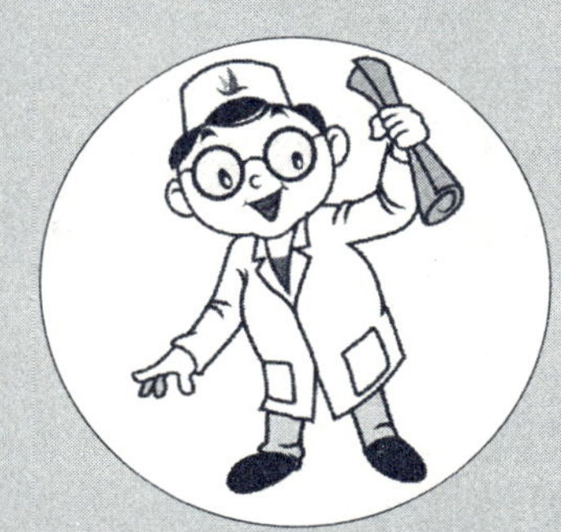

第二篇　十月怀胎，关注孕期的方方面面

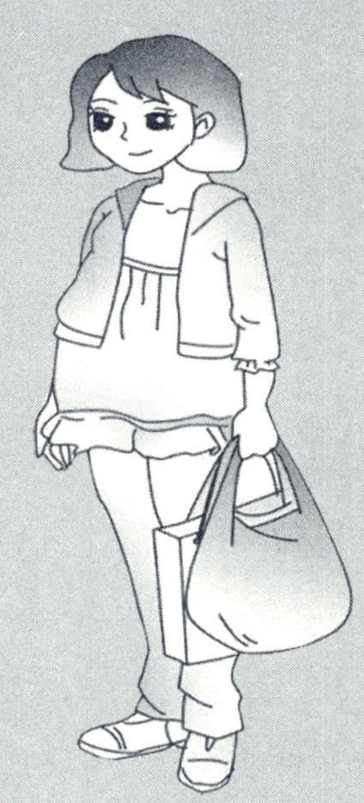

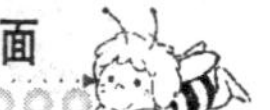

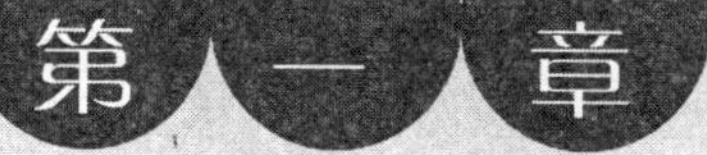

第一章

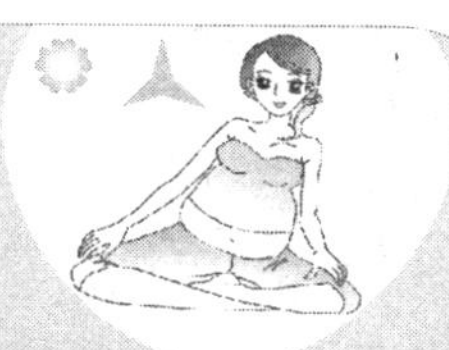

学新知做胸有成竹准妈妈

第一节　孕前知识直通车

1　生命的起始——精王子和卵公主

（1）精子

精子是在睾丸的曲细精管内产生的。男性青春期发育以后，睾丸便拥有持续不断的生精能力。成年人睾丸重10~20克，每克睾丸组织每天可以产生约10×10^{6}个精子。到40岁后，生精能力逐渐减弱，但60~70岁甚至个别90岁的老人还具有生精能力，因此男性的生育年龄明显长于女性。

（2）卵细胞

卵细胞是由卵巢的原始卵母细胞发育而成。女性青春期发育后，每个月经周期排出1个成熟卵细胞，有时为2个。一个女性一生约排出400个卵细胞，最多500个。卵细胞的发育起源于胎儿时期，形成于青春期，发育在育龄期，历时几十年。因此，高龄孕妇的卵细胞历经数十年，可能出现畸形的概率就比较高。在55岁左右，女性就进入绝经期，卵巢失去排卵的功能，从此便失去生育能力。

2 精子其实很脆弱

大家都知道，女性能否成功怀孕，在很大程度上取决于准爸爸的精子质量和数量。影响精子质量和数量的因素有很多，主要包括以下几个方面：

（1）年龄

老年男性精子的“游动能力”与年轻男性相比显然不足。精子游动每过一年都会减弱约0.7%，男性22岁时，精子游动出现异常的比例仅为25%，而60岁时这一比例已上升到约85%。

（2）射精的频度

禁欲时间太长，精子的质量也会下降。

（3）烟和酒

香烟中的尼古丁能杀伤精子，而酗酒则可能会导致男性生殖腺功能降低，使精子中染色体异常，从而导致胎宝宝畸形或发育不良。

（4）汽车尾气

汽车尾气中含有大量有害物质，如二氧化硫、二氧化碳等。人体长时间接触这些物质会影响生殖健康。最严重的是，汽车尾气中的二恶英是极强的环境内分泌干扰物质，可使男性的睾丸形态发生改变，精子数量减少，生精能力降低。

（5）噪音

随着现代化的发展，城市噪音对健康的影响更为突出。噪音会使人体内分泌紊乱，导致精液和精子异常。长时间的噪音污染可以引起男性不育；对女性而言，则会导致流产和胎儿畸形。

（6）辐射

大剂量的辐射可引起男性睾丸组织结构的改变，增加精子的畸形率，降低精子数量、密度。

日常生活中，辐射源很多，微波炉、电脑、电视机、空调、手机等，都会产生辐射。因此，男性平时应尽量减少与辐射源的接触，但也不必过度紧张。

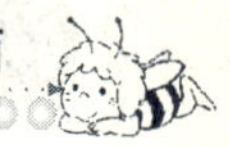

（7）**高温**

低温环境是精子的最佳孕育空间，高温对精子来说是生存的残酷大考验。高温对睾丸会产生损害，但是究竟多高的温度和在这种温度下暴露的时间多长才会对睾丸产生影响，目前在学术界仍有争论。

生活中，男性应尽量避免在高温环境中(如洗桑拿浴和用热水泡澡等)停留过长时间。

（8）**药物**

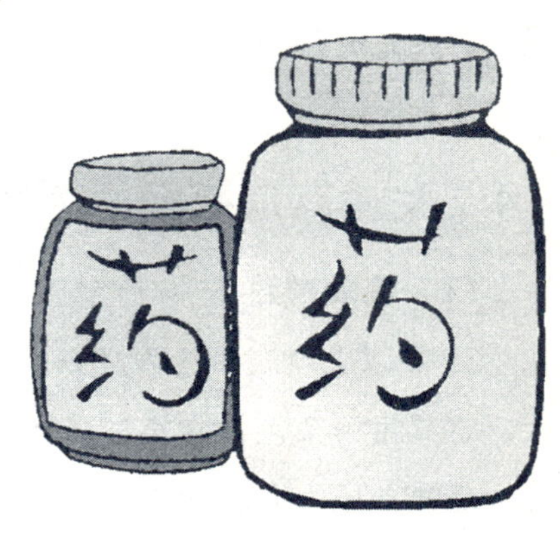

药物对男性生育能力的影响与药物的种类、剂量、疗程、患者的年龄等因素有关。一般使用药物的剂量越大、疗程越长、患者的年龄越小，对生育功能的损害越严重，恢复生育功能所需要的时间也就越长。

药物中的镇静剂、抗癌药物、激素类药、性保健品等都会损害男性性腺功能，造成精子数量和质量下降，或通过影响性腺的内分泌功能，导致性功能障碍。因此，未婚未育男性在选择药物时要小心谨慎。

3　新生命是如何产生的

（1）**排卵**

女性进入性成熟期后，每个月经周期一般都有一个卵泡发育成熟排出卵细胞，排卵通常发生在两次月经中间，具体在下次月经来潮前的 14 天左右。排卵后，卵细胞进入输卵管最粗的壶腹部，在此等待精子。

（2）**射精**

男性一次射精能排出数亿个精子，能到达输卵管壶腹部的不超过 200 个。精子在输卵管内游动 3 天左右，在输卵管外侧壶腹部与卵细胞相遇。

（3）受精

只有一个精子能和等待在输卵管内的卵细胞结合完成受精。这位幸运者将头部拱入卵细胞内，卵细胞表面便发生变化，以防其他精子进入。精子进入卵细胞，两性原核融合形成一个新细胞的过程称为受精。

当精子进入次级卵母细胞透明带时，标志受孕过程的开始。当精原核和卵原核的染色体融合在一起时，表明受孕过程的完结。新的细胞称为受精卵，是一个新生命的开始。

4 关注高危妊娠的多发人群

（1）高龄产妇

35 岁以上就属于高龄产妇。高龄产妇跟一般产妇最大的差异是年龄比较大，容易生下染色体异常的孩子。因为年纪越大，发生内科疾病的概率就越高，患高血压、心脏病、肾病、糖尿病的机会就越高，所以高龄产妇在怀孕时产生的内科并发症就会比年轻的产妇多。

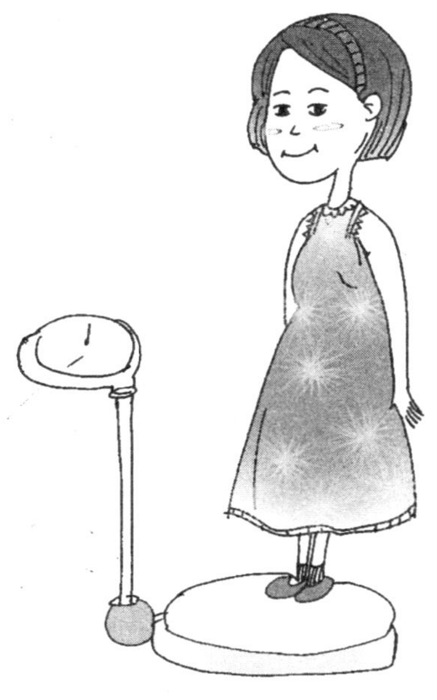

（2）低龄产妇

年龄小于 18 岁就属于低龄产妇。低龄产妇由于年纪太轻，往往不懂得在怀孕期间好好照料自己，无法保证充足营养，导致胎儿出生时体重太轻，甚至死亡。

（3）体重超标者

当孕妇体重超过 90 千克时就要特别注意。如果女性体重超标，怀孕时就容易有高血压、糖尿病等问题。此外，虽然孕妇过胖，但胎儿却经常有营养不良的状况发生。

（4）体重过轻者

体重过轻的女性，怀孕时容易营养不

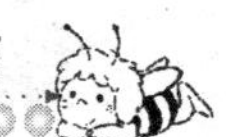

良，胎儿可能出现宫内生长受限的问题。到了生产时，还容易缺氧，产程容易延长。

（5）酗酒者

酗酒的人通常营养不良，肝脏不好，体内维生素大量流失。在这种情况下怀孕，容易使胎儿患上酒精综合征，可能会出现宫内生长受限、中枢神经系统障碍、智力障碍及各种畸形问题。

（6）抽烟者

平常有抽烟习惯的女性，怀孕早期流产的概率会大大提高，且胎儿体重较不吸烟者轻，胎儿畸形率显著提高，新生儿死亡率及胎盘早期剥离的概率也较高。

（7）已经生产3次以上者

已经生产3次以上的妈妈再次怀孕，产前容易发生前置胎盘、流产或早产。产后因为子宫复旧欠佳，容易发生产后出血。假如怀孕期间母体出血，就容易导致胎儿贫血或死亡。

（8）前胎死产者

假若前胎死产的女性再怀孕时，心理压力大增，容易增加怀孕风险。

5　了解双胞胎的奥秘

一次怀孕同时有两个胎儿时称双胞胎。双胞胎可以分为同卵双胞胎和异卵双胞胎。同卵双胞胎是母亲在一个排卵周期内排出一个卵细胞并受孕，这个受精卵在一定条件下一分为二，形成两个遗传信息均相同的胚胎。异卵双胞胎是由于一定的条件所致，母亲在一个排卵周期内排出两颗卵细胞并都受孕，生下的双

好孕金点子

现在由于激素含量高的食物比较多，较易引发女性在同一周期内排出一颗以上的卵细胞，异卵双胞胎造成的双胞胎或多胞胎出现的概率正在增大。

胞胎。同卵双胞胎，由于双生儿女所携带的母系的遗传信息几乎完全一样，造成双胞胎生下来后往往相貌相像。这通常被人们称为“真双胞胎”。

6 怎样及时判断是否怀孕

判断是否怀孕，只要能够注意以下几个方面，自我诊断并不是困难的。当然在医生详细询问病史和检查后就更可确诊了。

（1）月经停止

正常情况下是每一个月来一次月经。女性在有性生活后伴有月经不来潮，怀孕的可能性就很大了。但是有些女性的月经周期不准，或者是因为劳累、健康不佳，或是过度紧张，也会使月经不准时来潮甚至短期闭经。所以也不可以认为月经不来就肯定是怀孕了。

（2）基础体温不下降

最简单而可靠的自我诊断方法是基础体温的测定。特别是新婚夫妇，根据自己的计划选择怀孕日期的时候，就可以测量基础体温，帮助自己较早地诊断是否怀孕了。基础体温的测量方法很简单，每天早上刚睡醒之后，不起床，也不进行任何活动，首先把体温表放在自己的舌头下面，3 分钟后取出，看温度是多少，这样把每天的测量结果记录下来。正常情况下，没有怀孕的时候，体温上升 12～14 天又该来月经了。如果这个月的体温升高已经 17～18 天还没有来潮，就可能怀孕了。

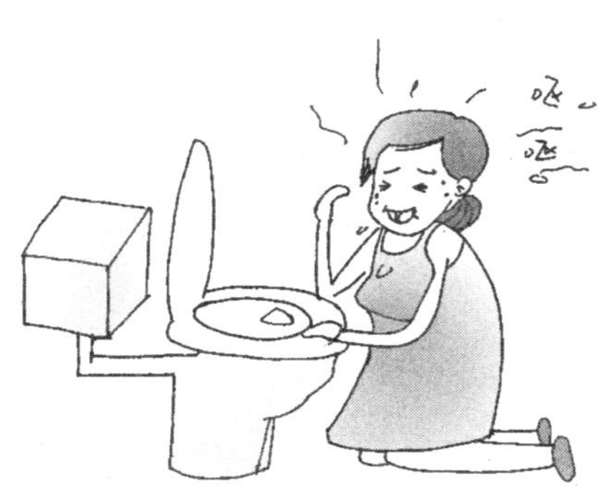

（3）恶心或呕吐、偏食

妊娠早期，尤其是在妊娠 40 多天到 2 个多月这一阶段，因为身体内的绒毛膜促性腺激素增加，可以使孕妇有恶心或呕吐及口水增多和不愿进食等现象。一般早晨的症状比较明显，也叫做“晨吐”或“妊娠剧吐”。这些变化一般在妊娠 3 个月以

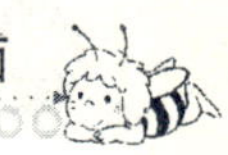

后就逐渐好转。当然，如果症状非常严重，一定要及早去请医生诊治。但是也有一些孕妇，虽然已妊娠了，也没有出现这些症状。

(4) 排尿次数增多

怀孕以后，子宫逐渐增大，到妊娠3个月时，膀胱受到明显的压迫，就会出现排尿次数增多的现象。另外，由于直肠受到子宫的压迫会有便秘的情况出现。

(5) 阴道的变化

怀孕以后，身体的内分泌激素增多，可以使色素沉着，特别是外阴部的颜色会加深，甚至发黑。又因为孕激素增多，使得血管扩张、充血，所以阴道可呈红色或暗红色，并且更柔软和润滑。

(6) 乳房的变化

很多女性在月经来潮前几天感到乳房胀痛或乳房发硬，而在怀孕初期也有这样的现象，乳头和乳晕因为内分泌的关系而有色素沉着、发黑。随着怀孕月份的增加，这种特征就更加明显。

(7) 去医院确诊

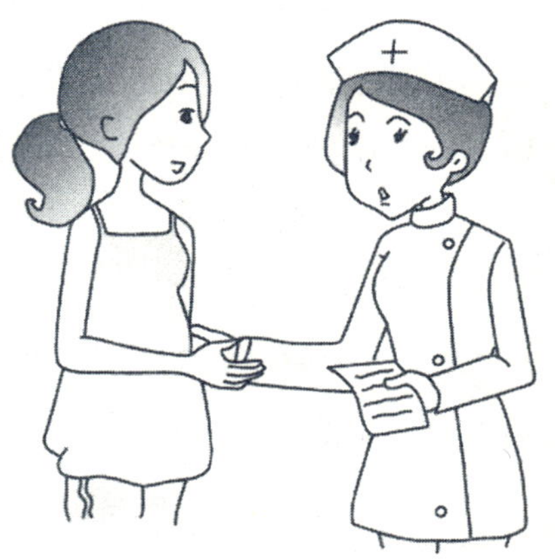

月经过期、呕吐等症状一般是怀孕的征兆，但并不是怀孕的诊断标准，妊娠的确定需要进行专门的医学检查才能确诊。

在确诊是否怀孕前，医生会提出各种问题并记录在病历上，如本人、丈夫及家族健康史，妊娠及分娩史，月经周期、月经情况、末次月经日期，有无恶心、呕吐、尿频等症状，有无不正常的出血和下腹疼痛等。就诊者应如实、准确、具体地回答这些问题。

确定是否妊娠的检查，首先是检查子宫是否隆起，乳房的发育和颜色等状况。检查以子宫为主的性器官时，医生会观察子宫、阴部的颜色及白带等情况，于妊娠8周之后会用手指进行内诊，检查子宫的形状、大小、硬度及周围的情况，然后做出判断。初次妊娠的人对这种检查常常难以接受，甚至会妨碍检查，这是不应该的。

一般妊娠经过身体检查都能确诊，但妊娠初期，即妊娠1~2周时机体反应和变化尚未表现出来，就很难判断。这时通过尿液检查帮助诊断，通常能够确诊。检查尿液中的激素含量以判断是否妊娠，可以采用生物学和免疫学两种方法。生物学方法比较复杂，所需时间较长；免疫学方法简单方便，所需时间短，而且结果准确度接近100%，是近年来广泛采用的方法。

7 教你如何推算预产期

如果最后一次月经在3月份以后，就在这个月份上减去3（相当于第二年的月份）；如果在3月份之前，就在这个月份上加上9（相当于本年的月份），这样就可以得到预产期的月份。

找出最后一次月经的第一天日期，将这个日期加上7，就得到预产期的日期。如果得数超过30，减掉30以后得出的数字就是预产期的日期。

例如：最后一次月经日期是2001年5月13日，则月份：5－3＝2；日期：13＋7＝20，即预产期为2002年2月20日。

又如：最后一次月经是2005年2月25日，则月份：2＋9＝11；日期：25＋7－30＝2，即预产期为2005年11月2日。

推算预产期的目的，并不能确定真正的分娩日期，其实在预产期的前后两周分娩都算正常，及时、有计划地做准备对孕妇和胎儿都会有帮助。

第二节　孕美人好孕录

1 孕1月：欣喜，我是真的怀孕了

怀孕1个月指从末次月经开始起的4周时间。这一时期子宫形态变化不

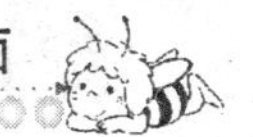

大，与未怀孕时一样大小，但子宫内膜发生了明显变化。此期孕妇基本感觉不到身体有什么变化和异常，但也有人出现浑身无力、发烧或发冷等类似感冒的症状，或嗜睡、无力等症状。

一般月经周期正常的人，月经推迟 10 天以上还未来，并伴有呕吐、乳房变化、皮肤变化、尿频等情况时，应及时找医生检查为宜。一般经过问诊、身体检查和内诊可诊断是否妊娠。如难以确诊可配合尿检，但如果是妊娠的极早期，不仅体检难以发现变化，尿检也难以发现绒毛膜促性腺激素。

2　孕 2 月：不安与喜悦交织的幸福时光

孕妇怀孕症状明显，持续停经，感到疲乏、嗜睡、头晕、食欲不振、挑食，嗅觉变得敏感，怕闻油腻味，早起恶心，甚至呕吐，严重时还有头晕、疲乏无力、倦怠等症状。子宫逐渐增大，腹部仍看不出变化，但已经可在盆腔内压迫膀胱引起尿频，因其并非尿路感染，故不出现尿急和尿痛症状。乳房发育，乳头、乳晕颜色加深，乳头增大且变得敏感，乳头周围出现小结节，且有些人的乳房有轻度刺痛和胀痛，偶尔还可挤出少量乳汁。另外，基础体温持续升高，有下腹部、腰部不适感，外阴湿润，有白色黏稠的分泌物。

3　孕 3 月：害“喜”来了，躲也躲不掉

随着怀孕时间的延长，在第 3 个月，早孕反应更加剧烈。疲乏、嗜睡、倦怠、头晕、食欲不振、挑食、嗅觉敏感、恶心、呕吐等反应加重。乳房发育也更加明显，乳房迅速膨胀，乳头、乳晕色素沉着明显，甚至颜色发黑。

从这时起，孕妇口腔出现变化，如牙龈充血、水肿以及牙龈乳头肥大增生，易出血等。遇到这类情况，孕妇不要害怕、担心，这在医学上称为妊娠牙龈炎，是由于体内大量雌激素的影响而产生的，并不是异常反应。

子宫继续增大，到此时已有拳头大，虽然腹部仍看不出大的变化，但从腹部按压子宫周围，能感觉到其存在。一般在妊娠第 8 周时，耻骨上刚刚可

以摸到宫底。增大的子宫继续压迫膀胱底部，引起排尿频繁。等到妊娠 12 周左右，子宫增大到超出盆腔。当子宫进入腹腔后对膀胱压力减轻，尿频现象开始好转。

4 孕 4 月：终于渡过了第一道难关

孕妇子宫在这一时期已明显增大，如同婴儿头部大小，腹部稍有变化，下腹部隆起但不明显。因子宫已经进入腹腔，尿频现象消失；早孕反应停止，妊娠呕吐基本消失；母体基础体温开始下降，逐渐呈低温状态并将持续到分娩结束。乳房的发育还在继续，但表现不如前几个月明显。

5 孕 5 月：腹中宝贝初长成

这时子宫已经犹如婴儿的头一般大小了，宫底达到腹部，下腹可见隆起，心脏可因子宫上抬而出现胃部胀满感，可出现腹部下坠、心悸、气短、便秘等。乳房继续发育，乳腺发达，乳房变大，乳头更挺，怀孕 20 周左右可出现泌乳。孕妇皮下脂肪积蓄，体形丰满，臀部突出，母体血容量大量增加，血常规化验表现为血色素下降。

此时怀孕进入中期，可逐渐感到胎动，并日趋明显。初次怀孕时胎动不明显，但超声波检查可看见胎动和心脏搏动。

6 孕 6 月：“小麻烦”偶尔袭来

此时孕妇体形已接近典型孕妇体形。子宫随胎儿的发育迅速增大，腹围增长为孕期中最快的阶段，下腹可见明显隆起，子宫底高 18 ~ 21 厘米。孕妇体重急剧增加，下肢、背部、腰部承受重量，易于疲劳和疼痛。子宫增大可压迫其周围组织，使下半身血液循环不畅，下半身极易疲劳且难以缓解。胃部胀满感，腹部下坠，心悸、气短、便秘等继续存在。乳房继续发育，乳腺

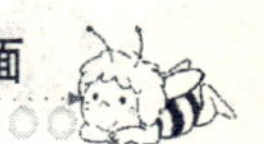

发达，泌乳并不少见。另外，胎儿从母体摄取大量钙质和维生素等，使抽筋现象常常发生，并可产生牙痛或口腔炎。

7　孕7月：幸福地感受胎动

子宫越来越大，上、下腹部都大起来，子宫底上升到脐上三横指处，高度是21～24厘米。胎儿体重和羊水量的明显增加，使孕妇肚子感到相当沉重。增大的子宫压迫下半身的静脉，下半身出现静脉曲张。子宫压迫骨盆底部，容易发生便秘和痔疮。由于下肢承担体重并被子宫压迫影响回流，所以容易出现水肿。另外，有些孕妇会有后背和腰部疼痛、抽筋、眼花、头晕等症状出现。

8　孕8月：依然要谨慎对待的时期

此时的子宫向前挺更加明显，子宫底的高度已经上升到25～27厘米，位置上升到达脐水平与膈肌的中间。孕妇挺着大肚子，身体笨重，活动不便，甚至走路都困难。增大的子宫向下压迫肠及膀胱，向上压迫胃，孕妇此时又会出现厌食、尿频、便秘和烧心等症状。此时孕妇易患肾盂肾炎及妊娠高血压综合征。到这一时期，孕妇面部的妊娠斑、腹部妊娠线也越来越明显，有的孕妇的耳朵、额头、嘴周围也会出现斑点。孕妇肚子偶尔会一阵阵地发硬发紧，这是假宫缩，是这个阶段的正常现象。但一旦发生不规则宫缩应立即停下来休息，严重时要尽早去医院诊治。

9　孕9月：再坚持一下，胜利即将到来

此期是孕妇怀孕以来最烦恼的时期，这时子宫底高28～30厘米，位置上升至心脏正下方。增大的子宫对胃和心脏的压迫更加严重，孕妇会出现气喘、呼吸困难、胃胀等不适症状。此期的阴道分泌物增多，以起到适应分娩、保

护阴道的作用。子宫压迫膀胱更甚，尿频现象更加严重。此时有些孕妇可有轻微宫缩。

10 孕10月：忐忑不安中的期待

随着胎头入盆，胎体下降，子宫底也有所下降，子宫对胃、心脏的压迫减轻，呼吸、食欲好转。然而子宫对膀胱和盆腔器官的压迫却加重了，尿频、便秘更加明显。阴道分泌物增多，阴道口湿润，阴道和会阴部皮肤、黏膜变厚，肿胀，柔软而有弹性。

这时孕妇常常感到子宫收缩，腹部皮肤发胀，将手放在腹部上，会感到腹部发硬。如子宫收缩每天反复出现数次，即为临产前兆。

第三节　十月胎儿大事记

1 孕1月：爱情的力量造就了我

这个时期胚胎已经在子宫内“着床”，或称“植入”。完成着床需要4～5天，而且必须具备3个条件：即透明带在受精后7天左右必须消失，使胚泡解脱并与子宫内膜直接接触；子宫内膜增殖分泌旺盛，间质水肿，血管扩张充血；囊泡周围的细胞分化为滋养细胞和合体细胞两层，其中合体细胞能分泌溶解子宫内膜的蛋白分解酶，使胚泡着床。

2 孕2月：我像个勇敢的“小海马”

怀孕第8周的时候，胚胎快速成长。胚胎的器官已经开始具备了明显的特征。由于骨髓还没有形成，肝脏来代替产生大量的红细胞，直到骨髓成熟后来接管肝脏的工作。

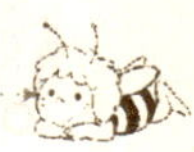

从现在开始，“胎宝宝”将迅速生长，速度丝毫不亚于孕早期心脏和大脑的发育时的速度，并在几周中显现出明显的轮廓。到第8周末，“胎宝宝”将长到3厘米左右、体重约有4克；胎盘和脐带形成；皮肤像纸一样薄，血管清晰可见；用肉眼就能分辨出头、身体和手足；已经会做踢腿、伸腿、抬手、移动双臂的小动作了——尽管准妈妈丝毫也察觉不到。

3　孕3月：我像一个孙悟空

至孕3月底时，胚胎可正式称为胎儿了，胎儿尾巴完全消失，眼、鼻、口、耳等器官形状清晰可辨，手、足、指头也一目了然，几乎与常人完全一样。内脏更加发达，肾脏、外阴部已经长成，开始形成尿道及进行排泄作用，而胎儿周围会充满羊水。

4　孕4月：我在自由体操的王国

胎儿在本月机体器官发育更趋完善。循环系统和尿道已完全进入了正常的工作状态。他还能不断地吸入和呼出羊水了。尤其是本月，他会在妈妈的子宫中玩耍了。胎宝宝在子宫中最好的玩具就是脐带，他有时会拉它、抓它，有时甚至拉紧到只能有少量氧气进入。可是，这对他并无大碍，要知道，胎宝宝自己会有分寸的，他才不会让自己一点氧气和养分都没有呢。

5　孕5月：不想当个“小老头”

孕5月末，胎儿的鼻和口的外形逐渐明显，而且开始生长头发与指甲。全身被胎毛覆盖，皮下脂肪也开始形成，皮肤呈不透明的红色。心脏的跳动也有所增强，力量加大。骨骼、肌肉进一步发育，手足运动更加活泼，母体已开始感觉到胎动。

6 孕6月：美妙的世界在眼前

胎宝宝这时候在妈妈的子宫中占据了相当大的空间，此阶段胎宝宝脑部快速发展，虽仍从胎盘获得氧气，但他的肺部也在发展分泌“润滑剂”，即肺泡表面活性物质的能力，这种物质可以使他们呼气时，肺部的气囊不致压扁或粘在一起。由于胎宝宝的内耳已经完全发育成熟，因此他可以分辨自己在羊水中漂浮时是仰躺还是右卧。

7 孕7月：又到大脑发育高峰期

这时的胎宝宝几乎占满了整个子宫，随着空间越来越小，胎动也在减弱。胎儿的传音系统已充分发育完成。胎儿吮吸和吞咽的技能有所提高。重要的神经中枢，如呼吸、吞咽、体温调节等中枢已发育完备。肺泡表面活性物质开始分泌，可进行呼吸，但肺叶还没有发育完成，若万一发生早产，胎儿在器械帮助下也可以进行呼吸，出生可存活，但死亡率高。在这个时候，医生会告诉准妈妈此时胎位是否正确，当然，胎宝宝还有2个月时间调整位置，不必过于担心。

8 孕8月：一个人的日子好孤单

在本月胎宝宝的运动达到高峰，皱纹已从脸上消失，可能长出了茂密的头发。不过宝宝出生后头发的浓密稀疏并不取决于这时候胎儿头发的密疏。如果宝宝是男孩，他的睾丸可能已经从腹腔进入阴囊，但是有的宝宝可能会在出生后当天才进入阴囊；如果是女孩，她的大阴唇明显隆起，左右紧贴。

9 孕9月：我的地盘越来越小了

胎宝宝可见完整的皮下脂肪，身体圆滚滚的。脸、胸、腹、手、足等处的胎毛逐渐稀疏，皮肤呈粉红色，皱纹消失，指甲也长至指尖处。男婴的睾

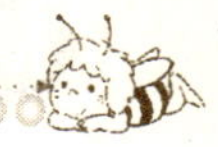

丸下降至阴囊中，女婴的大阴唇开始发育，内脏功能完全，肺部机能调整完成，可适应子宫外的生活。

10　孕10月：冲锋陷阵我不怕

40周出生的宝宝平均体重在3.3～4千克，身长大概有51厘米。别指望刚生出来的宝宝像洋娃娃那么可爱，胎儿头部通常都是暂时的畸形（通过产道时挤压所致），浑身覆盖着胎脂和血液，还可能肤色不匀，有胎记或皮疹，这些异常都是正常的。

40周是宝宝降生的时候。通常宝宝会在本周出生，但是也会提前或错后2周，这都是正常的。如果宝宝比预产期推后2周依然没有要出生的迹象，要到医院咨询医生，因为胎儿过熟，有时也会有危险。

40周时，原来清澈透明的羊水变得浑浊，同时胎盘功能也开始退化，到胎儿生出后胎盘即完成了使命。

第二章 孕期居家禁忌提个醒

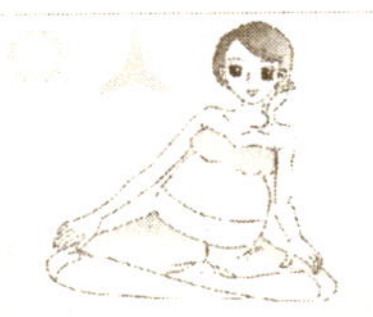

第一节 明确护理细节让你有的放矢

1 准妈妈牙齿保健很重要

孕期是女性一生中的重要阶段，也是维护口腔健康的关键时期。据统计，

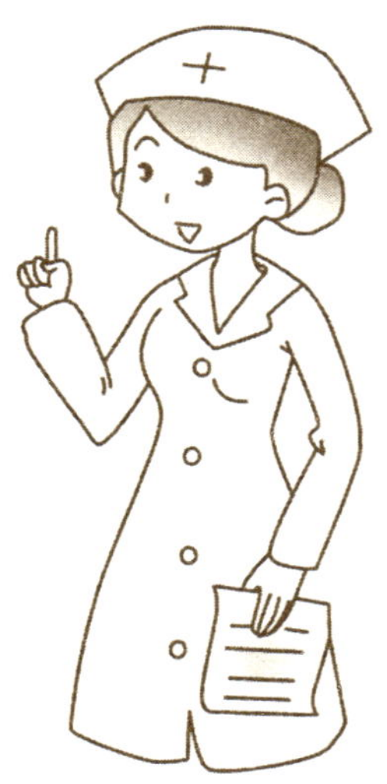

怀孕的女性妊娠牙龈炎的发生率为50%，主要是由于怀孕期间内分泌的变化会使原本正常的牙龈组织发生病理性的改变，也被称为妊娠性牙龈炎。女性怀孕后，由于体内激素水平发生变化，可能会导致牙齿抵抗力减弱。而且随着饮食习惯的改变，进食次数增多，喜爱酸甜食物和零食及其他淀粉类食品等因素，成了龋齿、牙周病、牙龈炎等口腔疾病的多发期。口腔疾病如治疗不及时，还可以引起其他多种疾病，并可以直接影响胎儿的健康。牙周炎孕妇的早产率（低于32周）是正常孕妇的3～7

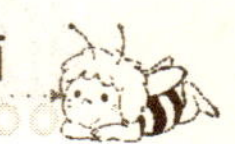

倍，生产低体重儿或围产期死亡率较正常者高出15%～30%。

孕期应加强口腔卫生护理，做到“早晚二次正确刷牙、餐后漱口”，保持口腔清洁。孕妇因口腔组织敏感性增强，刷牙时要选用刷头小、刷毛软、磨毛的保健牙刷，并要注意保持牙刷干燥清洁。还要定期进行口腔检查，一般宜每隔3个月检查一次，如果自觉有口腔疾病，则应随时就诊，及时处理。已患有牙病的孕妇，最好在孕中期治疗。

好孕金点子

准妈妈孕期很容易缺钙，因此一定要补充足够钙质，还应到户外散步，既锻炼身体又补充维生素D。此外，还可适量使用含氟牙膏，或在医生指导下多吃含氟食物，这样对牙齿有益。

2　抓住孕期护肤好时机

有些准妈妈把自己弄得灰头土脸的，这实在可惜。怀孕的时期可能是你一生中最辉煌的岁月，也是最美丽的时候——你的面色会比以前红润，头发比从前更加乌黑浓密，肚子上丰熟的曲线会让你的丈夫无限着迷——你可千万别浪费了这些资源。

首先，在孕早期早孕反应过去之后，你可能会发现你有些发暗的皮肤会变得亮泽起来。因为担心化学品对胎宝宝不好，化妆品可能早早地就收起来了，只做日常的清洁和保养，于是，孕期也成为了你养颜的好时机。

（1）温和洁面

早晚使用温和的洁面奶洗脸，避免接触刺激性强的香皂或各种药用化妆品。

（2）按摩助美丽

轻柔的按摩对减轻孕晚期的面部水肿效果显著。按摩前先将脸洗净，根据自己皮肤的特性，取一点润肤霜，从下至上，顺着面部的纹理轻柔地抚摸，或用手指在脸上轻轻地画小圆圈，最后像弹钢琴一样用手指尖快速地轻弹面颊，放松脸部肌肉，也让你心情愉快。

好孕金点子

准妈妈应保证充足的睡眠，并适当进行按摩，还应多吃富含维C的食物，如柑橘、草莓、蔬菜等，还应多吃富含维生素B_6的牛奶及奶制品。

（3）用天然的面膜

每周做一个纯天然面膜也不错，经典的蜂蜜牛奶面膜，保湿效果和促进皮肤再生功能都不错，可让干燥的皮肤变得湿润而富有弹性。做法是将蜂蜜、面粉各1小勺、牛奶2小勺混合在一起调匀，涂抹在脸部，大约10分钟后用温水洗净就可以了。

3 准妈妈孕期慎用化妆品

化妆品是女性常用的生活用品，但专家提醒，部分化妆品中含有致癌物质，准妈妈和哺乳期女性最好不要使用。

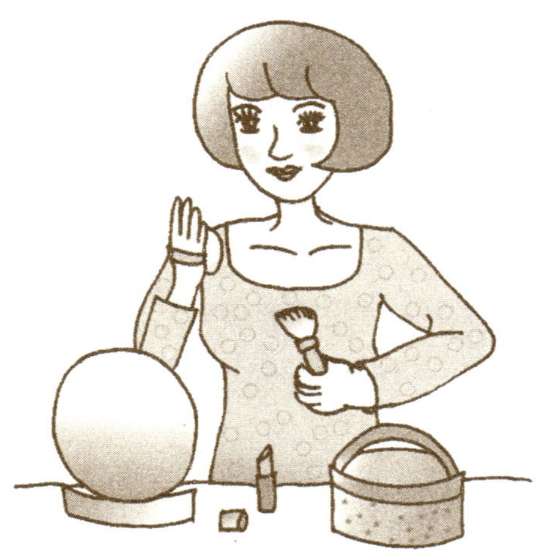

据介绍，以煤焦油为原料合成的香料被广泛用于化妆品中，而其中的醛类产品对DNA毒性作用很大，极易导致DNA畸形、突变，从而诱发癌症。

化妆品的颜料中则含有铅、铬、汞等多种重金属，部分化妆品还含有雌激素，这些化妆品经皮肤吸收，长期使用后可引起子宫癌和乳腺癌。还有部分化妆品中含有强致癌物质亚硝基二乙醇胺，易诱发肝癌。

专家特别指出，口红是复杂的化学产品，其中多种颜料和煤焦油染料对人体有害，部分颜料则对人体有直接的致癌作用。合成染发剂中主要是色素和香料对细胞有致畸作用和对DNA有毒害作用。因为染发剂含有某

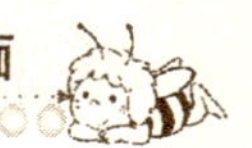

种致癌物质，因此易导致乳腺癌、子宫癌、膀胱癌、皮肤癌、肾癌和后代畸形。

4　孕早期服饰应注意什么

怀孕早期，准妈妈的腹部突出还不明显，体形变化也不大，所以在服装方面并不需要特别强调，只需根据季节的不同，在保证冷暖适宜的前提下选用不同的衣服就可以了。通常来说，准妈妈的服装以宽松、舒适、大方为主。夏季炎热，准妈妈的衣服应选择吸汗、凉快的布料；冬季寒冷，要穿柔软、透气性好的衣服，同时要注意比平时穿得更暖和一点。另外需要提醒的是，尽管准妈妈的腹部还没有明显变大，但也要避免穿紧身束腰的衣服，对以前的衣服可以根据具体情况放松腰部的尺寸，以免影响胎宝宝的健康。准妈妈从怀孕的初期开始，就应该避免穿高跟鞋，以免走路跌倒，引发流产。

5　准妈妈头晕眼花正常吗

怀孕后，不少准妈妈都有过头晕眼花的经历，这是由于怀孕使得准妈妈全身出现不同程度的生理变化，机体如不能适应，就会出现多种多样的症状，头晕眼花就是其中之一。特别是在孕早期更容易发生。

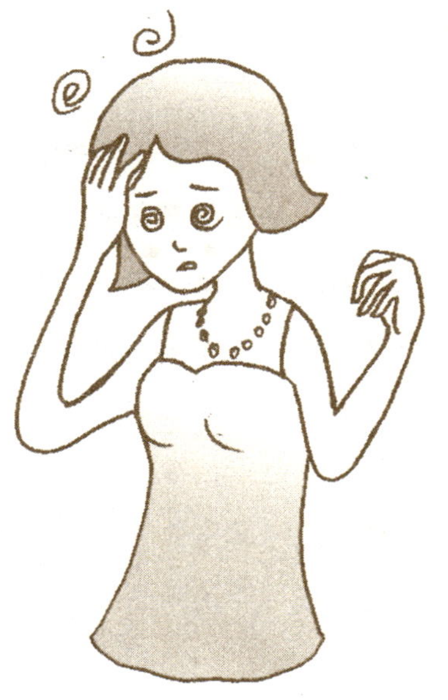

怀孕会使准妈妈体内的血容量增加，这是为了适应胎宝宝的生长需要。在孕早期和孕中期，由于胎盘在逐步形成，使子宫的循环血量增加，会使一部分母体血液分流到子宫，所以血压会有所下降。原有高血压症状的准妈妈，血压下降幅度会更大。血压下降，流至大脑的血流量就会减少，造成脑部血液供应不足，使脑缺血、缺氧，从而引起头晕。这是一时性的脑供血不足，一般至孕7个月时即可恢复正常。

（1）**可能是因为贫血**

准妈妈的循环血量一般增加20%～30%，血液也相应地被稀释，形成生理性贫血，就会感到头晕或站立时眼睛发花等。因此准妈妈应该适当多摄入些含铁丰富的食物，如动物血、猪肝、瘦肉等。

（2）**进食少造成的**

在孕早期时准妈妈易头晕，多半是由于早孕反应严重而导致进食过少引起的，因此常伴有低血糖，特别是在突然站起、长时间站立、洗淋浴或在拥挤的人流中时更容易发生。

（3）**仰卧综合征**

有一些准妈妈甚至仰卧在床上或躺坐于沙发中看电视时就会有头晕、心慌、发冷、出汗等现象，这就是孕期特有的“仰卧综合征”，多半发生在孕中、晚期。这时，如果长时间仰卧，子宫会直接压向脊柱，使脊柱两旁的大血管受压，尤其是下腔静脉受压，造成静脉中的血液不能顺畅流回心脏，这就使心脏向全身输出的血量减少，心、脑、肾等重要器官供血不足，出现一系列血压下降症状。严重时不仅会造成准妈妈休克，同时还导致子宫缺氧，出现胎心率增快、减慢或不规律，甚至造成胎儿死亡。

所以，如果你在仰卧时发生头晕，要立刻转成侧卧姿势。

（4）**生活细节关照**

因此，为预防发生头晕、心悸等状况，准妈妈应注意行动时放慢速度，并避免长时间站立。如果发生头晕应立即坐下，有条件的躺下休息一会儿（注意要侧卧）。若经常出现这种现象，就要引起注意了，有可能是贫血、低血压或高血压，甚至也可为营养不良或心脏病，应及时到医院检查。如果到孕晚期还经常有头晕发生，特别是伴有水肿、高血压等症状时，就不能等闲视之，它可能是某些严重并发症如子痫的先兆，应尽快就诊。

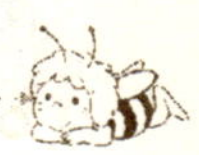

6 准妈妈孕期睡眠莫忽视

准妈妈们都很容易疲劳，而好的睡眠有助于缓解准妈妈的精神压力，增强其神经系统和免疫系统的功能，并可降低产后患抑郁症的概率。

在怀孕的不同阶段，准妈妈的睡眠状况也是不同的。

（1）孕早期

在最初的几周，无论昼夜，准妈妈都会感到疲劳。研究发现，在总有疲劳感的孕妇的血液里，有一种自身分泌的类似麻醉剂的激素，其主要成分是黄体酮，它可以使子宫的肌纤维松弛，避免过早的疼痛，以保证胎宝宝可以不受干扰地成长。尽管准妈妈在这一期间经常感到疲劳，常常想睡觉，却不一定能在这一时期得到理想的休息。

（2）孕中期

这时候的睡眠相对更安详、更有效果。这主要在于母体血液当中分泌出一种与黄体酮对抗的激素，它可以使身体活跃。然而，这种激素会导致一定的情绪波动，时常让准妈妈感到焦虑。所以这时候准妈妈身体上的不适减少了，但心理上的恐惧感、神经质和过于敏感却增加了，这些焦虑也可能会对准妈妈的睡眠产生不利影响。

（3）孕晚期

此时的准妈妈已经是大腹便便，偶尔的胃灼痛以及胎宝宝的动来动去都会干扰她的睡眠，而且在快要生产之前，准妈妈的深度睡眠明显减少，很容易被惊醒。这其实是一种自然的准备，以适应新妈妈在夜晚随时起来给宝宝哺乳。

好孕金点子

研究显示，那些夜间睡眠少于6小时的准妈妈产程较长，且剖宫产的概率为正常人的4.5倍。因此，专家建议，准妈妈除了保证8小时的夜间睡眠外，还应在白天至少有1小时的休息时间。

7 孕2月护胎要重视

北齐医学家徐之才强调："二月之时，儿精成于胞里，当慎护之，勿惊动也。"意思是说，怀孕2个月时，胎宝宝的精气在母体的胞宫内生成，须谨慎护理，不要随便惊动他。此时，胚胎不仅形态上已发生了巨变，还能够感受到外界的刺激，正是胚胎发育的关键时期，准妈妈切不可认为怀孕不久，胎宝宝尚未成形而掉以轻心。相反，这时胚胎对各种致畸因素都特别敏感，所以决不可滥用某些化学药品，或接触对胎宝宝有不良影响的事物。

胎儿的出现，早孕反应，妊娠导致的内分泌改变，社会角色的变化加上考虑到有关分娩的这样和那样的问题，都会使孕妇的情绪和心理发生改变。许多女性难以接受这种突然的改变，从心理上还不太愿意接受这个小生命，常常会感到烦躁不安，有时还会哭喊不止。

这时就要求孕妇从自身做起，尽量把心放宽些。孕妇的营养和情绪会直接影响胎儿的健康和发育。倘若发生营养不良，胚胎也容易因营养物质缺乏而发生意外。所以，准妈妈无论如何都要保证充足的营养，保持好的心情，远离有害物质，尽一切可能保护好胎宝宝。

8 警惕厨房油烟的危害

有研究说，粉尘、有毒气体密度最大的地方，不是在工厂、街道，而是生活中天天都离不开的厨房。煤气或液化气的成分均很复杂，燃烧后在空气中会产生多种对人体极为有害的气体，其中，二氧化碳、二氧化硫、二氧化氮、一氧化碳等有害气体要比室外空气中的浓度高出好多倍，加之煎炒食物时产生的油烟，使得厨房被污染得更加严重。

更为令人担心的是，在同时释放的粉尘中，均含有一种致癌物——苯并芘。如果厨房通风不良，会使其浓度升高，而准妈妈把这些有害气体吸入体内后，便通过呼吸道进入血液，然后通过胎盘屏障进入到胎宝宝的组织和器官内，由此，使胎宝宝的正常生长发育受到干扰和影响。

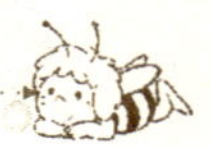

孕期安全避烟法：

整个孕期，准妈妈不是不可以进厨房，相反，烹制菜肴对愉悦身心大有益处。准妈妈可尽量多做些清淡的菜，少做煎炸食物，需要热油时先打开排油烟机再开火，用完火后再让排油烟机开一会儿，同时让厨房保持良好的通风。

9　如何应对孕期疲劳

怀孕初期，准妈妈容易感到疲倦、浑身乏力，整天昏昏欲睡，提不起精神，常常想睡觉。这是早孕期的正常反应之一，怀孕 3 个月后会自然好转。准妈妈应该保证充足的睡眠，想要休息的时候就尽量休息，不要勉强自己。

每天应坚持保证有 8 ~ 9 小时的睡眠，中午最好休息 1 小时。卧室的窗户要常开，使空气流通。夏季尽量少开空调，采用自然风降温。冬季则要注意在保暖的同时，使室内空气流通，并保证居室的温度、湿度适宜。可通过集体供暖取暖，如果没有集体供暖，则可采用电暖器取暖，避免采用燃煤炉取暖，以免引起煤气中毒。另外，室内湿度以 50% 左右为宜，冬天如果空气过于干燥，可采用加湿器加湿，或是在室内放置两盆水，也可以种些绿色植物来调节室内的温度和湿度。

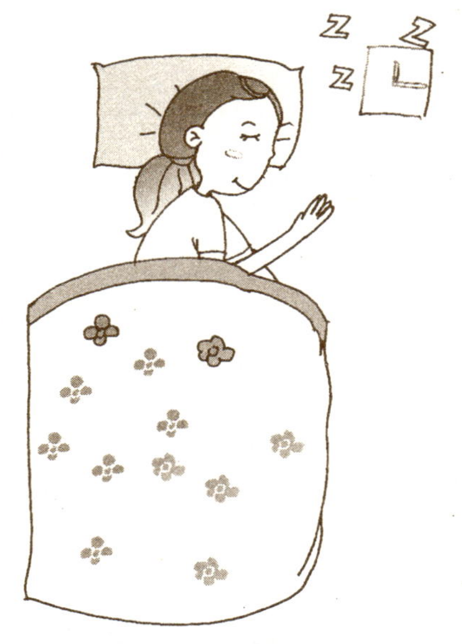

睡眠时，准妈妈要注意保暖，根据气温盖好被褥，并采用左侧睡姿，这可减轻子宫的右旋程度，缓解韧带和系膜的紧张状态，并能保证血液供给胎宝宝充足的氧含量。

10 准妈妈开车要当心

不要开新车，因为新车中含有一些没有挥发尽的皮革和化学溶剂气味。应禁止在车内吸烟，这不利于胎儿的生长和发育。

避免走交通拥堵、颠簸剧烈的路段，保证孕妇和胎儿的生命安全，颠簸剧烈易诱发流产和早产。

避免开快车，因为车速过快时孕妇精神高度紧张，不利于胎儿健康发育，而且车速过快还容易发生交通事故或在避车、让车时紧急刹车，致使孕妇腹部发生撞击，引起流产、早产等。

上下车注意安全，小心车门挤压或撞击腹部，尤其在开后备箱时，应站在侧边或用手按住使后备箱轻轻抬起，避免其猛然抬起撞击腹部。

安全带的腰带避开腹部隆起部位，放在髋骨的最低位置，即两侧髋骨的突起部分和耻骨的结合处。最好是绑住大腿。不能让腰带横勒在隆起的肚子上。

肩带要避开隆起的肚子，从头侧部通过双乳之间到达侧腹部。不能让肩带横勒过肚子，要小心带子偏头的一端可能摩擦颈部。

开车时要调节座椅位置，让腹部和方向盘间有一定间隙。

调节座椅的倾斜度，使安全带始终贴在身体上。

好孕金点子

孕妇自己开车出行不会对胎儿造成太大影响，但如果每天开车超过8小时，会增加早产的风险。

11 准妈妈出游安全准备要做足

准妈妈在旅行时，最好不要参加行程紧凑的旅行团，不要使身体过度疲劳，保证充分的休息。此外，在出发前必须查明旅游地区的天气、交通、医疗与社会安全等状况，要根据具体情况或准妈妈的身体状况，随时改变行程。

旅行途中要有人全程陪同。准妈妈不宜独自出游，也不要与陌生人出游。

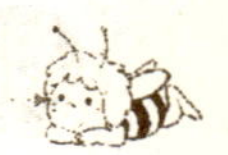

最好有亲朋好友在身边陪伴，这样不但会使旅程较为愉快，而且当你觉得累或不舒服的时候，也有人可以照顾你。

运动量不要太大或太刺激。运动量太大会使准妈妈体力损耗过多，易导致流产、早产或破水。准妈妈不宜参与太刺激或危险性高的活动，如云霄飞车、海盗船、自由落体、高空弹跳、冲浪、滑水等。

准妈妈出行的衣食住行。

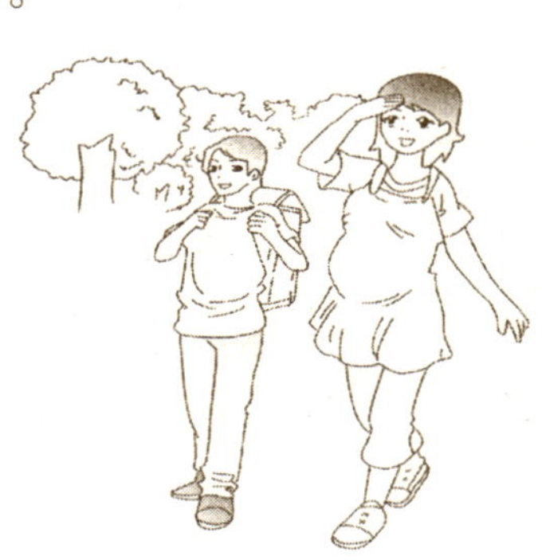

◉衣：准妈妈出游的衣着应以穿脱方便的保暖衣物为主，如帽子、外套、围巾等，以预防感冒。若旅游地区天气比较热，帽子、防晒油、润肤乳液则不可少。必要时可佩戴托腹带，以减轻不适。

◉食：准妈妈要避免吃生冷、不干净或吃不惯的食物，以免造成消化不良、腹泻等不适。奶类、海鲜等食物易变质，若不能确定是否新鲜，应不食为宜。多吃水果和蔬菜，以防脱水与便秘。多喝开水、矿泉水或果汁。

◉住：准妈妈要避免前往交通不便的地区，也不要去蚊蝇多、卫生差的地区，更不要去传染病流行的地区。

◉行：准妈妈坐车、搭飞机时要系好安全带。先了解洗手间在哪里，因为容易尿频的准妈妈不宜憋尿。不要搭坐摩托车或快艇，游玩时不要损耗太多体力，要量力而为。

12 孕早期忌照X线

X线属于电磁波的一种，由于其波长短、能量高，若不在严格控制下使用将会对人体产生损伤。特别是准妈妈腹内的胎宝宝对放射线高度敏感，即使是明显低于正常人可以耐受的放射剂量，也会造成准妈妈和胎宝宝的损害，所以孕初期应避免进行放射检查。如果一定需要X线检查，可以参考以下时间：

卵细胞从受精到着床需要大约 1 周的时间，此期间如果接受过量 X 线照射，可能对受精卵有损害。

孕早期是胚胎器官形成的时期，若在怀孕的第 6 周接受 X 线辐射，胎宝宝的致畸率会增高。因此，如果必须做 X 线检查，应在月经后 10 天之内进行，因为排卵多在月经后 14 天左右。

月经后超过 14 天，则有怀孕的可能，应避免 X 光检查，如确实需要，可考虑延至怀孕 28 周之后。不过也有医生认为，婴儿出生前接触 X 线会增加患白血病的机会。因此，不到万不得已，孕期不要接受 X 光检查。如果在孕早期不知道怀孕的情况下接触了 X 线，也不必过于惊慌，可以去产科门诊进行咨询，以决定是否继续妊娠。

13 准妈妈宜远离噪音与震动

噪音是致畸的诱发因子。在当今的社会，由于科技的进步带来工业和交通事业的迅速发展，噪音污染由此也就变得广泛和严重了。通过对动物的实验已证实了噪音会影响受精卵发育，造成畸形。

孕妇在怀孕初期可出现恶心、呕吐等反应，有些人反应特别剧烈，以至于影响进食，有的甚至需要输液治疗。有的孕妇在妊娠后期还会得一种叫做“妊娠高血压综合征”的病，主要表现是血压高、水肿和蛋白尿。在接触强烈噪音的女性中，妊娠剧吐的发生率和妊娠高血压综合征的发生率都比其他女性高。

好孕金点子

国外的一些研究表明，孕妇在怀孕期间接触强烈噪音（100 分贝以上），婴儿听力下降的可能性增大。这可能是由于噪音对胎儿正在发育的听觉系统有直接的抑制作用。

接触强烈噪音不仅会对孕妇的健康产生危害，而且也会对胎儿产生许多不良的影响。

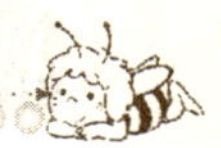

14 怎样应对早孕反应

怀孕初期，大部分孕妇都会有明显的早孕反应，时间长短随着个人体质而不同。即使是同一孕妇，也会因为不同的怀孕次数而表现出不同的症状。孕妇不宜擅自利用药物抑制呕吐。产生早孕反应的时候，就是最易形成流产的时刻，也是胎儿器官形成的重要时期，在此期间的胎儿若是受到X光的照射、某种药物的刺激，或是受到病原体的感染，都会产生畸形。抑制早孕反应的镇吐剂中，尤以抗组胺类药最具药效，因此经常用来治疗早孕呕吐，但是服用此种药物会使胎儿畸形。

（1）了解相关的医学知识

明白孕育生命是苦乐相伴的自然过程，增加对早孕反应的耐受力。

（2）正确认识妊娠剧吐

一般的早孕反应是不会对孕妇和胎儿有影响的，但妊娠剧吐则不然。如果呕吐较严重，不能进食，就要及时就医。当尿液检查酮体为阳性时，则应住院治疗，通过静脉输液补充营养，纠正酸碱失衡和水、电解质紊乱。一般经治疗后，妊娠剧吐现象可迅速缓解，呕吐停止，尿量增加，尿酮体由阳性转为阴性。

（3）家人的体贴

早孕期间，孕妇身体和心理都有很大变化，早孕反应和情绪的不稳定会影响孕妇的正常生活，这就需要家人的帮助和理解。家人应了解什么是早孕反应，积极分担家务，使其轻松度过妊娠反应期。

（4）从心理上战胜早孕反应

要保持心情轻松愉快。自学一些保健知识，充分认识早孕反应，解除心理负担。丈夫、亲属和医务人员的关心能解除孕妇的思想顾虑，增强孕妇战胜妊娠反应的信心。另外，舒适的生活环境也可减轻早孕反应。

（5）积极转换情绪

要正确认识怀孕中出现的不适，学会调整自己的情绪。闲暇时做自己喜欢做的事情，邀朋友小聚、散步、聊天都可以。整日情绪低落是不可取的，不利于胎儿的发育。

（6）身心放松

早孕反应是生理反应，多数孕妇在一两个月后就会好转，因此要以积极的心态度过这一阶段。

（7）适量活动

不要因为恶心、呕吐就整日卧床，那样只会加重早孕反应。如果活动太少，恶心、食欲不佳、倦怠等症状就更为严重，易形成恶性循环。适当进行一些轻松的活动，如室外散步、做孕妇保健操等，都可改善心情，强健身体，减轻早孕反应。

好孕金点子

对治疗后妊娠剧吐现象无改善，特别是体温持续超过38℃，心率超过每分钟120次，或出现黄疸者，应考虑终止妊娠。

（8）选择喜欢的食物

能吃什么，就吃什么；能吃多少，就吃多少。此时胎儿还很小，不需要太多营养，平常饮食就已足够。

15 多多接触阳光，赶走“佝偻病”

佝偻病是家长们颇为熟悉的一种小儿营养缺乏性疾病，大多是因出生后喂养不当等因素导致宝宝体内缺钙造成的。而现在一些宝宝从娘胎呱呱坠地就得上了佝偻病，医学上称之为“先天性佝偻病”。这种先天性佝偻病似乎更钟情于白领女性的宝宝。

据有关机构的一份调查资料披露，先天性佝偻病患儿的母亲大多是写字楼里的白领。专家分析认为，白领女性长期生活在密闭的空调环境里，户外活动减少，且不少人上下班都打车，以致缺乏日照，这便是造成这种恶果的主要原因。

白领女性孕期要纠正不良的饮食习惯，不可偏食、挑食，食谱力求广泛，

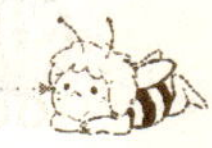

荤素搭配，切不可忽视富含维生素D的食物。

孕期要经常与阳光进行“亲密接触”，尤其是在冬季，更要多做户外活动，不要隔着玻璃晒太阳，应让皮肤直接接受阳光照射（因为紫外线不容易透过玻璃窗）。

必要时在医生指导下服用含维生素D的药物制剂，以避免缺钙儿降生。

应该保证你所在的座位有充足的光照，这可以预防准妈妈缺钙。特别是怀孕5个月以后，腹中胎宝宝进入快速生长期，从母体汲取的钙质和其他营养越来越多，如果母体的供给跟不上，准妈妈们很容易出现牙齿松动、指甲变薄变软、梦中盗汗及小腿抽筋等现象。

一般人都认为补钙只要摄入高质量的游离钙即可，殊不知维生素D及维生素E也是钙质吸收的重要条件，一旦缺乏，则摄入人体的钙质将有90%随尿排出。保证充足的光照是自身产生维生素D的重要条件。注意，这种光必须是天然的“补钙剂”——阳光。所以，万一你所在的办公室处于背阴面，最好要求调换到向阳面的办公室里去，若不行，则要注意每天午休时走到阳台或广场上去，进行不少于1小时的“日光浴”。

好孕金点子

准妈妈在孕期不经常晒太阳，不仅会影响宝宝骨骼发育，还会对其大脑产生不利影响。研究发现，欧洲和北美洲在春天里出生的人，由于准妈妈在孕期经常晒不到太阳，他们在成年后受到较大惊吓时患精神分裂症的概率较其他地区要高。

16　准妈妈更要穿出“孕”味

孕妇装一样可以穿得很时尚，相信你捧着商家寄来的各种广告页就已经心动不已了。在选定自己满意的款式后，你需要仔细看一下衣物的材质，选择透气、舒适、轻薄的质料保准没错，例如棉、天然纤维、莱卡、棉麻混纺等。

（1）上班服的选择

上班服可选择较正式的洋装或套装，可先准备一些不可少的基本款，如容易搭配的单件上衣、衬衫，以及不可或缺的背心裙，毕竟你穿孕妇装只有短短几个月，多不是根本，能变化是上策。如果赶上宴会，只需一件较有质感的宽松长裙，再搭配一条项链或披肩，就搞定了。

（2）内衣要精挑细选

供孕妇用的内衣花样不少，尤其是具有支撑功效的内衣，可让你看到事半功倍的神奇效果。不断增大的胸围可能会让你不停地买胸罩，如果你有了预期就会减少些浪费。

最好选择宽肩带、能调整胸围大小的胸罩。以吸汗性强的棉质为好，可多备几件。哺乳文胸最好也在此时准备好。

需要长时间站立、走动的准妈妈需要购买托腹带或托腹裤，因为它们有减轻腰部负担及缓解耻骨受压的作用，让你顿时轻松不少，自然会神清气爽。

> **好孕金点子**
>
> 如果准妈妈需要长时间行走，那么最好不要穿拖鞋。由于准妈妈本身就容易重心不稳，拖鞋没有包覆脚部，行走时，脚掌需要花更多的力量来抓住拖鞋，因此容易让准妈妈行走时分心，增加跌倒的可能性。

（3）鞋子以舒适为主

怀孕 3 个月后，应穿宽松、轻便、透气性好的鞋，注意鞋底要具有防滑功能。后跟高度最好在 2 厘米左右。鞋跟过高会增加腰和脚的负担，加剧腰痛。

双脚水肿比较严重或怀孕 6 个月以上的准妈妈，要选择比自己的脚稍大一点的鞋，但也不要大得随时要掉下来。

17 孕期洗澡有宜忌

怀孕之后，汗和分泌物增多，易于疲劳。若要缓解疲劳，应当坚持每天

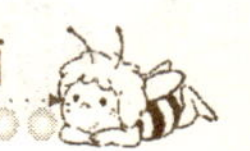

洗澡。不过，准妈妈宜洗温水浴，正确方法为采用35～38℃的水温，每次时间15分钟，方式以淋浴为佳。这是因为桑拿浴或盆浴水温过热，有可能影响胎儿的神经系统。

值得注意的是，妊娠初期准妈妈的免疫力降低，感染疾病的危险性较高，应尽量避免到大众浴池洗澡。如果迫不得已，则应当尽量选择水质干净、客流量少的早晨时间。而且洗澡以淋浴为佳，不宜进入浴池中。

好孕金点子

孕妇汗腺分泌旺盛，出汗多，保持清洁卫生尤为重要。应经常用温水擦洗或淋浴，不仅能去除身上的汗液和污垢，保持皮肤清洁，而且还是散热防暑的好方法。

尤其需要注意的是，孕妇绝对不能进入桑拿房、蒸汽房等高温区域。妊娠初期的高温会对胎儿的生长产生不利的影响，甚至会导致胎儿畸形。

最好从确定怀孕的那一刻开始，尽可能在家里进行简单的洗浴，切不可泡温水澡和洗桑拿浴。

18　准妈妈孕期可以适当做家务

孕期做家务，也是健身的一种方法。适当的体力劳动能使人气血通畅、经络疏通、精神愉悦，所以在不疲劳的情况下可以擦桌子、洗菜、洗碗、买菜、手洗衣服、扫地等，也可以做饭，但因油烟对胎儿有害，所以不要炒菜。

冬春季节洗衣服、洗碗等不要用冷水，避免感冒着凉。

孕妇做饭注意保护腹部，腹部不要离热源太近。孕早期要避免油烟气味加重早孕反应。

洗衣、扫地时不要过度弯腰，避免腹部受压。

擦洗家具或晾衣服时，不要过度伸腰。

不要登高和弯腰取物，不要搬抬重东西。一般情况下，孕妇不要搬运超过25千克的重物。

做家务要以缓慢、舒适、不累为原则，避免长时间站立。

尽量使用洗衣机洗衣服，减少体力的消耗，也免得弯腰搓洗。晾衣服时，要先降低晾衣架高度或在脚下踩一个低点稳固的小板凳，尽量避免做向上伸腰挺腹部的动作。虽然不能说用那么点力就会引起流产、早产，还是小心为妙。

> **好孕金点子**
>
> 一次洗的衣服太多时，不要一件接着一件去晾，长时间站着会造成下半身水肿，所以应该晾一会儿休息一会儿。

在折叠衣物时，孕妇也要谨记“能坐就不站”的原则。

19 准妈妈睡眠姿势有讲究

对于一般人来说，仰卧和侧卧都是可取的睡眠姿势，而俯卧会影响循环和呼吸等功能，对健康不利。对于准妈妈来说，睡眠姿势又有着自身的特殊性。

一些准妈妈，尤其是双胎妊娠或羊水过多的准妈妈在妊娠末期不宜仰卧，因为仰卧会使她们头晕、恶心、出冷汗、眼前发黑，严重时还会引起蜕膜小动脉破裂出血，导致胎盘早期剥离。而侧卧时就没有这些现象。医学上称准妈妈的这种病症为仰卧位低血压综合征。

妊娠早期可取仰卧姿势，膝盖下垫个枕头。到妊娠16周后，取侧卧，不宜长时间仰卧或右侧卧，最好采用左侧卧位。白天休息时也尽量采取这个姿势。侧卧位时，可向左或向右，腹部要用棉被支撑住，下侧手可放在背后，上侧手稍弯曲，两腿也稍弯曲，上面的腿伸向前方。分娩阵痛发作时，采取这

> **好孕金点子**
>
> 准妈妈上下楼梯时不要猫着腰或过于挺胸腆肚，只要伸着脊背就行。要看清楼梯，踩实，一步一步地慢慢上下。如夜间灯光暗淡，绝不能一个人单独上下楼梯。

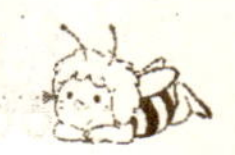

个姿势可感觉舒服些。

起床时，原来是仰卧的要避免直接起床，以免腹部受到挤压。应先将身体从其他卧姿转为侧卧位，然后以双肘撑床，从侧面慢慢起身；或先取侧卧位，再半坐位，然后起来，禁止使用腹肌直接起身。下床时先用双手撑在床上，双腿滑下床来，坐在床沿上，稍坐片刻后再慢慢起身，千万不要猛地跳下床来。

20 准妈妈如何度过酷暑

（1）不宜卫生不节

盛夏季节天气炎热，人们都喜欢去游泳，由于江河或游泳池都是公共活动场所，很容易传播各种疾病，尤其是某些疾病易通过孕妇阴道传播，影响孕妇和胎儿的健康。

因此，准妈妈在夏季要注意卫生，尤其不要在公共游泳池游泳。

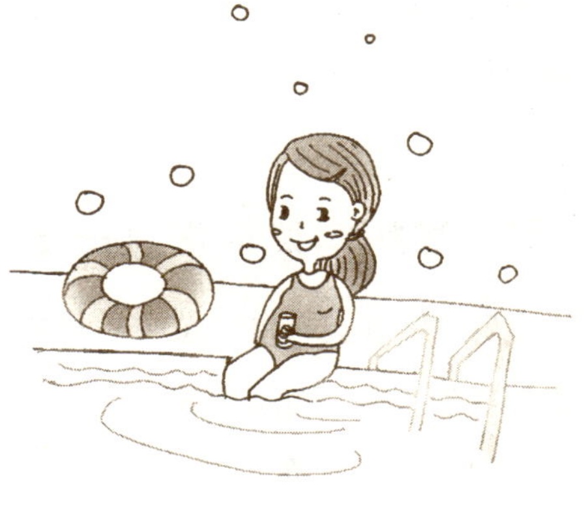

（2）不宜暴晒中暑

夏季天气炎热，准妈妈要注意避免中暑，避免因暑毒攻胎，引起胎儿的不良反应。

准妈妈在外出时，要戴上草帽或打晴雨伞，尽量避免长时间处在烈日直射之下。平时经常饮用防暑茶、绿豆汤等清暑解热之品。

（3）不宜起居无常

夏季酷暑炎热，作息没有规律，这对孕妇和胎儿都是不利的。孕妇在这一时期应该做到“夜卧早起，无厌于日”。中午要有适当的休息时间，用于消除疲劳，弥补晚上的睡眠不足，但也不宜嗜睡过长，以免神思昏昏，久卧伤气，也对母子不利。为了适应夏季的气候，孕妇还应适当参加一些体育锻炼，增强体质，以顺应季节的变化，保证胎儿的健康成长。

（4）不宜夜间贪凉

夏季天气炎热，人们在夜间往往迎风而卧，或电扇彻夜不停。中医学认为，怀孕后，多气血虚弱，易受风邪侵袭，疾患遂生，故夏夜乘凉，应注意“夏不宜过凉”、“眠不动扇”、“不可坐卧星下”、“盛夏夜卧，亦必着单”，等等。

（5）不宜饮食无节

盛夏时节，人们普遍胃口欠佳，但处在孕期的准妈妈对饮食和营养切不可马虎，既不可以过食生冷，也不能饮食过于简单，随便对付，避免引起腹中胎儿营养不良。

（6）不宜烦躁易怒

炎夏酷暑，加上怀孕后的一些生理变化，使一些孕妇变得烦躁不安，这样也会影响到腹中胎儿，对母子健康是不利的。中医学历来十分重视情志对疾病和健康的影响。

21 准妈妈如何度过严冬

严寒的冬天空气干燥，容易感冒，孕妇应特别注意预防感冒，不要去人多拥挤的地方，特别是有感冒流行的区域，以免被感染。

（1）保证营养

冬季绿叶蔬菜比较少，准妈妈容易缺乏维生素C，应因地制宜，有计划地多吃些水果和蔬菜。由于冬季人体散热较多，准妈妈应多吃些鱼、瘦肉、家禽、蛋类、乳类及豆制品等营养丰富、热能高的食品，还可以吃一些红枣、板栗、核桃等干果，以满足母子的生理需要。

（2）保持室内空气流通

冬季门窗紧闭，空气不流通，而且取暖及生活用燃料产生的废气更加重室内空气的污染，因此，应每天定时打开窗户或安装排气扇，使空气得以流

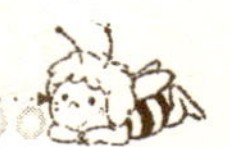

通，从而使准妈妈和胎宝宝免受空气污染。

（3）**经常晒太阳**

太阳光里的红外线能给人以热能，使人体血管扩张，新陈代谢加速，抵抗力增强；阳光中的紫外线能帮助人体内钙质的吸收。准妈妈担负孕育胎宝宝的重任，比一般人需要更多的钙质，以保障胎宝宝的骨骼发育。冬季天气寒冷，紫外线强度相对减少，加之人们室外活动少，容易缺钙。因此，准妈妈在冬季天气好的时候应多晒晒太阳，被褥等日用品要常晒，以利母子健康。

（4）**注意安全**

数九寒天，地冻路滑，加之准妈妈身体笨重，重心不稳，容易摔跌，所以准妈妈宜穿平底、大跟、防滑的棉鞋，走路要慢，迈步要小。尤其是下雪天外出，更应格外当心。上下班乘公共汽车时要握紧把手，并与周围保持一定距离，以防刹车时身体前扑，殃及胎宝宝。

22 准妈妈如何避免家电的电磁辐射

对于一般性家电，只要保持50厘米以上距离，电磁辐射量多在10×10^{-4}毫特斯拉以下，如看电视时保持此距离，大约也只有2×10^{-4}毫特斯拉。那么，到底有哪些家电的电磁辐射比较强？

只要有转动的马达，电磁辐射就比较强，包括冰箱、空调、洗衣机、果汁机、吸尘器和电风扇等，要避免电磁辐射，应以保持50厘米距离为安全原则，这样都能控制在10×10^{-4}毫特斯拉以下。

（1）**电磁炉**

最需要注意的是电磁炉，电磁炉工作时其中心所测的电磁辐射量可超过4000×10^{-4}毫特斯拉，是安全标准的5倍，因此使用时切记勿让炉面空着，并要保持50厘米以上的距离。只要锅子或茶壶离开炉面，就一定要关掉开关。如果在外面的自助火锅店用餐，最好坐得离电磁炉远些，手伸长些比较保险。

好孕金点子

在妊娠早期要尽量少看电影、电视、以防引发流产或早产，导致胎儿畸形。到了妊娠中、晚期看电视也应有所节制，且时间不宜过长，内容要有所选择，以风光片、娱乐片、言情片、喜剧片为好。

（2）**微波炉**

准妈妈在使用微波炉时，应避免腹部靠近微波炉，因为微波炉遇到水才会使温度上升，所以准妈妈腹中的羊水很容易因接触微波炉而使温度升高，从而影响胎儿健康。此外，使用微波炉时若发现开门后微波炉的门往下倾斜，则代表关闭时不够紧密，可能有故障，必须立刻送修，以免电磁波外泄。

（3）**手机**

使用手机是否也会受到电磁辐射呢？其实，只要掌握每次通话不超过 30 分钟，每天总共不超过 2 小时的通话原则，就无大碍。

23 孕期乳房保护有方案

要想让你的乳房在产后甚至在哺乳后仍保持漂亮的外形，在孕期就要注意保护了，主要细节包括以下几点。

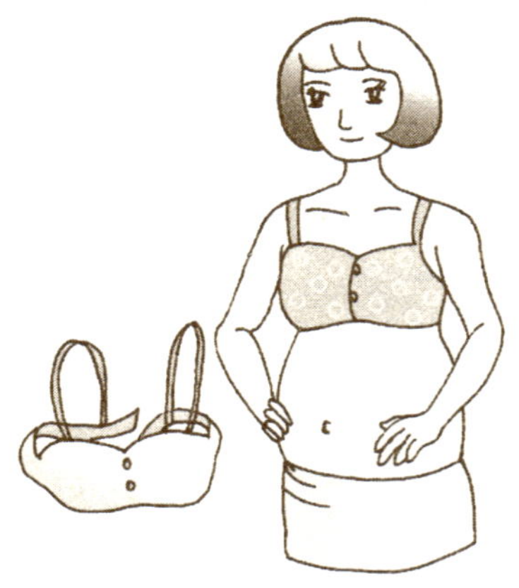

（1）**坚持戴胸罩**

不能因为为了让日益增大的乳房更舒服就不戴胸罩了，要记得胸罩的主要作用是维持正常而又美观的乳房外形。因为乳房离开了胸罩的支撑很容易受地球引力的影响而往下垂。

随着孕周的增加，应购买合适的胸罩并坚持每天穿戴，即使在哺乳期也要坚持。当然，晚上睡觉时还是摘下来好。

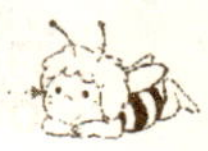

（2）坚持清洁

从孕5个月起就要开始清洗乳头了，在洗澡时别忘了擦洗乳头，注意不可抠乳头上面的结痂。正确的方法是在乳头上涂些植物油，等上面的痂皮或积垢软化之后再用温水冲干净。清洁乳房不仅可以保持乳腺管的通畅，还有助于增加乳头的韧性、减少哺乳期乳头皲裂等并发症的发生。

（3）按摩好处多

每天轻柔地按摩乳房，有促进乳腺发育的效果。对促进产后泌乳和保持乳房坚挺、富有弹性都有帮助。按摩可以在洗澡时进行，也可以在晚上睡觉前进行，方法是仰卧在床上，双手由乳房周围向乳头旋转按摩，先按顺时针方向，后按逆时针方向，到乳房皮肤微微发热为止，最后轻轻提拉乳头几次。

（4）纠正乳头内陷

正常的乳头是突出的，如果乳头扁平或呈内陷状，宝宝出生后吃奶时含不住，也就吸不出乳汁，母乳喂养不易成功。所以，如果你的乳头扁平或内陷，就需要从孕期开始纠正了。

方法是一只手的两个手指压紧乳晕两侧，另一只手将乳头轻轻向外提，也可以在乳头两侧和上下轻轻推动，将乳头挤出，并轻轻揉捏1～2分钟。每日坚持在清晨或入睡前做4～5次。当然，一定要在孕晚期开始时做，以免诱发宫缩引起早产。

需要注意的是，坚持才有效，只有你每天坚持做几分钟，才能有效改善乳头内陷的状况。

24 孕期切莫久用电扇和空调

孕妇的新陈代谢十分旺盛，皮肤散发的热量也有所增加，在夏季出汗很多，因此常借助电风扇或空调纳凉，这是必要的。但如果孕妇用电风扇久吹不停，或空调温度设定过低，时间过长，就会出现头晕头痛、疲乏无力、饮食下降等不适反应。

因为电扇空调的风吹到皮肤上时，汗液蒸发会使皮肤温度骤然下降，导致表皮毛细血管收缩，血管的外周阻力增加，而使血压升高，表皮血管呈舒张状态，血流量增多，尤其是头部因皮肤血管丰富，充血明显，对冷的刺激敏感，所以易引起头晕、头痛症状。为了调节全身体温，达到均衡状态，全身的神经系统和各器官组织必须加紧工作，因此，吹风时间长，人并不感到轻松，反而容易疲劳。

孕妇出汗多时，不要马上吹电风扇或直吹空调，因为这时全身皮肤毛孔疏松，汗腺大开，邪风极易乘虚而入，轻者伤风感冒，重者高烧不退，给母子健康造成危害。

因此，孕妇应注意避免突然或长时间吹电风扇和空调。

25 孕期最易忽视的健康营养素

（1）水

除了必要的食物营养之外，水也是准妈妈必需的营养物质。但是，水却经常被人们所忽视。

众所周知，水占人体体重的60%，是人体体液的主要成分，饮水不足不仅仅会引起干渴，同时还会影响到体液的电解质平衡和养分的运送。调节体内各组织的功能，维持正常的物质代谢都离不开水。所以，怀孕期间准妈妈要养成多喝水的习惯。

（2）清新的空气

清新的空气对生活在城市的人们来说确实是一种奢侈品。随着近年来机动车辆的增多，空气污染已经成为一种社会公害。但是，有些孕妇因为怕感冒，不经常开窗，从而影响空气的流通，长此以往，会影响孕妇的健康。因此，一定要注意室内空气的清新。

（3）阳光

阳光中的紫外线具有杀菌消毒的作用，更重要的是通过阳光对人体皮肤

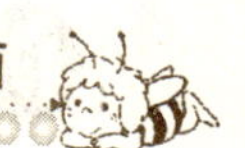

的照射，能够促进人体合成维生素 D，进而促进钙质的吸收和防止胎儿患上先天性佝偻病。

26 孕期切莫忽视午休

准妈妈在春、秋、冬季，也要在午饭后稍睡一会儿。准妈妈躺下舒舒服服睡个午觉，可以减轻上午的疲劳，对下午的劳动、活动也有利。睡午觉可以使准妈妈精神放松，消除疲劳，恢复活力。

午睡的长短因人而异，因时而异，一般半小时到 1 小时为宜，甚至再长一点也可以。总之以休息好为主。如果中午无条件午睡的，则可以躺下稍加休息，在晚上早一点睡觉。

准妈妈午睡时，要脱下鞋子，把双脚架在坐垫上，抬高双腿，然后全身放松，这样休息效果更佳。特别是准妈妈感到消化不良或血液循环不好时，更要注意午睡，选择适宜自己的睡姿，有利于血液循环和减轻疲劳。

27 角膜水肿正常吗

正常人角膜含有 70% 的水分，但准妈妈因黄体酮分泌量增加以及体内电解质不平衡，容易导致角膜及水晶体内水分增加，形成角膜轻度水肿，其角膜的厚度平均可增加 3% 左右，而且会随着妊娠月份的增加而越发明显。由于角膜水肿会引起敏感度降低，常影响角膜反射及其保护眼球的功能。不过这种现象一般在产后 6 ~ 8 周即可恢复正常。因此，准妈妈不必过于担心。

28 孕期勤洗头发好处多

孕妇在孕期的代谢加强，体内汗腺和皮脂腺分泌也非常旺盛，经常出汗，促使头部的油脂增多，若长期不洗头，就会因头皮增多、发痒影响孕妇的情绪，这对孕妇和胎儿十分不利，所以孕妇在孕期要经常洗头，及时清除头部的油脂，保持头部清洁卫生和心情舒畅。而且在洗头时按摩头皮还会促进头部血液循环减少头皮水肿的发生。

这个时候选择洗发水的关键是要适合自己发质并比较温和的洗发水。如果你的发质没有因为体内激素的改变发生太大的变化，那么你怀孕前用什么牌子的洗发水，最好继续用，因为突然更换其他品牌的洗发水，头皮可能会不适应而发生过敏。如果你的头发因怀孕变得又干又脆，还可以用一些补充蛋白质的洗发水和护发素，可以使这种情况得到改善。

29 如何预防妊娠纹

怀孕时皮肤组织突然被过分撑开，使皮肤的胶原蛋白弹性纤维断裂，因而导致妊娠纹。妊娠纹常出现在乳房下缘、腹部、大腿等处，产后妊娠纹的皮肤纹路颜色多半会变淡，但却不会完全消失。

保养重点：在怀孕初期妊娠纹未出现前，每天至少按摩1次。

按摩方法：用妊娠霜、身体乳液、婴儿油、甘油或绵羊油等，按摩妊娠纹容易出现的部位。按摩前先摩擦双手生热，再进行按摩，效果会更好，感觉会更舒服；如果用冰冷的手按摩腹部，就可能导致子宫收缩。轻微按摩即可，腹部按摩以肚脐为中心划圈，胸部则由内往外方式按摩乳房下缘，大腿则由下往上按摩。不需要按摩到乳液被皮肤完全吸收，可留些油脂在身上（尤其是腹部，以免过度刺激子宫）。

饮食建议：少吃高热量的食物，控制体重。体重增加得越快，就越容易产生妊娠纹。

好孕金点子

妊娠斑比妊娠纹更不讨人喜欢。为了抵御其生成，可以适当补充维生素C，多吃新鲜水果和蔬菜，每天认真洁面，给脸部做按摩也有一定抗斑效果。

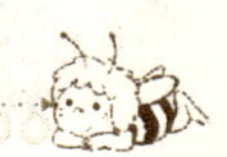

30 准妈妈孕期护肤按摩操

怀孕后，由于内分泌发生变化，准妈妈的面部会出现各种皮肤问题，如粗糙、松弛、黑斑和皱纹等。下面的面部按摩可以大大减少准妈妈的面部皮肤问题：

（1）额部按摩

将两手的中指及无名指放在额头上，分别自额心向左右两边做小圆按摩。连续按摩6圈后，在左右两边太阳穴上轻轻压一下。

（2）眼角按摩

用两手的无名指自两边眼角沿着下眼眶按摩6小圈，然后绕过眼眶，回到眼角处轻轻按一下。

（3）眼周围按摩

用两手无名指沿眼周围做绕圈按摩，按摩6圈后在太阳穴上轻轻压一下。

（4）鼻部按摩

用手指自太阳穴沿额头鼻梁滑下，在鼻头两侧做自上而下的小圈按摩，共按摩8小圈。

（5）唇上按摩

双手手指放在唇上做8小圈按摩。

（6）嘴角按摩

用两手中指及无名指在嘴角做8小圈按摩。

（7）下巴按摩

在下巴做8小圈按摩。

（8）嘴唇周围按摩

用双手的两无名指自下巴沿着嘴角向上按摩至唇上，再从唇上按摩至下巴。

（9）脸颊部按摩

用双手的中指和无名指分别沿脸颊四周做大圈按摩，共按摩8圈，然后至太阳穴处轻轻压一下。

（10）**拍脸按摩**

将四指并拢，左右交替在脸上轻轻拍击，每侧拍击60个来回，共做3次。

好孕金点子

上述方法可以每晚睡前用清洁霜做3~5分钟，然后用热毛巾敷一下就可以了。

颈部按摩将双手的4个指头放在颈部由上向外按摩，自颈部逐步按摩至耳后，一共按摩6圈。

第二节　妊娠运动套餐DIY

1　运动伴你轻松过孕期

通俗地说，如果你想顺产、你想迅速在产后就恢复好身材、你想自己和宝宝都健康，在孕期也别忘了运动吧。

（1）**运动让身心愉悦**

在怀孕期间，由于体内激素发生变化，并为分娩做准备，准妈妈的关节通常都会有不同程度的松弛，因此关节容易感到疲劳和发紧。适度的孕期运动可以促进滑液进入关节，使你感到四肢伸展自如。

运动还可以促使大脑分泌更多的内啡肽，从而使人时刻感到快乐。通过运动，皮肤内的血液流量会增加，从而使准妈妈看上去面色红润、精神焕发。如果准妈妈在妊娠期间睡眠出现了问题，运动也是一个调节的好办法，因为它有助于消除紧张和不安的情绪。

（2）**缓解多种不适**

准妈妈内分泌的变化较大，体内的合成代谢与分解代谢显著增加，代谢产生的废物特别需要及时地经血液循环排出。如果缺乏运动，肌肉组织中堆积的代谢产物乳酸就来不及运走，加上子宫随着胎宝宝的生长发育而逐渐增

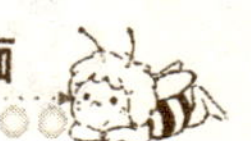

大，挤压周围的脏器，压迫腰部及下肢血管和神经，会产生肌肉酸痛、疲惫无力、下肢水肿。

孕期运动还会让你整个孕期都感到精力充沛，可以帮助你减轻背疼，并通过强化背部、臀部和大腿的肌肉来改善你的姿态。锻炼还可以加强肠蠕动，从而减少便秘的发生。

（3）有利于顺利分娩

运动可以增强准妈妈的肌肉弹性，改善心脏的承受能力，这样才能在分娩时有足够的能力控制自己的呼吸，缩短产程，减轻分娩疼痛。

（4）有助于产后恢复

一般来讲，在妊娠期间坚持运动能够使准妈妈减少脂肪的积累，从而有利于产后体形比较快地恢复到原来的状态。但是准妈妈切记不要试图通过妊娠期间的运动达到减肥的目的。对于准妈妈来讲，妊娠期间的运动主要是为了让自己能够健康安全度过妊娠期和保持最后分娩所需要的体力和精神状态。

好孕金点子

开始训练时运动量要小，逐渐增加到自己最适合的量。在运动中，要密切注意自己的感觉，相应调节运动强度。如果开始感觉疲劳，就要停止运动。

2　准妈妈运动应与时俱进

虽然准妈妈可从事温和运动，但是不同的怀孕阶段可从事的运动还是稍微有些差异。针对不同时期的状况，建议准妈妈采取以下不同的运动类型：

（1）12 周以前

12 周以前属于怀孕的危险期，在没有出血的前提下，准妈妈从事的运动类型必须是最温和的，最保守的运动就是散步。准妈妈可就自己的体能状况与主治医生讨论，不必整日卧床。

曾经有一名舞蹈老师进行产检，遵照了医生的建议之后，这位老师在怀孕期间仍旧照常教人跳舞，直至顺利生下宝宝，所教的舞蹈种类众多，有传统民俗舞蹈，也有外国舞蹈，如佛朗明哥舞。这位孕妇在孕期间没有任何不适，所以，平时从事运动相关行业的准妈妈不必太担心。

（2）**第 12～28 周**

满 12 周之后，就进入了怀孕的稳定期，可视个人体能与原有的运动习惯进行强度稍高的运动，但仍应从事温和、低冲击性的运动，或无重力运动，如游泳、骑固定式脚踏车、快走、爬较低缓的山、有氧舞蹈、水中有氧运动、轻度瑜伽等。若仍然担心胎儿安全，则可从 20 周再开始进行这些运动。准妈妈 4 个月后，尽量不要做背部仰卧运动，这样会压迫背部血管，影响传送给胎儿的血液流量。

（3）**第 28～36 周**

准妈妈再过几个月就要临盆，为了安全起见，可以适当降低原有的运动量。尽管目前的研究文献指出，在没有不舒服的情形下，准妈妈仍可游泳至生产为止，但为求安全起见，建议 36 周后停止游泳。原因在于 36 周后随时可能临盆，也容易发生子宫收缩现象，另外，若在游泳时落红或破水，则可能引起感染。

（4）**第 36 周至分娩**

自 36 周以后，准妈妈可以开始爬楼梯，并且进行一些有助顺产的功能性运动，例如训练大腿与骨盆腔的肌肉。爬楼梯能利用地心引力让宝宝的头部向下，让胎头较容易下降，并且帮助子宫颈张开，也让大腿两侧的肌肉较有力量。

不过准妈妈尽量不要在 36 周之前勤爬楼梯，因为可能会导致早产。

3 散步，孕期最好的运动

散步可以助消化，保持孕妇血气畅通，能帮助孕妇呼吸新鲜空气，调节心情，更重要的是能够提高神经系统功能及睡眠质量，促进新陈代谢。此时

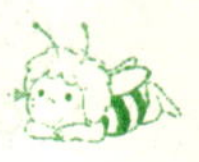

如果没有禁忌，孕妇每天散步应不少于30分钟。

（1）散步地点

要选择绿色植物多，灰尘、汽车尾气和噪音低的地点，这些地点空气清新，氧含量高，是散步的最佳场所，但过敏体质的孕妇要避开丁香、蒿草等有芳香气味植物多的地方。还可以选择有喷泉或人工瀑布的地方，因为这些地方空气中负离子较多，可缓解不良情绪。

（2）散步时间

散步的时间应选择在早餐或晚餐后较好，早晨散步应选在日出后，因为日出前，空气中有害物质较多；晚上散步，应选在20时左右，因为此时车辆较少，过路安全，噪音小，但要有人陪伴，不要去太偏僻的地方。

好孕金点子

准妈妈散步时，穿着一定要宽松，鞋子一定要舒适，并注意气温变化，做好保暖工作。准妈妈散步要适可而止，只要感觉累就应停下来休息一下。

（3）准爸爸陪同

准妈妈散步时最好有丈夫陪同，这样可以增进夫妻间的情感交流，培养丈夫对胎宝宝的感情，也可保证准妈妈的安全。

4　孕期散步有要领

散步之前，应该使全身放松，适当地活动肢体，调匀呼吸，然后再从容起步。全身放松是增强散步锻炼效果的重要步骤。身体拘束而紧张，筋骨则不得松弛，动作必然僵滞而不协调，肌肉关节也不会得到轻松的运动，当然也就达不到锻炼的目的。

散步时宜从容和缓，不宜匆忙，更不宜使琐事充满头脑。“须得一种闲暇自如之态”，百事不思。这样可以使大脑解除疲劳，益智养神。悠闲的情绪，愉快的心情，不仅可以提高散步的兴致，也是散步运动的一个重要前提条件。

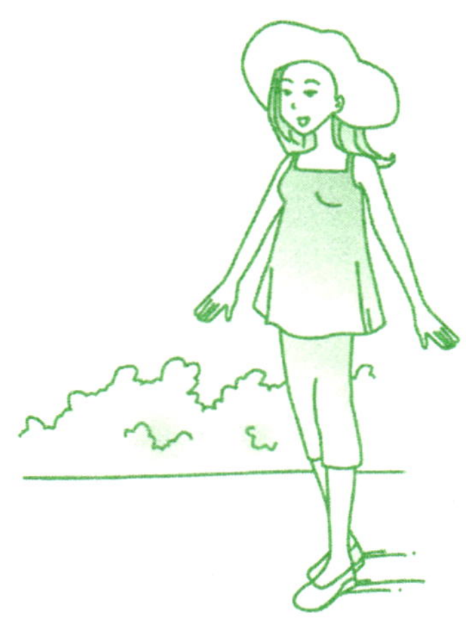

(1) **缓步**

缓步指步履缓慢，行走稳健，每分钟行60~70步。可使人稳定情绪，解除疲劳，也有健脾胃、助消化的作用。

(2) **快步**

快步指步履速度稍快的行走，每分钟行120步左右。由于这种散步比较轻快，久而久之，可振奋精神、兴奋大脑，使下肢矫健有力。但是快步不等于急行，只是比缓步稍稍轻快而已，速度太快也不相宜。

(3) **逍遥步**

逍摇步指散步时且走且停，且快且慢。行走一段距离后，停下来稍事休息，继而再走；或快步走一段，再缓步行一程。这种走走停停、快慢相间的散步，适用于病后复原或体弱之人。根据自己的体力情况，量力而行。因其自由随便，故称之为逍遥步。

5 认识孕期的凯格尔运动

凯格尔运动主要是练习阴道骨盆收缩，一方面为分娩做准备，一方面也有助产后的复原。具体做法如下：①平躺下来，头垫枕头，双膝弯曲，打开与肩同宽，脚底平贴地面，两手平放在两侧；②紧绷阴道和肛门肌肉8~10秒，慢慢放松；③怀孕4个月后，不适合平躺，改为站立或坐下排尿时做，一天至少25次。

6 孕期可以爬山吗

爬山类似走路，但是因为山有坡度，准妈妈应选择坡度较平缓的山来爬。爬山的时候，每15~20分钟休息一下，不要一口气连续爬一两小时。如果爬

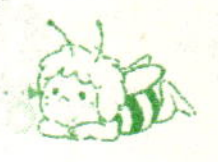

陡度较高的山，不仅膝盖的负荷大，而且身体也可能吃不消。在爬山之前，应先了解山的陡度，以及中途是否有可以休息的地方。

假使要爬的山坡较陡，则可以准备一支拐杖，以便减轻膝盖的负荷。另外，不要进入太偏远的深山，以免发生状况时延误就医时间。

7　准妈妈参加游泳有助于顺产

游泳是一项全身运动，它能促进血液循环，使全身各器官的功能增强，提高机体的抗病能力，有利于身心健康。实践证明，孕妇游泳是一种很有益的体育运动。

首先，参加游泳活动能对孕妇的神经系统产生一定的调节作用。据国外调查，孕妇参加游泳训练会感到心情舒畅，消除因妊娠负担而带来的忧郁、烦躁情绪，从而为顺利分娩打下良好的精神和心理基础。

其次，游泳可明显减轻孕妇在妊娠期间的腰酸背痛、下肢静脉曲张、痔疮等疾病的影响。这是因为孕妇在水中借助水的浮力克服子宫逐日增大而导致的种种不适，加上水对身体的按摩作用，使孕妇产生一种轻松的感觉。

再者，游泳能为孕妇日后分娩打下良好的基础。通过适量的游泳训练，能增加腹部、腰背部及四肢肌肉的力量，增加肺活量，这样，当孕妇生产需较长时间憋气时不会感到困难，有利于顺利分娩。

但是，并非所有孕妇都能游泳，也不是整个妊娠期都可以游泳。孕妇游泳必须具备一定的条件：如水质较好的室内游泳池，室温在27~31℃，有医务人员监督，经常对孕妇进行全面体检；活动时间只能在上午10时至下午14时，每次活动1小时；游泳姿势仅限于仰泳、蛙泳、漂浮和轻打水动作等。孕妇参加

好孕金点子

有实验表明，凡参加游泳训练的女性，在分娩时都很顺利，同时分娩时间缩短一半，并且有些胎位不正常的准妈妈在训练中胎位能恢复正常，从未发生过流产或早产。

游泳的最好时期是孕后5～7个月。若孕妇有流产、早产现象，患有心脏病、肾脏病、肝病、妊娠高血压综合征等疾病或有阴道流血时，则不宜游泳。

8 孕期准妈妈妊娠体操

(1) 第一节：坐椅子

◉尽可能坐靠背椅，以减轻孕后上半身体重增加的负担。

◉两脚并拢，左脚平稳地向后挪动，轻稳地坐在椅子的中部。

◉挪动臀部，后背自然地靠在椅背上，稳稳坐定，脊背伸展放松。

(2) 第二节：脚部运动

◉活动踝骨和脚尖的关节。由于胎宝宝体重的增加，直接影响到母亲的腰部和下肢，因此，脚部运动应经常坚持进行。

◉脚心不离开地面，脚尖尽量向上翘，呼吸一次把脚放平一次，如此反复进行。

◉把腿搭起来，以上面一只脚尖和脚踝为中心点，慢慢地上下活动。

(3) 第三节：鼓胸呼吸运动

◉每天练习几次为宜，先使身体保持松弛状态，把两手放在胸前。

◉慢慢地吸气，让胸部向两侧扩展，再轻轻地把气吐出来。

(4) 第四节：从站到坐的姿势

◉准妈妈由于重心不稳，日常生活动作要从容，防止跌倒等事故发生。

◉上身垂直站立，然后一个膝盖跪地取得平衡。

◉两膝着地，脊背伸直，注意身体要垂直。

◉两膝直立的姿态放松，慢慢地变成横坐。

(5) 第五节：使乳腺发达的动作

◉坐在椅子上，将两手放在肩上，边画圈边转动，直到肩部酸痛为止。

(6) 第六节：盘腿坐运动

这项运动可以起到放松腰关节、伸展骨盆肌肉的作用，有利于分娩时胎

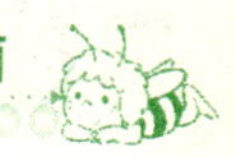

宝宝顺利通过产道。

◉盘腿坐定，把两手交叉着放在膝盖上。

◉两手轻轻向下推。

◉每呼吸 1 次，把手放松收回 1 次；早晚各做 1 次，每次 2～3 分钟；可逐渐延长至 10 分钟左右。

9 孕期爬楼梯有原则

爬楼梯虽是常见的活动，但仍需注意某些运动原则。在爬楼梯的时候，膝盖需负荷全身重量，所以要采取多次少量的方式。例如一次可爬 2～3 层楼，在一天之中可以多爬几次，一次最多不要超过 5 层楼。不少人一下子就爬 10 层楼以上，这样对膝盖反而会有不良影响。

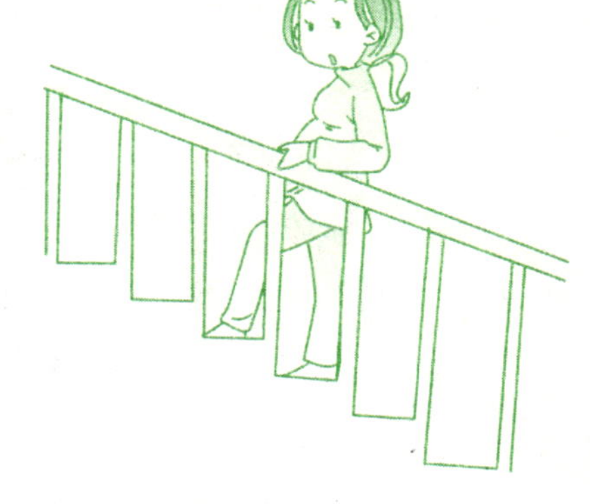

另外，下楼时膝盖的负荷量会比上楼大，建议可搭电梯下楼。如需走下楼，可扶住楼梯把手，稍微减轻身体的力量。另外，千万别穿高跟鞋爬楼梯，因为这样会使膝盖的负荷量更大，平底鞋是最好的选择。

10 孕妇瑜伽

因为孕妇瑜伽的持续火热，一提到孕期运动，很多准妈妈第一时间就想到孕期瑜伽，但孕期瑜伽什么时候开始好呢？

一般建议从怀孕第 4 个月开始好一些。因为在孕早期（前 3 个月内）阶段，胎盘的不稳定及早孕反应等原因，准妈妈做任何费力的动作常常会不能坚持而最终放弃，而有过流产史的准妈妈更不能轻举妄动，因此还是等到第 4 个月开始比较稳妥。

准妈妈练习瑜伽可以增强体力，还能增加骨盆、肌肉的张力，使身体的平衡感更强，提高整个肌肉组织的柔韧度和灵活度。瑜伽能加快血液循环，按摩身体内部器官，有益于饮食与睡眠，让准妈妈更感健康舒适，从而形成积极健康的生活态度。

(1) 侧腰式——锻炼胸部和腰部

扩张、补养胸部，增强腰部的灵活性及弹性，有助于产后恢复体形。

◉两腿并拢站立。吸气，左臂伸展向上。

◉呼气，身体向右侧下落，眼睛向上看。

特别提醒：要将注意力放在腰部，体会腰肌的伸展与挤压，身体保持在一个平面上。

(2) 月亮呼吸法——减缓焦虑

由于怀孕时激素分泌增多，准妈妈容易产生内热，且情绪易波动。此呼吸法能够调节体内热量，帮助准妈妈平稳情绪，减缓孕期焦虑。

◉盘腿坐，右手的大拇指和无名指放于鼻翼两侧。大拇指轻轻按住右鼻孔，用左鼻孔吸气。

◉无名指按住左鼻孔，用右鼻孔呼气。

特别提醒：呼与吸的时间要相等，按鼻孔时不要太用力。

(3) 婴儿式——放松身体

在做瑜伽时，只要觉得疲惫，都可以停下来休息。这个变形后的放松式能够让孕妇非常舒适地放松全身的肌肉。

◉取一块方垫。

◉两膝向两旁打开，弯曲两腿，上身放松地侧靠于垫子上。

特别提醒：不要挤压到腹部。

(4) 蹲式——增强阴道力量

这种姿势可以使腿部力量得到加强，补养子宫，同时增强阴道的力量，有助于分娩。

◉靠墙站立，两脚尖向外，两脚分开与肩同宽。两臂放于体前，十指交叉。

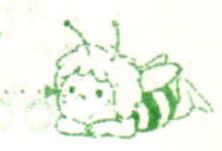

呼气，弯曲两膝下蹲。在这个姿势的基础上可以试着做“凯格尔”运动，即吸气时，收缩会阴、提肛，尽可能长时间地保持住，呼气时放松。

◉松开手，吸气，两臂向上伸展，向后靠墙。

特别提醒：整个过程后背要挺直，孕晚期可在臀部下方垫一张小凳做支撑。起身要缓慢，可以将手扶在膝盖上起来。

（5）坐角式——锻炼髋部

这种姿势可伸展腿部，促进骨盆区域的血液流通，放松并锻炼髋部，减缓分娩时的痛苦。

◉两腿向两侧伸直，打开至舒适的程度。

◉两手放于体前，吸气，伸展脊椎；呼气，两手慢慢向前移动，下落上举。停留在这个姿势上，保持7次呼吸。

◉松开双手，吸气，两臂向上伸展，再向后靠墙。

特别提醒：怀孕5个月内的准妈妈，如果身体允许，可将两臂伸直，上身贴地。

（6）猫伸展式——增强脊柱弹性

这种姿势可增强脊柱的弹性，改善血液循环，促进消化，给腹中的胎宝宝提供更多的营养，自己也补充了体力。

◉双膝跪地，两手十指张开落地，两臂垂直于地面。吸气，抬头，塌腰，伸展脊椎。

◉呼气，弓起后背，低头，下巴向内收。

特别提醒：需重复动作11次。

（7）三角侧伸展式——缓解便秘

这种姿势可增强腿部力量，促进肠胃蠕动，缓解孕期便秘。

◉两腿打开，右脚尖向外，左脚尖稍稍向内，伸直两臂与肩平。

◉呼气，弯曲右腿。

◉深吸气，呼气同时身体向右侧下落，右手贴地。两臂呈一条直线，眼睛向上看。

特别提醒：步骤3时，右手如不能贴地，可以弯曲右手臂，靠在右大腿上作支撑。孕晚期如果感觉这个动作有些吃力，可以坐在椅子上，或者停止练习。

（8）**束角式——预防静脉曲张**

这种姿势可增加下背部、腹部和骨盆区域的血液流通，防止静脉曲张，且有助于打开髋部，以利于分娩。

◉两脚心相对，两膝向旁打开。两手抓脚，深吸气，伸展脊椎。

◉呼气，上身平直地向前下落，到达自己的极限，保持7次呼吸。

特别提醒：这个姿势适合整个孕期。当你的腹部已经接触到脚时，就不要再向下挤压了。

（9）**下犬式——促进血液循环**

这是一种很好的伸展姿势，能促进全身的血液循环。

◉身体呈倒“V”形，两腿打开与肩同宽或比肩稍宽，两手之间的距离与两脚之间的距离相等。

◉吸气。呼气时，脚后跟向下接触地面，同时上身向下伸展。

特别提醒：体会身体的伸展感以及空间的扩展。怀孕8个半月以上的准妈妈不要做此姿势。

11 拉梅兹分娩助产体操

你也许听说过拉梅兹分娩法，即在1951年由法国医生拉梅兹整理推广的一种心理预防式分娩准备法。这种方法是通过对神经肌肉的控制、产前体操及呼吸技巧的学习，有效地应对分娩期的产痛，起到缩短产程顺利分娩的作用。

其实也并不是说做了这种体操在分娩时就不感到疼了，而是说这种体操的功效在于能够转移对疼痛的注意力，同时放松肌肉，促使准妈妈自信而镇定地生下宝宝。

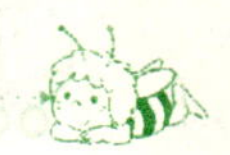

（1）准备工作

开窗换气，在客厅的地板上铺一条厚度适当的毯子或床垫。

换上舒适的孕妇运动装，不宜穿裙子练习。

选择在自己精神好的状态下开始练习，也可播放轻柔的音乐作为背景音乐。

（2）练习方法

◉腿部练习：双手扶椅背，左腿固定站好，右腿转动360°：待动作复原后，换左腿做同样练习。

练习时间：怀孕3个月开始，每天早晚各做5分钟。

◉盘腿坐式练习：平坐，两条小腿交叉，两膝分开，并尽量下压至地面。这样的练习可加强腹部肌肉的力量，增加骨盆关节韧带的弹性，预防孕晚期静脉曲张。

练习时间：怀孕3个月开始，每天由5分钟逐渐增加到30分钟。

◉会阴肌肉练习：尽量慢慢地、有控制性地收缩阴部肌肉，犹如憋尿动作，以收缩尿道和肛门周围的肌肉。默数6个数后再慢慢地松开。重复10次为一组。这个动作可以加强阴道和会阴部肌肉的伸展和收缩能力，分娩时可减少阴道损伤或避免会阴侧切。

练习时间：怀孕3个月开始，站、坐、卧或行走等任何姿势均可以练习，每天3组。

◉腰部练习：双手扶椅背，慢慢地吸气，手臂用力将身体的重量集中在椅背上，脚尖立起，抬高身体，挺直腰部，然后慢慢地呼气，放松手臂，脚站立恢复原来的样子。可以缓解分娩时的腰痛，增加阴部和腹部肌肉的弹性，有助于分娩。

好孕金点子

最好在平时多做练习直至熟练为止，这样才能在分娩时运用自如。可让丈夫充当助手，多多给自己鼓励，以便有信心坚持下去。

练习时间：怀孕6个月开始，每天10次以上。

第三节　鱼水交欢，让“性”福为好孕加油

1　怀孕了，就要抛弃“性福”吗

关于孕期的性爱一事，准妈妈的反应不尽相同，有些准妈妈会担心性爱会对胎宝宝造成危险，也不利于胎教；也有些准妈妈在怀孕期间性欲却提高，为丈夫不肯与自己有性行为而耿耿于怀（当然，准爸爸们也是怕对宝宝不好），实际上，怀孕期间是可以享受健康、快乐、安全的性爱的。

动物在这件事儿上与人不一样，它们性交的唯一目的就是繁衍下一代，一旦母的怀孕，“她”就马上停止性活动，专心养育下一代。而人类是唯一在怀孕之后还有性活动的哺乳动物，因为“性”是上天赐给人类最奇妙的礼物，除能繁衍外，更有愉悦功能，能通过性表达夫妻之间亲密无间的爱。

好孕金点子

孕期性爱也因人而异，有习惯性流产史、子宫颈闭锁不全病史，前置胎盘，有早产现象，阴道发炎严重，有严重慢性病的准妈妈在整个孕期都不宜有性行为。

一些国外的研究报告指出，孕期美满的性生活不但不会影响胎宝宝的健康，反而会促进胎宝宝的健康发育，在他出生后，反应更敏捷，语言发育也较早。

2　如何让孕期性生活更安全愉悦

怀孕时的性爱要怎么进行，该讲究哪些事，在技术上有无禁忌？这都是许多准爸爸、准妈妈想知道的。原则上只要顺其自然、两厢情悦、轻松愉快就好，细节简列如下：

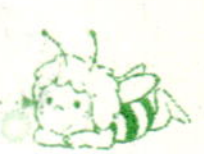

（1）做好卫生工作

性爱时良好的卫生习惯是对对方的一种尊重，事前事后稍微冲洗一下（但我们不建议准妈妈使用阴道冲洗液），都会给对方较舒服的感觉。

（2）适时使用避孕套

曾有人担心精液中的前列腺素会刺激子宫收缩，而主张孕期使用避孕套，这样还可以杜绝可能的传染病，以免影响母体与胎儿的健康。一般避孕套上的润滑剂对母体与胎儿均无不良影响，但是含有杀精剂的避孕套的影响尚无定论。

（3）姿势首重轻巧

孕期间的性爱在哪个阶段应采取哪些姿势，哪些姿势有害绝对不宜，其实都有点言过其实，也把大家弄得紧张兮兮。

原则上除了直接压迫腹部的姿势以外，没有一种姿势可被认定绝对对孕妇有害。所谓较好的姿势，应是彼此最熟悉、最有安全感、最好变换的姿势，而且让准妈妈感到越轻巧、越省力越好。太奇怪的姿势和会加重孕妇身体负荷的姿势都应避免。

此外，在妊娠30周以后，由于子宫会压迫到静脉，孕妇平躺易使脑部充血，下肢血液回流也会变差，因此建议怀孕晚期最好多采用女方在上的姿势，不仅可在性爱的过程中以准妈妈为主导，还可训练骨盆底肌肉，对生产也有所帮助。

（4）情趣用品适度无妨

理论上，怀孕期间使用情趣用品并不会造成不良后果，只要双方喜欢，又不会造成不舒服就无妨，但是仍有以下两点建议：

情趣用品可当做性爱的“点心”使用，旨在增加新鲜感，但不宜“喧宾夺主”；情趣用品颜色不宜太鲜艳，花样不宜太奇怪，材质要适当，以免引起过敏或疼痛。

（5）口交、手指代劳也可以

这两种性爱方式都不会对胎儿造成影响，但应注意卫生，如事前冲洗阴部、洗手、不留长指甲等。曾经有一案例是男方对女方阴部吹气，造成女方气栓塞而死亡（因空气进入血管内，并循着血液到达细微的脑血管，导致血流阻塞）。

（6）不建议孕妇自慰

有些孕妇的性欲较为强烈，会在和准爸爸的性爱之余通过自慰满足。由于摩擦阴蒂达到高潮所造成的子宫收缩较强烈，容易造成流产，因此不建议孕妇自慰。

3 如何享受孕早期的“性”福

绝大多数孕妇只要正确掌握性生活的时间和姿势适度是安全的。

怀孕的前3个月，胎盘没有完全形成，孕激素分泌不充分，此期最容易流产，所以应节制性生活，性生活次数过多可刺激子宫收缩和盆腔充血，引发流产。此时性交应避免压迫孕妇腹部，可采取丈夫在上用手臂支持身体，不压迫孕妇，而孕妇两腿伸直，避免性交过深的姿势，也可以采取夫妻并排侧卧，让丈夫的脸对着你的背的姿势，这种体位既可以避免使腹部受压，还可以避免深部性交。

4 如何享受孕中期的“性”福

到了怀孕中期（孕4～7个月），胎盘基本已经形成，怀孕进入稳定期；性器官分泌物也增多了，性欲比孕早期增高。此时，孕妇可以适当地过性生活。

妊娠中期，孕妇腹部增大明显，为了胎儿的安全仍要注意节制性生活，性生活次数不能太多，动作不能太激烈。

性交时不要压迫孕妇腹部，性交体位以采取前侧卧位、后侧卧位、后背位为宜。不能刺激乳头，以免引起胎膜早破和早产。

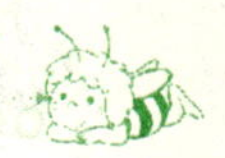

注意性生活卫生，因为怀孕使孕妇的抵抗力下降，极易受到病菌的侵扰，所以夫妻每次性生活前后都要认真清洗外阴部。

5　如何享受孕晚期的“性”福

进入孕晚期之后，胎宝宝生长迅速，准妈妈的肚子在此时期会快速增大，腰痛、疲劳、性欲减退，此时应该减少性生活甚至完全避免。

由于子宫变大变得容易被激惹，性快感可使子宫收缩引起早产或产后大出血；临近妊娠晚期，子宫颈展平消失，在子宫口部位，胎儿只有一层薄薄的羊膜包护着，性生活容易使羊膜破裂。早期破水可诱发早产和感染；性生活将细菌带入阴道，细菌潜伏，在分娩之后乘虚进入宫腔，大量繁殖，引起子宫内膜炎及盆腔炎症。

第四节　职场准妈妈好孕宝典

1　怀孕后是否放弃工作

一面怀孕一面工作已成为大部分成熟女性的一段难忘经历。在怀孕期间坚持朝九晚五的作息时间，一部分准妈妈坦言是出于经济压力，而另一部分准妈妈舍不得提前离开办公室的理由则是忙惯了，乍一离开工作呆在家中，真的有被社会抛弃的恐惧。

一名健康的准妈妈选择一面怀孕一面工作，至少可以带来以下好处：

（1）减少准妈妈独自闷在家中产生的“致畸幻想”

一部分抑郁或敏感气质的女性，越临近生产的时候越可能产生“致畸幻想”，担心孩子生下来兔唇等，越是“闲而生愁”的准妈妈，这种“致畸幻想”越是频繁而强烈。忙碌会冲淡这种可笑的担忧，尤其是当所有同事都表扬你“气色很好”、“育儿知识储备丰富”、“一定能生个漂亮聪明的宝宝”时，“致畸幻想”不知不觉会消失。

（2）扩大了准妈妈的接触范围和运动量并使之保持乐观情绪

保持适宜的运动量是增加未来顺产概率的关键因素之一，尤其在怀孕六个月以后，如果没有外出工作的动力，人就会变懒，觉得一动就吃力，而“懒惰不思动”将导致体重激增以致难产概率增加。另外，出去工作也会使怀孕女性的接触范围扩大，而且不论是原先争强好胜的同事还是锱铢必较的客户，在这一阶段都很少会对一位“大肚婆”吹毛求疵。众人态度的友善，对准妈妈保持乐观情绪将十分有益。

（3）工作之余可以吸取多元化的育儿经验

相当一部分的怀孕女性认为，这一阶段是她们与已育女同事关系最融洽的阶段，“腹中的宝宝几乎成为我的快乐护身符”。那些作为过来人的女同事将提供相当数量的育儿经验供你借鉴，让你体会到别样的温暖。这些贴心经验可比你呆在家中由老外婆或老保姆传授的科学、客观得多！

（4）脱离岗位的时间越短，“返岗恐惧症”发生的概率越小

随着竞争压力的递增，一旦放假松懈下来，人们普遍对重返高强度的工作节奏心生畏惧。有些女性一怀孕就辞职或请假，宝宝1岁了才考虑要重新工作，但长期与社会脱节更会加深返岗恐惧症。因此，坐办公室的女性应该工作到预产期之前3～5天；而且生产1个月以后也应该尽快恢复对资讯的关注，多与上司、同事联络，多关心行业动向，这样返岗才会成为一种期待，而非“恐慌”。

2 孕期应避免哪些工作环境

女性怀孕后，应回避对身体不利的工作。除了注意避免劳动强度过大的工作外，还要考虑职业对胎儿的发育有无危害，必要时应调换其他的工作。为了母婴健康，孕妇应避免下述工作和环境：

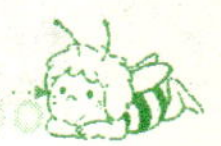

（1）避免接触刺激性物质和有毒的化学物质

如避免接触铅、镉、汞、锰、甲基汞、二氧化碳、苯、甲苯、二甲苯、汽油等的工作。经常接触这些物质可导致流产、死胎及有可能导致孩子智力低下。

（2）避免接触农药

农药可通过呼吸道和皮肤、黏膜吸收而进入体内，而易导致胎儿畸形或死胎。

（3）避免接触有放射线和电磁波的工作

包括操作电子计算机、放射科医务人员等。妊娠早期的女性最好暂时调离这些工作岗位，以免影响胎儿的正常发育。

（4）避免不良工作环境

避免在高温、低温、湿度过大及有强烈噪音的工作环境下工作。

（5）避免重体力劳动和震动的工作

如搬运工作及过重的体力劳动，剧烈的全身振动或局部振动的工作，如使用风动工具或机械操作等。

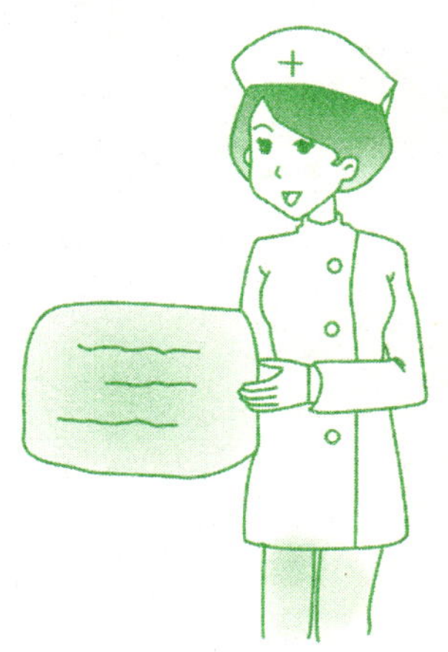

（6）避免有危险的工作

如避免从事流水作业、登高作业，或需频繁弯腰、下蹲的工作（电焊等）。

（7）避免做不熟练的工作

如不熟练或高度紧张的工作，以及单独一个人进行的工作。

（8）避免长时间站立的工作

如售货员、电梯服务员、招待员等，即使在办公室内进行较轻松的工作，也不要长时间保持一种姿势，应定时休息，活动活动手脚。

若孕妇从事上述各种工作，单位领导应尽量给予照顾，按有关劳动法酌情暂时调换工作。

3 孕期如何安全上下班

白领准妈妈照样可以轻松上班，那就一起来看看你在日常生活中应该怎么做吧。带着腹中的宝宝上下班，这时你碰到了第一件事，就是如何保证上下班一路平安。

（1）步行

准妈妈在步行上班时，对身边或者对面急走过来的行人要立即避让，以免撞到腹中的宝宝。

（2）打车

如果准妈妈选择打车上班，要注意副驾驶是最不安全的位置，在紧急情况下，防撞气垫弹出会撞到准妈妈的肚子。所以，准妈妈一定要坐在出租车的后排。

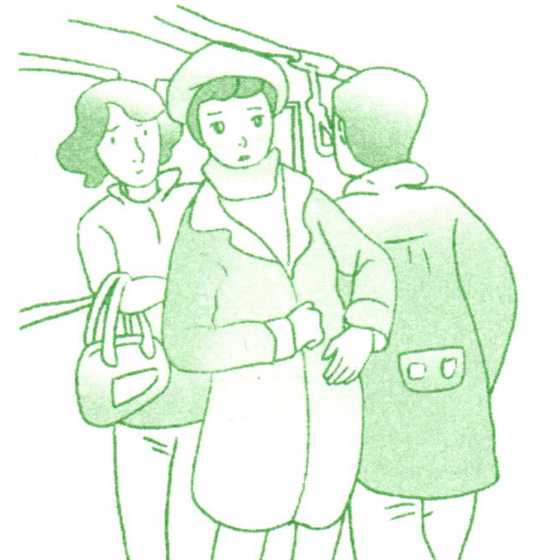

（3）乘车

准妈妈如果坐地铁或公共汽车上班，尽量挑车头或者车尾的位置坐下。

（4）自己开车

自己开车上班的准妈妈，要正确佩戴安全带。安全带应该将横带一段箍在肚子和大腿之间，紧贴盆骨，并在背后放一个靠垫，可以帮助减轻腰背的压力。

4 及时让老板知道你怀孕的消息

激烈的市场竞争并不会因为你是准妈妈而有所减弱，那么怎样才能安全度过职业生涯的这个“危险期”呢？

你首先要做的是约个好日子，和老板做一次长谈。因为在多数情况下，你要做妈妈的消息，意味着老板不得不改变一些工作安排和计划。如果你身居管理层，这一点更为明显。

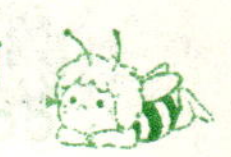

（1）选择最合适的时机

千万不要拿着自己的医院检查报告径直走进他的办公室，或者是让他从别的同事嘴里听说你怀孕了。把你的“好”消息告诉老板是一件需要技巧的事，实际上，这应该意味着你和老板之间的一次重要的谈话，因为它将影响到你工作的方方面面。

所以，你最好提前跟老板约个日子，到了约定的那天，你还得小心观察他的情绪。如果你感觉时机不太合适，那么最好改期。

有个好时机是在一项工作圆满完成之后，因为这时告诉老板本身就传达了一个很有说服力的信息：“我虽然怀孕了，但是我的工作丝毫没有受到影响。”

（2）与老板换位思考

当你在准备和老板谈话之前，站在他的立场多想一想。你的怀孕是否会影响到什么重要的工作计划？并且最好主动地讲出来，并积极地阐明自己的观点，找出解决的办法。

（3）只说现在，少说将来

你可以说清楚自己的现在和稍长一段时间以后的身体状况，但不要急于讨论生育期间的工资待遇以及你生完孩子以后的工作计划——这样会让你显得婆婆妈妈。“少说将来”并不是放弃自己的权利，而是给老板一些时间来接受和考虑你的情况，并且为今后进一步的安排做好铺垫。

好孕金点子

可以和已经生过孩子的同事聊聊，听听她们的感受和经验，无论好的坏的，都可以给你以借鉴。

（4）更要注重自己的形象

不要以疲惫、难受为理由就变得不修边幅起来，简洁大方、有款有型的职业装可以为准妈妈增色不少，在这种特殊的日子博得老板的赏识和信任更为重要。

5 在办公室应注意哪些问题

因为腹中带着宝宝，你肯定不能像孕前那样全身心超负荷地工作了。那么，这里又有哪些问题需要注意呢？

（1）摇椅

准妈妈的办公椅不要用带着滑轮的转椅，坐在上面摇来晃去，容易因失去平衡而跌倒。

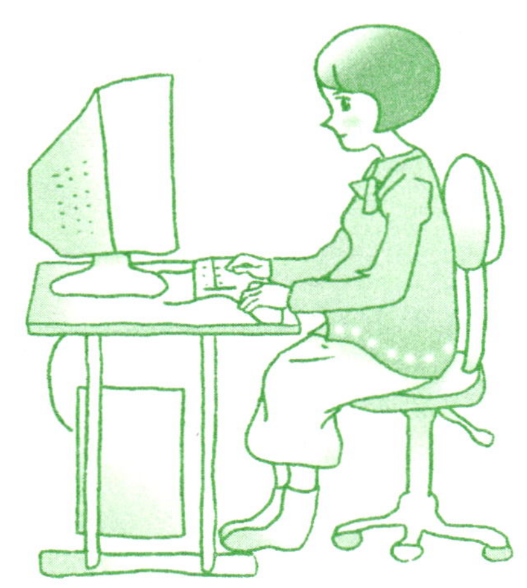

（2）电脑

电脑显示器产生出的电磁辐射会引起准妈妈眼球疼痛、疲劳等症状，而电脑背面与两侧产生出的电磁波比正面还要强，因此更不能太接近。最新研究报告指出，孕早期的准妈妈每周使用电脑超过20小时，其流产率增加80%，同时畸形儿出生率也有所增加。所以，在孕早期还是暂时远离电脑为好。怀孕3个月以后，就可以和电脑接触了，不过还是要注意适时适度，不能一天到晚地坐在电脑前，不利于母子的健康。

（3）复印机

复印机启动时，会释放出一些有毒的气体，危害人的健康。因此，准妈妈应尽量减少与复印机打交道，需要使用时，最好多请求身边的同事帮助，还应特别注意身体不要紧靠着复印机，距离最好在30厘米以上。平时还应适当多吃一些富含维生素E的食品。

（4）电话机

电话机易传播感冒病菌和肠道病菌，所以准妈妈最好能配一个专用的电话机。若条件不许可，准妈妈就不要太勤快了，最好把接、打电话的机会尽量让给同事。当然，一定要用也有办法，就是经常用酒精擦拭听筒和键盘进

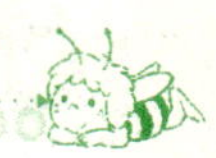

行消毒。

（5）量力而行

怀孕以后，身体笨重，行动不便，再也不能用孕前的工作标准来要求自己了。遇到自己力所不能及的工作，比如搬运重物、高空作业、外联业务等，不妨向身边的同事求助，他们一定会乐意帮助你的！记住得到了同事的帮助，别忘了说声“谢谢”，这样下次再求助就不难啦。

（6）定时换气

在全封闭的开着空调的办公楼里工作，对准妈妈来说可不是一件美差哟，它很容易引起头昏缺氧、心情烦躁等不良反应。因此，准妈妈应每隔2～3个小时抽出时间走到户外去，呼吸一下新鲜空气，这样不仅能放松心情和身体，促进血液循环，更有助于消除疲劳，而且还能使胎宝宝受益。

6 如何应对工作中的早孕反应

准妈妈要多放些手绢、纸巾和塑料袋在手袋里，以备不时之需，避免一些尴尬。

准妈妈上班前一定要吃早餐。即使你不想吃，也要少吃一点，哪怕是一片面包。这样，对你的胃有好处，可以减少呕吐次数。

如果准妈妈血糖较低，或总是感到饿，可以随身携带一些小零食，适当进食。

如果妊娠反应特别严重，最好能请几天短假在家休息。

工作时如果感到恶心呕吐，需要和同事打声招呼，以便他们在你去洗手间的时候暂时接替你的工作。

7 准妈妈的快乐上班法

可在办公桌底下放个鞋盒当做搁脚凳，准备一双拖鞋，需要时换上。

穿舒适的鞋，可以选择适合孕妇的长袜或紧身衣。

穿宽松舒适的连衣裙。衣料的弹性比较大，方便坐下或站起。

避免危险的工作场所。

自我减压，如果工作压力太大，尝试一些办法去缓解，如深呼吸、舒展肢体、做简短的散步等。

多喝水，在你的办公桌上准备一个大水杯，随时添满你喝的水杯。

在计算机前工作的孕妇更容易受腕管综合征的影响，因此最好将桌椅调整得尽可能舒适。

如果不得不去洗手间，尽快去。

向其他做过母亲的同事求助。

好孕金点子

如果同事小心地照料你，你应愉快地接受。在你的人生旅途里，这是一个非常特殊的时期，所以不必感到害羞，坦然接受别人的帮助。

8 准妈妈何时停止工作好

上班族孕妇坚持照常工作，在健康方面一般不会有问题。在工作中，要注意劳逸结合，一旦觉得劳累，便应停下来休息，起来活动一下或伸展一下四肢。

孕期何时停止工作，如果你的工作环境相对安静清洁，或是长期坐在办公室工作，危险性比较小，同时你的身体状况良好，那么你可以在预产期的前一周或两周回到家中静静地等待宝宝的诞生。

如果你的工作是与长期使用电脑有关，或经常工作在工厂的操作间中，或是在暗室等阴暗嘈杂的环境中，那么建议你应在怀孕期间调动工作或选择暂时离开待在家中休息。

好孕金点子

按照国家规定，育龄女性可以享受不少于90天的产假。但是，从女性保健的观点来说，这90天的“产假”实际上有两周是为产前准备的。

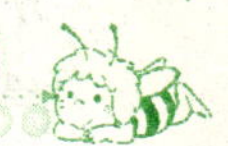

9 如何吃好工作餐

最好把工作餐里的油炸食品挑出去，因为这类油炸食品，在制作过程中使用的油可能是已经用过若干次的回锅油，反复沸腾过的油中有很多危害胎宝宝及准妈妈自身健康的物质。

少吃过咸的食物，以免引起血压上升或水肿。其他辛辣、调味重的食物也应该明智地拒绝掉。

饭前吃个水果。为了弥补吃新鲜蔬菜不足，每天上班时带一两个水果，在午饭前1小时或是下午休息时吃掉，以补充维生素。

10 莫让工作压力损害宝宝

工作压力无论是对准妈妈还是对胎儿都是不利的。因为压力会影响到准妈妈激素的分泌，从而增加血糖值，减少氧气供给，这对胎儿的生长发育是不利的。当准妈妈感到压力的时候，饮食或睡眠也往往不规律，还容易形成恶性循环。压力和过度疲劳还会导致早产。

有助于减少压力的方法：

一个舒适的脚垫，一把合适的椅子会使准妈妈工作时后背不那么酸痛。

不要像孕前那样超负荷工作。

在允许的条件下，准妈妈可以避开上下班的拥挤，适当早出发晚回家。

午休时间可以打个盹，也可听一些轻音乐，使绷紧的神经得到放松。

如果连续站立超过3个小时，请务必坐下休息一会儿。如果是伏案工作，就要隔一段时间站起来，然后走一走。

好孕金点子

如果工作动力有所减弱，人就会变懒，这将导致体重激增和增加难产机会。积极工作也会使怀孕女性的接触范围扩大，众人态度的友善，将十分有益于保持乐观情绪。

无论站着或坐着，尽量保持端正的姿势会使你看上去没有那么笨重和气喘吁吁。

一天工作过后，要充分休息，保持良好睡眠。

11 准妈妈应该知道的法律权利

《中华人民共和国妇女权益保障法》第 27 条：任何单位不得因结婚、怀孕、产假、哺乳等情形，降低女职工的工资，辞退女职工，单方解除劳动（聘用）合同或者服务协议。但是，女职工要求终止劳动（聘用）合同或者服务协议的除外。

孕期与哺乳期，用人单位不得安排强度大的、有危险性的工作。怀孕 7 个月以后不得安排加班和夜班。

《中华人民共和国劳动法》第 61 条：不得安排女职工在怀孕期间从事国家规定的第三级体力劳动强度的劳动和孕期禁忌从事（见《女职工禁忌劳动范围的规定》中第 5、6、7 条规定）的劳动。对怀孕 7 个月以上的女职工，不得安排其延长工作时间和夜班劳动。

（1）《女职工劳动保护规定》节选

不得在女职工怀孕期、产期、哺乳期降低其基本工资，或者解除劳动合同。

女职工在怀孕期间，所在单位不得安排其从事国家规定的第三级体力劳动强度的劳动和孕期禁忌从事的劳动，不得在正常劳动日外延长劳动时间；对不能胜任原劳动的，应当根据医务部门的证明，予以减轻劳动量或者安排其他劳动。

《女职工劳动保护规定》第 7 条：怀孕的女职工，在劳动时间内进行产前检查，应当算作劳动时间。

《女职工劳动保护规定》第 8 条明确规定：女职工产假为 90 天，其中产前休假 15 天。难产的，增加产假 15 天。多胞胎生育的，每多生 1 个婴儿，增

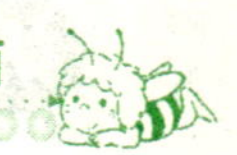

加产假15天。

晚婚晚育夫妻双方中有一方可申请加30天产假。

（2）劳动部《关于女职工生育待遇若干问题的通知》第二条

女职工怀孕，在本单位的医疗机构或者指定的医疗机构检查和分娩时，其检查费、接生费、手术费、住院费和药费由所在单位负担，费用由原医疗经费渠道开支（根据各地政策，报销范围有差异）。

（3）《北京市生育保险医疗费用支付范围及标准》节选

凡是本市城镇除乡镇企业外的各类企业、民办非企业单位、实行企业化管理的事业单位和与之形成劳动关系且具有本市常住户口的职工以及持有《北京市工作居住证》的在职人员，都可参加生育保险。但享受公费医疗的单位尚未纳入本市生育保险范围。

根据即将实施的《北京市企业职工生育保险规定》，生育津贴＝女职工本人生育当月的缴费基数÷30×产假天数。

它是女职工产假期间的工资，生育津贴低于本人工资标准的，差额部分由企业补齐。生育医疗费用包括女职工因怀孕、生育发生的医疗检查费、接生费、手术费、住院费和药品费。计划生育手术医疗费用包括职工因计划生育而产生的医疗费用等。

生育保险费由企业缴纳，职工个人不予负担。企业按照其缴费总基数的0.8%缴纳生育保险费。

职工缴费工资基数按照本人上一年月平均工资计算；低于上一年本市职工月平均工资60%的，按照上一年本市职工月平均工资的60%计算；高于上一年本市职工月平均工资3倍以上的，按照上一年本市职工月平均工资的3倍计算；本人上一年月平均工资无法确定的，按照上一年本市职工月平均工资计算。

用人单位没有按时参保的，职工享受生育保险待遇的有关费用由用人单位支付，用人单位参保后生育保险基金不予补支；单位参保后未按时足额缴费的，在补足所有欠缴的生育保险费后，生育保险基金才予以补支。

好孕金点子

从怀孕7个月开始，准妈妈就不应再值夜班。如果所在的单位仍安排准妈妈值夜班，可以说明情况，征得理解，不要勉强从事。

劳动部门强调，婴儿费用、因为住单间病房而超出标准的床位费不在支付之列，需要职工自己支付。此外，实施试管婴儿发生的费用，生育保险也不予报销。但生育时发生的生育医疗费用可按规定给予报销。同时，不符合国家或者本市计划生育规定的，不符合本市基本医疗保险就医规定的，不符合本市基本医疗保险药品目录、诊疗项目和医疗服务设施项目规定的，在国外或者港、澳、台地区发生的医疗费用，因医疗事故发生的医疗费用，治疗生育合并症的费用以及按照国家或者本市规定应当由个人负担的费用，不属于生育保险支付范围。

第五节　孕期准爸爸爱妻大行动

1　准爸爸孕期做好7个点

（1）体贴点

多陪她出去散步，陪她去做产检，陪她去买孕妇装，陪她去上孕妇课，平时上班的时候也多打个电话问候一下，在家多帮她做做按摩和孕妇体操，克制一下性生活……总之，要格外关心妻子才对。

（2）勤快点

不管以前是谁主厨，现在你就多做做饭吧。当然，洗衣、拖地这些事也应该由你分担过来一大部分，不管做的是否达标，只要你尽力了，准妈妈肯定会高兴，也更会感到幸福的。

（3）坚强点

不管遇到什么样的不如意，都要把因担心而哭泣的她搂在怀里说：不要

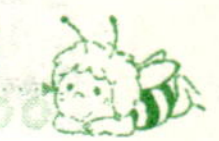

怕，有我呢。

（4）宽容点

怀孕也许会让原来温柔、善解人意的妻子脾气大了起来，稍不如意就怒气冲冲、泪如泉涌。这种情绪波动是怀孕女人的“专利”。换位想一想，准妈妈为了宝贝牺牲了那么多，偶尔发发脾气也是可以原谅的吧！妻子发脾气了，做丈夫的开个玩笑把话题转移一下，或者先把错误承认下来，再不行就干脆让妻子自己安静一会儿。只要准爸爸足够宽容，准妈妈过后会意识到自己乱发脾气是不对的。

（5）幽默点

当她为身材完全走样而焦虑不安时，当她为宝宝是否健康而担心时，安慰她，告诉她即使她变成河马你也爱她，或是讲讲笑话，想方设法地逗她开心。

（6）学习点

多上网搜集一些相关知识，去书店买一些关于胎教、怀孕的书籍，或是订一份孕产时尚杂志，和妻子一起共同学习，互为补充，理论联系实际地注意操作，要知道怀孕就是需要两个人共同努力的造人工程。

（7）轻松点

如果准妈妈的脑子里总想着生孩子多么疼，担心孩子有这样或那样的危险，心情当然不会好了。准爸爸要帮助妻子转移注意力，别总是和她谈论宝宝性别、长相的问题，只是告诉她“男孩女孩我都喜欢，长得像谁都很好看”，或是随时把话题转移到准妈妈比较感兴趣的事情上，也可以偶尔准备一个小礼物，不在于贵重，重要的是让准妈妈感到幸福和惊喜。

2　准爸爸甘做家庭妇男

家务琐事很多、很碎，夫妻间有时难免发生冲突。但在妻子怀孕阶段，准爸爸要尽量抢着做家务，尤其是较重的活儿，以减少夫妻之间的摩擦，使妻子的心理得到满足。

孕后的妻子，会经常觉得腰酸背痛，到了妊娠的中晚期，妻子的腿或脚还可能水肿，所以，睡前让丈夫揉揉后背、揉揉肩，按摩一下腿和脚，对妻子来说，既是身体的需要，也是心理的需要。

妻子的情绪会直接影响胎儿的发育和健康，帮助妻子创造一个良好的胎教环境。把房间布置得干净温馨，吸烟的准爸爸应戒烟，力求排除环境污染和噪音危害，并要在房间内添置妻子喜欢的物品和宝宝海报，还要准备关于孕期指南及育儿方面的书籍。要多让妻子看一些激发母子感情的书刊或电影电视，引导妻子爱护胎儿。

好孕金点子

注意妻子的性情和心理变化，温柔体贴地对待妻子，保证她有充分的休息和睡眠，并注意调节婆媳关系，尽量多花些时间陪妻子消遣娱乐，安抚她不安的情绪。

3 准爸爸孕期需做好按摩的功课

（1）按摩对身体的好处

促进血液、淋巴腺及内分泌循环，改善末梢循环，增强抵抗力，有助于吸收营养和排除废物，协助减低孕妇分娩时的痛楚。

舒缓肌肉不适，减轻孕妇腰酸背痛和下肢水肿，预防抽筋。

增加孕妇皮肤张力，减少妊娠纹出现的概率。

促进睡眠。

（2）按摩对心理健康的好处

解除紧张，舒缓压力，稳定情绪。

通过准爸爸替妻子按摩，促进夫妻沟通与和谐，给予准妈妈安全感，减少产后抑郁症的发生。

胎儿在妈妈腹中感受到爸爸的关怀，可增进亲子关系，亦有助胎儿正常发育。

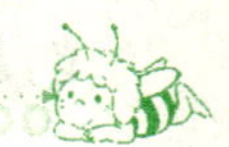

到了怀孕中晚期，孕妇的乳腺组织开始发达，乳房日渐增大。这时，应该开始对乳房进行保健，以促进乳房的血液循环和乳腺组织发育，同时纠正凹陷或扁平的乳头，为日后顺利进行母乳喂养做准备。每次洗澡前，准爸爸先给妻子的乳房上涂些润肤膏，然后轻柔地按摩。如果乳头扁平或凹陷，准爸爸用手指轻轻向外牵扯或向内推挤。特别提醒的是，如果妻子曾有早产或习惯性流产史，准爸爸不能采用以上的方法矫正乳房。

好孕金点子

准爸爸要少去公共场所，以免患传染病，最好减少或戒掉吸烟饮酒的习惯，避免影响母子健康，引发准妈妈不良心理反应。

4 做好准妈妈的营养师

为防止因早孕反应引起准妈妈营养不良，要设法促进准妈妈的食欲，在食物的选择、加工及烹调过程中，注意食物的色、香、味，同时根据个人的经济能力、地理环境、季节变化来选择加工、烹调食物，使准妈妈摄入最佳的营养素。

具体来说，要注意以下几点：

◉食物形态要能吸引人的视觉感官，同时还要清淡爽口，富有营养。如番茄、黄瓜、辣椒、鲜香菇、新鲜平菇、苹果等，它们色彩鲜艳，营养丰富，易引起人的食欲。

◉选择的食物要易消化、易吸收，同时能减轻呕吐，如烤面包、饼干、大米或小米稀饭。干食品能减轻恶心、呕吐症状，大米或小米稀饭能补充因恶心、呕吐失去的水分。

◉食品要对味，烹调要多样化，并应尽量减少营养素的损失。

可根据准妈妈的不同情况和嗜好，选择不同的原料和烹调方法来加工食物。如准妈妈有嗜酸、嗜辣和其他味道的爱好，烹调食物时可用柠檬汁、醋拌凉菜，也可用少量香辛料，如姜、辣椒等，让食物具有一定的刺激性，以增加食欲。

小生命的神经管在第25～28天完成闭合，而怀孕最初的8周，又是胎宝宝重要器官的快速发育阶段。当你意识到妻子怀孕的时候，已经错过了这个最重要的时期。因此，应至少提前3个月开始补充叶酸。为此，你应建议妻子多吃富含叶酸的食物，如肝脏、菠菜等。

5 如何积极关心妻子的妊娠反应

孕育一个新的生命，母亲的身体会产生一系列妊娠反应，尽管大部分属于正常现象，适当休息、调节饮食或少量用药便可减轻及至消失，但要想真正减轻妊娠反应，更需要丈夫的关心。

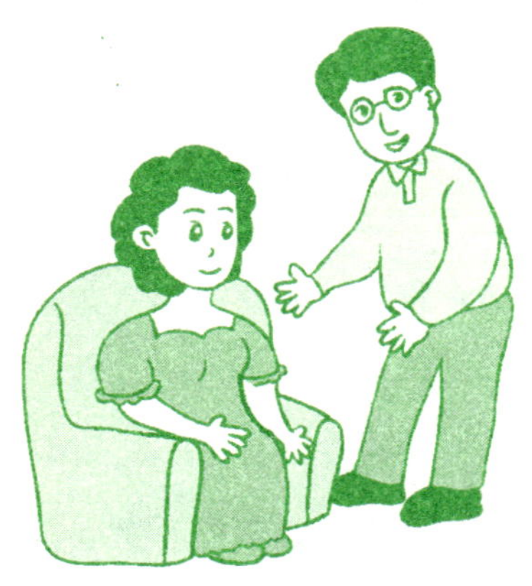

丈夫应该经常陪伴妻子，多体贴、关心妻子，并要随时注意妻子的情绪变化。对妻子的烦恼给予谅解，对妻子因不良情绪产生的坏脾气应多忍让，耐心开导，主动承担家务，做一些适合妻子口味且营养丰富的饭菜，通过各种方法缓解妻子的不适。

丈夫应当多陪伴妻子看些激发母子感情的书刊或电影、电视，想象、描绘孩子将来的样子和由他带来的美好生活，帮助妻子克服因妊娠反应、体形改变、色素沉着等原因产生的对妊娠和胎儿的排斥，增进母子感情。

6 如何对待丈夫的“妊娠反应”

提起妊娠反应，人们都以为这是孕妇的事，其实，有些准爸爸也可能出现类似怀孕的生理反应，如周身乏力、头痛、心烦意乱以及其他一些心理异常症状。这是因为当确定妻子妊娠后，准爸爸激动欣喜的同时也会出现许多担心。

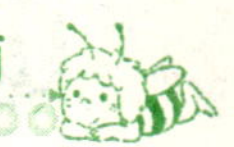

（1）忧虑与担心

出于对妻子的关心，多数丈夫会存在不同程度的忧虑与担心。特别是妻子不想怀孕或对妊娠持消极态度时，还会产生内疚甚至出现“负罪感”，觉得自己对不住妻子，精神负担较重。如果妻子频频呕吐不能进食，丈夫心情会更加焦虑。

（2）担心妻子流产或难产

对于体弱、年龄偏大或是身材矮小的妻子，丈夫会担心妻子会不会流产或难产。临近分娩时，有些丈夫又担心妻子会不会生畸胎等。

（3）家庭负担重，产生紧张感

妻子怀孕后丈夫会承担起大部分家务活，这对于那些平时很少做家务的丈夫来说会有一种突如其来的紧迫感和不适应。如果妻子妊娠反应严重，丈夫的精神紧张程度还会加重。

（4）性心理障碍发生率增高

担心妊娠的妻子性欲降低，准爸爸往往会感到不适、头痛、腹痛，随之还会出现易怒、疲惫感，甚至血压轻度增高。

对于这些异常的心理反应，准爸爸应该认真对待，不要轻视，也不要惊讶，只要摆正心态，渐渐进入角色，这些不适就会随之消失。这时准妈妈也要做个细心人，注意观察丈夫有无心理异常表现，一旦发现，要经常谈心，相互勉励，共同承担心理负担。

7 给予妻子更多的理解和爱

女性在怀孕后，大脑皮质功能出现暂时的失调，兴奋和抑制不平衡，自制力减弱，因此她们会趋向抑制状态，表现为怠倦、嗜睡；或趋向于兴奋状态，表现为易怒、激动、烦躁等。总之，此期的准妈妈肯定很挑剔，情绪很不稳定，精神也很脆弱，做准爸爸的应该理解和帮助妻子。

尽可能多抽时间和妻子在一起，和她一起憧憬美好的未来，想想孩子的模样，或是陪她一起散散步，一起走走亲戚等，这样会使妻子感到自己受到准爸爸更多的关注，会使她有种被保护感，使怀孕的不良心理得到平衡，她会逐渐放松起来，有益于孕育。

另外，要多注意帮助妻子，当妻子感到身体不适时，要多加照顾；当她去医院检查时，要尽量抽时间陪她……总之，要保证给予准妈妈适当的照顾，为她排忧解难，使她心情舒畅，这对孕育来说是很有意义的，准爸爸应该努力做好这方面的工作。

好孕金点子

平时可以陪妻子听听音乐、读读书、品尝美食，切不可在妻子面前表现得盲从和焦躁，更不能当面指责、批评妻子。随着妊娠的继续，不要随意拿妻子变形的身材开玩笑。

8 在日常事项中帮助妻子

随着准妈妈身体越来越笨重，有些家务工作对她而言可能已经不胜任，甚至是危险的，准爸爸要随时注意帮忙。

进入孕期的准妈妈，肚子会在不知不觉中悄悄变大，此时洗脚、剪趾甲甚至是穿鞋子都成为难事，而准妈妈若是自己低头弯腰去完成这些事情会觉得有些吃力。尽管刚开始有些妈妈还是认为自己能完成这些，但是为了自己和腹中宝宝的健康，准爸爸一定要为妻子好好效劳一下。每天睡前准爸爸要备好一盆热水，帮妻子舒舒服服泡个脚，再帮她擦干。还要定期给妻子剪剪趾甲，这样既解决了妻子的难题，又能让妻子备感欣慰。

9 如何提高准妈妈的睡眠质量

一般来说，准妈妈每天至少应保持 8 个小时的睡眠，并且要注意睡眠质量，睡得越沉、越香越好。那么，怎样让孕期的睡眠达到一定的时间和深度呢？

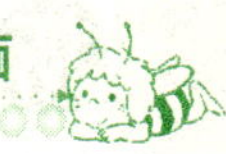

◉应保持室内安静和空气新鲜，卧具要整洁、舒适；

◉睡前2小时内不要大量吃喝；

◉不要饮用有刺激性的饮料；

◉睡前不要做剧烈运动，避免过度兴奋、劳累；

◉用温水泡泡脚，或冲个温水澡；

◉先上个厕所，排空膀胱。

如果妻子辗转难眠，你却独自入睡，她会很伤心的。孕育宝宝就应做到“有难同当”，你可以陪她聊聊天，或者为她做一些按摩：用双手食指推抹其前额30次左右，或用拇指推擦太阳穴。试一试，这些方法都可以帮她解除失眠的烦恼。另外，还可以让她与其他准妈妈和有经验的妈妈多交流，学习一些经验。这样可以让她更自信，摆脱烦恼，从而保证睡眠，促进健康。

好孕金点子

很多准妈妈喜欢开着灯睡觉，认为这样更有安全感。所以做准爸爸的就要注意了，在帮准妈妈做好睡眠工作以外，当准妈妈睡着时，一定要帮她把灯关掉。

10　于细微处显关怀

孕中、晚期，准妈妈日渐隆起的腹部会使行动非常不便，而且身体重心也发生了明显的变化，有些平日里自己能做的事也做不了，尤其是在下楼梯时极有可能踩空。同时，由于子宫的增大，有可能压迫到坐骨神经，坐下、起来对准妈妈来说有时也会变得非常困难，特别是在久坐的情况下，此时，准爸爸有力的臂膀就是妻子最大的帮助，随时随地搀她一把，会让妻子因为有你而觉得安全舒适。

第三章 孕期健康饮食红绿灯

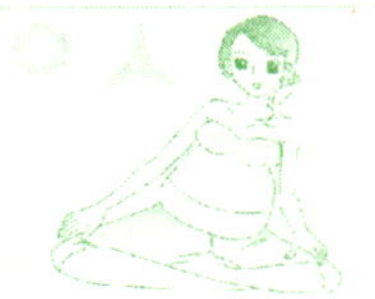

第一节 孕期必需的18种金牌营养素

1 能量

食物是人体生存的物质基础，生命活动所需要的能量以及人体生理活动所需要的营养素都来自于食物。准妈妈肩负着自己和宝宝健康的重任，因此摄入的营养至少对他们来说意义更重大。

好孕金点子

检测孕期能量摄入是否适宜的方法是观察孕中、晚期的体重变化。妊娠全程通常增加体重12千克左右，孕中、后期每周增重不应少于0.3千克，不大于0.5千克，能量摄入不足或过多都是无益的。

一切生命活动都需要能量，如物质代谢的合成、肌肉收缩、腺体分泌等。而这些能量主要来源于食物。如果人体每日摄入的能量不足，机体就会运用自身储备的能量甚至消耗自身的组织以满足生命活动的能量需要。整个怀孕期间额外增加的总能量为334.72千焦(80千卡)。

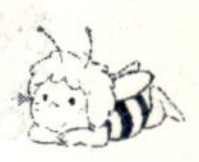

孕期4个月以后每天应比相同体力非孕期女性增加836.8千焦(200千卡)。

准妈妈怎样补充能量呢？准妈妈的能量来源有糖类、脂肪、蛋白质等，最主要的来源是糖类。中国人以淀粉类食物为主食，人体内总热能的60%～70%来自食物中的糖类，主要是由大米、面粉、玉米、小米等含有淀粉的食品供给的，孕妇只要正常进食，就能为身体补充足够的能量。通常来说，孕期能量的摄入量应与消耗量保持平衡，过多摄入能量，母体体重过高，对母子双方均无益；能量摄入过少，对胎儿发育和母体自身也会有很大影响。

2 蛋白质

蛋白质由氨基酸组成，共含有20种氨基酸。其中有8种氨基酸在体内不能合成，必需由食物提供，称为必需氨基酸，如亮氨酸、异亮氨酸、赖氨酸、甲硫氨酸、苯丙氨酸、苏氨酸、缬氨酸和色氨酸。蛋白质是构成人体细胞的重要成分，也是保证生理作用的物质基础，是维持人体生长发育和生命的主要营养素。人体的肌肉、血液、内脏、毛发、酶、激素和抗体都是由蛋白质构成的，肌肉和神经细胞内蛋白质成分最多。

主要功能：构成生物机体组织，构成机体内部各种酶、抗体、激素及其他调节生理机能的物质；促进生长发育；维持毛细血管的正常渗透；供给热能。蛋白质的生理作用，在于生成和修复组织细胞，也是能量的重要来源，还能维持酸碱平衡。

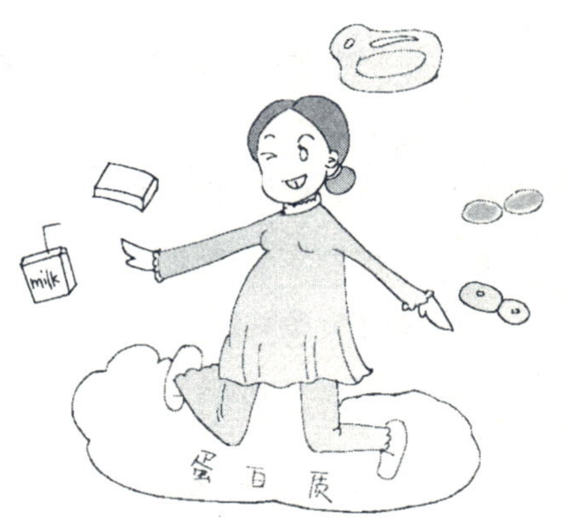

供给量：每天的蛋白质需求量从45～60克增加到75～100克，增加量的多少与你的孕期有关。

胎宝宝处于生长发育最旺盛的时期，需要的蛋白质相对较多。长期缺乏蛋白质，胎儿就会体重过轻，生长发育迟缓，甚至影响智力发育。

含蛋白质多的食物有：牛奶、鸡蛋、鸡肉、猪肉、羊肉、鸭肉、甲鱼、黄鳝、虾、鱼、蟹等，其中鸡蛋、牛奶、鱼类蛋白质为优质蛋白质。植物蛋白含量最多的是大豆，其次是麦和米。花生、核桃、葵花子、西瓜子也含有较多蛋白质。

3 脂肪

脂肪主要由甘油和脂肪酸组成，脂肪酸可分为饱和脂肪酸和不饱和脂肪酸。某些不饱和脂肪酸人体不能合成，也称为必需脂肪酸。亚油酸为体内最重要的必需脂肪酸。食物中的必需脂肪酸对胎宝宝和准妈妈都很重要，是人体能量的主要来源。1 克蛋白质产生 16.69 千焦（3.99 千卡）的热能(1 千卡等于 4.185 千焦)，1 克糖类供热能 16.69 千焦(3.99 千卡)，而 1 克脂肪可供热能 37.66 千焦(9 千卡)。人体生理活动如消化、循环、组织合成、细胞代谢、维持体温、肌肉活动等都需要能量。脂肪还是人体组织细胞的重要组成成分，如细胞膜、神经组织、激素等都含有必需脂肪酸。

主要功能：供给热能和必需脂肪酸；帮助脂溶性维生素吸收；增进膳食的可口感和饱腹感。必需脂肪酸是胎宝宝生长发育的重要物质基础，尤其对中枢神经系统的发育，维持细胞膜的完整以及合成前列腺素起着极为重要的作用。

好孕金点子

膳食中若缺乏脂肪，可导致胎宝宝体重不增，影响大脑和神经系统发育。准妈妈可发生脂溶性维生素缺乏症。若长期摄入脂肪过多，体内储存脂肪就要增，而导致准妈妈和新生儿肥胖。

各种油类如花生油、豆油、菜油、香油、猪油等含有脂肪，食物中奶类、肉类、鸡蛋、鸭蛋等含脂肪也很多，此外花生、核桃、果仁、芝麻、蛋糕、油条等也含有很多脂肪。一般来说，植物油比动物油脂好，不仅消化率在 95% 以上，亚油酸含量丰富，而且含有大量维生素 E。

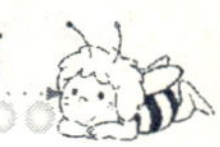

4 糖类

营养学上所称的糖类包括食物中的单糖（葡萄糖、果糖）、双糖（蔗糖、麦芽糖）、多糖（淀粉）和膳食纤维。糖类是人类从膳食中取得热能最经济和最主要的来源。我国人民膳食中60%～70%的热能由糖类提供。

主要功能：供给热能，帮助脂肪在体内“燃烧”；帮助机体蛋白质的合成。在体内起到构成机体组织成分、维持心脏和神经系统正常活动、节约蛋白质、保肝解毒的重要作用，纤维素、果胶等有刺激肠蠕动、利于消化、吸收与排便的作用。

多糖类主要来自谷类、薯类、根茎类食物，单糖与双糖类除部分来自天然食物外，大部分以制成品的形式（如葡萄糖与蔗糖）直接摄取。

准妈妈的膳食宜粗细搭配、荤素搭配，不要吃得过精，以免造成某些营养素吸收不够。

好孕金点子

糖类摄入不足，准妈妈会出现消瘦、低血糖、头晕、无力甚至休克；如摄入过多，可导致肥胖，血脂、血糖升高、生产巨大儿，甚至导致孩子患Ⅱ型糖尿病。

5 维生素A

维生素A又名视黄醇，天然维生素A只存在于动物体内。维生素A缺乏时，皮肤黏膜干燥，表皮细胞增生，过度角化脱屑，抵抗力下降。还可能影响胎宝宝皮肤系统和骨骼系统的生长发育。

三大功能：①保证视紫红质的合成；这种视紫红质是人体对弱光产生敏感的物质，能刺激视神经，形成视觉。缺乏会导致夜盲症。②与黏多糖合成有关，可以维持疏松结缔组织中的水分，使皮肤黏膜能保持一定水分，富有弹性。③促进黏多糖合成，影响骨组织的更新、发育，使长骨能向两端生长。增强抗病力，保持良好精力，是牙齿、头发和指甲所必需的营养素。对甲状腺的发育有重要作用。

好孕金点子

准妈妈应当从每天800微克视黄醇当量增加为1000微克视黄醇当量。

食物来源：动物的肝脏、鱼肝油、奶类、蛋类及鱼卵是维生素A的最好来源。维生素A原，即类胡萝卜素，广泛分布于植物性食品中，其中最重要的是β-胡萝卜素。红色、橙色、深绿色植物性食物中含有丰富的β-胡萝卜素，如胡萝卜、红心甜薯、菠菜、苋菜、杏、芒果等。

6 维生素 B_1

维生素 B_1 是脱羧辅酶的主要成分，参与糖类代谢中丙酮酸及α－酮戊二酸的氧化脱羧作用，能抑制胆碱酯酶的活性，维持胃肠道的正常蠕动和消化腺的分泌，还对神经生理及胃肠、心脏、肌肉等组织有特殊作用。维生素 B_1 能促进胎宝宝生长发育、维持正常的代谢。维生素 B_1 缺少时，神经组织中的糖类代谢首先受到阻碍，致使丙酮酸堆积在神经组织中，引起多发性神经炎和脚气病。轻者食欲差、乏力、膝反射消失，严重者可有抽筋、昏迷、心力衰竭。

好孕金点子

维生素 B_1 的需求量与机体热能总摄入量成正比，孕期热量需求增加，因此，维生素 B_1 的供给量也增加为每天1.5毫克。

维生素 B_1 含量丰富的食物有粮谷类、豆类、干果、酵母、硬壳果类，尤其在粮谷类的表皮部分含量更高，故谷类加工时碾磨精度不宜过度。动物内脏、蛋类及绿叶菜中含量也较高，芹菜叶、莴笋叶中含量也较丰富，应当充分利用。土豆中虽含量不高，但以土豆为主食的地区，也是维生素 B_1 的主要来源。某些鱼类及软体动物体内含有硫胺素酶，生吃可以造成其他食物中维生素 B_1 的损失，故“生吃鱼，活吃虾”的说法，既不卫生，也不科学。

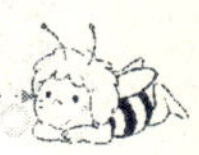

7 维生素 B_2

维生素 B_2 又称核黄素，是人体许多黄素酶辅酶组成成分，在生物氧化过程中广泛地起着递氢作用，并参与机体内三大生热营养素（蛋白质、脂肪、糖类）的代谢过程，与热能代谢直接相关。

主要功能：帮助食物消化，对于孕期及胎儿的早期正常生长发育至关重要。机体缺乏维生素 B_2 则出现能量和物质代谢的紊乱，表现在外生殖器、舌、唇、口角的综合征。临床表现为：①口角炎；②唇炎；③舌炎；④睑缘炎；⑤阴囊炎；⑥脂溢性皮炎。孕期缺乏还容易导致胎宝宝营养供应不足，生长发育迟缓。孕后期缺乏，可导致新生儿在发热数天以后，马上发生舌炎和口角炎。

好孕金点子

准妈妈如果妊娠期缺乏维生素 B_2，可引起或促发妊娠呕吐，还会于孕中期发生口角炎、唇炎、眼部发炎、皮肤炎症等。

食物来源：动物性食物中维生素 B_2 含量较高，尤以肝脏、心、肾脏中丰富，奶、奶酪、蛋黄、鱼类罐头等食品中含量也不少；植物性食品除绿色蔬菜和豆芽等豆类外一般含量都不高。

8 维生素 B_6

（1）准妈妈的维生素 B_6 标准

维生素 B_6 在红细胞内为磷酸吡哆醛，后者作为机体不可缺的辅酶可参与氨基酸、糖类及脂肪的正常代谢。维生素 B_6 还参与色氨酸转化为 5－羟色胺的反应，并可刺激白细胞的生长，也是形成血红蛋白所需要的物质。孕妇每日摄取量为 2.5 毫克。

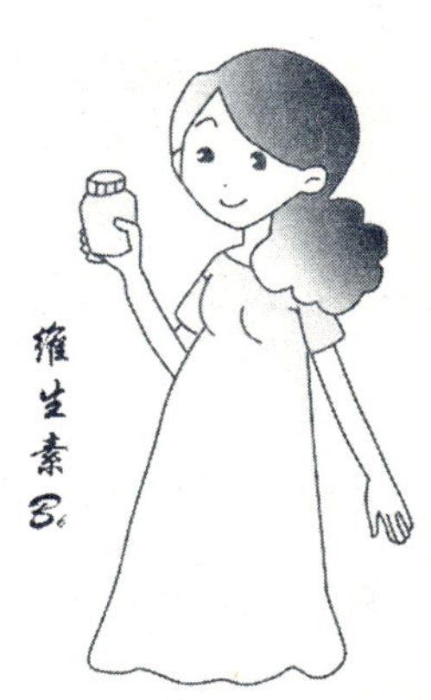

(2) 准妈妈怎样补充维生素 B_6

好孕金点子

孕妇如果缺乏维生素 B_6，就容易发生过敏性反应。妊娠呕吐发生得特别频繁或症状严重，持续时间长时，也要怀疑维生素 B_6 摄入不足。

所有食物均含维生素 B_6，下列食物中维生素 B_6 最丰富：胡萝卜、鸡肉、蛋、豌豆、菠菜、核桃。其次含量较高的食物有：香蕉、菜花、全谷、土豆、苜蓿。

孕妇过量或长期服用维生素 B_6，胎儿容易对它产生依赖，表现为宝宝出生后易兴奋、哭闹不安、易受惊。有这几种现象发生的宝宝，在1~6个月龄时还会出现体重不增，医学上称之为维生素 B_6 依赖症，如果诊治不及时，将会留下智力低下的后遗症。

9 维生素 B_{12}

维生素 B_{12}是人体三大造血原料之一。它是唯一含有金属元素钴的维生素，故又称为钴胺素，是一种水溶性维生素。

好孕金点子

膳食缺乏维生素 B_{12} 的常见症状是虚弱、减重、背痛、四肢感到刺痛、神态呆滞、精神失常。也有可能引起贫血症，但非常少见。

主要功能：促进红细胞的发育和成熟，使机体造血机能处于正常状态，预防恶性贫血。促进糖类、脂肪和蛋白质代谢；具有活化氨基酸、促进核酸的生物合成和促进蛋白质合成的作用，对婴幼儿的生长发育非常重要。维生素 B_{12}除了对血细胞的生成及中枢神经系统的完整起很大的作用之外，还有消除疲劳、恐惧、气馁等不良情绪的作用，更可以防治口腔炎等疾患。

维生素 B_{12}只存在于动物食品中，如牛奶、肉类、动物脏器、鱼、蟹类、蛋类、干酪等。180克软干奶酪或1/2升牛奶中所含的维生素 B_{12}就可以满足人体每日所需。只要不偏食，准妈妈一般不会缺乏维生素 B_{12}。

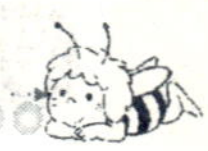

维生素 B_{12} 需要一种特殊胃肠道分泌物才被机体吸收，它在肠道内停留时间较长，大约有 3 小时（大多数水溶性维生素只有几秒钟）。

10 维生素 C

维生素 C 又称为抗坏血酸，是一种酸性多羟化合物，易溶于水，在干燥及无光线条件下比较稳定。很容易被氧化，加热或暴露于空气中、碱性溶液及金属离子都能加速其氧化。

主要功能：增强对传染病的抗病能力，建立牢固的胎盘，帮助铁质吸收。参与体内氧化还原过程，维持组织细胞的正常能量代谢和调节细胞内氧化还原电位；促进体内胶原合成；将血浆运铁蛋白中三价铁还原成二价铁，促进铁的吸收；增加机体的抗病能力，促进伤口愈合；阻断亚硝胺在体内形成，具有防癌和抗癌作用；大量维生素 C 还可促进心肌利用葡萄糖和心肌糖原的合成。

维生素 C 主要来源于新鲜蔬菜和水果，水果中以酸枣、红果、柑橘、草莓、野蔷薇果、猕猴桃等含量高；蔬菜中以番茄、辣椒、豆芽含量最多，其他蔬菜也含有较多的维生素 C。蔬菜中的叶部比茎部含量高，新叶比老叶含量高，有光合作用的叶部含量最高。牛奶因为经过消毒，维生素 C 被破坏，含量只有人乳的 1/4～1/3。在治疗孕期缺铁性贫血时，如果同时补充维生素 C 可以促进铁的吸收，达到事半功倍的效果，也可通过多吃新鲜水果而得到解决。

好孕金点子

维生素 C 易被破坏，所以蔬菜水果应即购即食。若要储藏，用纸袋或多孔的塑料袋套好，放在冰箱冷藏层或阴凉处。

11 维生素 D

维生素 D 是所有具有胆骨化醇生物活性的类固醇统称。其中维生素 D_2 与

维生素 D_3 是最重要的维生素 D。两者结构相似，功能相同，皆为脂溶性维生素，对热、氧、酸、碱均较稳定。两者主要区别在于来源不同，维生素 D_2 来源于植物，大多数植物中含有微量的麦角固醇，植物叶暴露于日光后形成维生素 D_2；维生素 D_3 来源于动物，人与动物皮肤中的7-脱氢胆固醇经紫外线照射后即可转变成维生素 D_3，然后运往肝、肾转化为具有生物活性的形式。

主要功能：调节钙和磷代谢，使钙从肠黏膜吸收到血中；还可调节磷从肾中重吸收，维持血中钙和磷的正常浓度；同时促进血中的钙沉积于新骨形成的部位，有利于骨质的钙化。从而促进钙质和磷脂的吸收，强化骨骼及牙齿。

维生素 D 可以在体内蓄积，过多摄入可以引发维生素 D 过多症，甚至发生中毒，表现为头痛、厌食，血清钙、磷增加，软组织钙化，肾功能衰竭，高血压等症状。停止食用，数周后可恢复正常。孕期摄入过量，可导致胎宝宝骨骼硬化，分娩困难。

食物来源：含维生素 D_3 最丰富的食物有鱼肝油、动物肝脏、蛋黄、奶类、鱼子等；维生素 D_2 来自植物性食品。

12 维生素 E

维生素 E 是所有具有生育酚生物活性的色酮衍生物的统称，其中以 α-生育酚的活性最高。维生素 E 具有很强的抗氧化作用，能阻止不饱和脂肪酸受到过氧化作用的损伤，从而维持细胞膜的完整性和正常功能，具有延缓衰老、预防大细胞性溶血性贫血的作用。此外，它还可以促进脑垂体前叶促性腺分泌细胞功能，增加卵巢机能，使卵泡数量增多，黄体细胞增大，增强孕酮的作用，促进精子的生成及增强其活力。所以医学上常采用维生素 E 治疗男女不孕症及先兆流产，生育酚也由此得名。

主要功能：组成细胞膜所必需，有保护各种脂肪酸的功能。

食物来源：各种植物油（麦胚油、葵花子油、玉米油、花生油、香

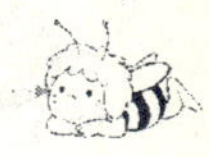

油）、谷物的胚芽、许多绿色植物、肉、奶油、奶、蛋等都是维生素 E 良好的来源。

维生素 E 易溶于脂肪溶剂，对热与酸稳定，对碱敏感，可缓慢地被氧化破坏。维生素 E 有助于安胎保健，因此准妈妈应注意补充。葵花子富含维生素 E，你只要每天吃 2 勺葵花子油，即可以满足需要。

13　叶酸

叶酸，是一种水溶性维生素。它的主要生理功能：是蛋白质和核酸合成的必需因子，在细胞分裂和繁殖中起重要作用；血红蛋白的结构物卟啉基的形成、红细胞和白细胞的快速增生都需要叶酸参与。使甘氨酸形成氨基酸，组氨酸形成谷氨酸，使半胱氨酸形成蛋氨酸；参与大脑中长链脂肪酸如 DHA 的代谢，肌酸和肾上腺素的合成等；使酒精中乙醇胺合成为胆碱。

叶酸是胎儿神经发育的关键营养素，准妈妈补充叶酸，既可防止胎儿神经管畸形，又可防止母体同型半胱氨酸增高。母体血液中的同型半胱氨酸增高可能会发生冠心病或妊娠合并症，是胎儿的血液形成和中枢神经系统的发育不可缺少的。

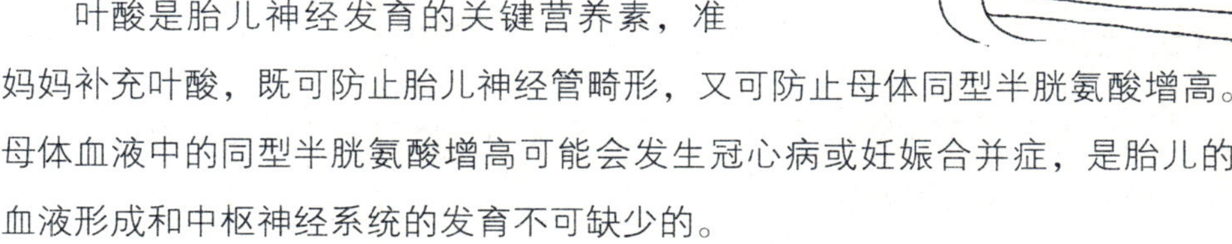

食物来源：绿叶蔬菜中，如菠菜、生菜、芦笋、龙须菜、油菜、小白菜、甜菜等都富含叶酸；谷类食物中，如酵母、麸皮面包、麦芽等；水果中，如香蕉、草莓、橙汁、橘子等，以及动物肝中均富含叶酸。

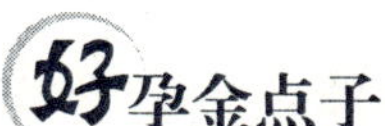

好孕金点子

叶酸遇热会被破坏，因此建议食用上述富含叶酸的食物时不要长时间加热，以免破坏食物中所含的叶酸。

14 钙

钙是人体必需的常量元素。新生儿体内含钙25～30克。成人体内含钙850～1200克，相当于体重的1.5%～2.0%。

钙是牙齿和骨骼的主要成分，二者合计约占体内总钙量的99%。钙与镁、钾、钠等离子在血液中的浓度保持一定比例才能维持神经、肌肉的正常兴奋性。钙离子是血液保持一定凝固性的必要因子之一，也是体内许多重要酶的激活剂。

> **好孕金点子**
>
> 孕期缺钙，不仅母体会引发相关疾病，并发妊娠高血压综合征，新生儿也易发生骨骼病变，生长迟缓，佝偻病以及新生儿脊髓炎等。

奶和奶制品中钙含量最为丰富且吸收率也高，虾皮、芝麻酱、大豆及其制品是钙的良好来源，深绿色蔬菜如小萝卜缨、芹菜叶、雪里红等含钙量也较多。小鱼干及大骨汤（大骨应剁开，并加些醋，以利钙质流入汤中）也是良好的钙质来源。体育锻炼、多晒太阳也可促进钙的吸收和储备。

15 铁

铁在人体中含量为4～5克。功能是参与血红蛋白的形成而促进造血。在血红蛋白中的含量约为72%。

> **好孕金点子**
>
> 植物中的肌醇六磷酸（植酸）、草酸、膳食纤维、茶与咖啡、牛奶中的蛋白质会抑制铁质的吸收。尽量使用铁锅、铁铲做饭，铁离子会溶于食物中，易于肠道对铁的吸收。

铁是形成血红蛋白的主要成分。一个体重55千克的成年女性，每天应摄入铁20毫克；在孕4～6个月，平均每天应摄入25毫克；孕7～9个月，平均每天应摄入35毫克；产前及哺乳期，每天应摄入25毫克。

动物肝脏、动物血、瘦肉；红

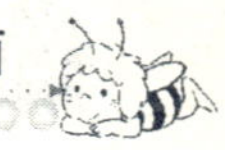

糖、干果、蛋、豆类；桃、梨、葡萄等水果；以及菠菜等绿色蔬菜都是补铁的好食物。食物中的铁分为血红素铁和非血红素铁两种。血红素铁主要存在于动物血液、肌肉、肝脏等组织中，这种铁消化、吸收率较高。植物性食品中的铁为非血红素铁，它吸收率低。鱼和肉除了自身所含的铁较容易吸收外，还有助于植物性食品中铁的吸收。维生素C能增加铁在肠道内的吸收。素食者吃全谷类及绿色蔬菜时更应搭配维生素C丰富的食物，以增加吸收。

16 锌

人体内有70多种酶和锌有关系。锌通过对蛋白质和核酸的作用，而促进细胞分裂、生长和再生，对生长发育旺盛的婴幼儿有重要的营养价值。锌还和脑下垂体分泌生长激素有关，因此补锌能使小儿身高体重明显增加。锌还能维持正常的食欲与味觉。

锌能增强吞噬细胞的杀菌功能，促进创口愈合，促进及维持性机能，还能从肝储存中释放维生素A。

锌在牡蛎中含量十分丰富，其次是鲜鱼、牛肉、羊肉、贝壳类海产品。经过发酵的食品含锌量增多，如面筋、烤麸、麦芽都含锌。豆类食品中的黄豆、绿豆、蚕豆等；硬壳果类的花生、核桃、栗子等，均可选择食用。但是谷类中的植酸会影响锌的吸收，精白米和精白面粉含锌量少，因此，食物不要加工太精细。

好孕金点子

动物食品中的锌一般比植物食品中的锌易于吸收，也许是由于植物中的肌醇六磷酸（植酸）和纤维可与肠中锌结合而影响其吸收。

17 碘

碘是人体必需的微量元素之一，人体各个时期均需要。

它是人体甲状腺素的组成成分，对调节人体生理功能具有重要的作用：

它能够调节能量代谢，使产能物质如糖类等产生能量，供给细胞利用，以完成各种生理活动；更重要的是，甲状腺素能够促进胎儿及婴幼儿的生长发育；碘还能促进神经系统的发育，维持正常的生殖功能。

准妈妈对碘的需求量比一般人的需求量要高，因为胎儿的生长发育旺盛，各系统的发育对甲状腺激素的需求量增加。成人摄取碘的日推荐量为150微克，准妈妈每日应相应再增加50微克。准妈妈如果缺碘，会使胎儿甲状腺素合成不足，使大脑皮层中分管语言、听觉和智力的部分发育不全，出生后表现为不同程度的聋哑、痴呆、身材矮小、智力低下等。

含碘丰富的食物有海带、紫菜、海蜇、海虾等海产品，含碘食盐。为了保证食物中碘不因存放及加工不当而丢失，在食物的储存及加工中也应注意下列几方面：碘遇热易升华，因而加碘食盐应存放在密闭容器中，且温度不宜过高，菜熟后再加盐，以减少损失；海带要注意先洗后切，以减少碘及其他营养成分的丢失。准妈妈除进食一些含碘丰富的食物外，不能随便补碘，否则同样会对胎儿造成危害。

18 铜

铜是机体内蛋白质和酶的重要组成部分，人体内至少有20种酶含有铜，其中至少有10种需要靠铜来发挥作用。胎宝宝在孕后期的生长，骨骼的强化，红、白细胞的成熟，铁的运转，胆固醇和葡萄糖的代谢，心肌的收缩，以及大脑的发育，都需要铜。

铜与锌、镁的化合物有抑制恶性肿瘤的作用。铁的储存和血红蛋白释出，是以铜为催化剂的。铜对结缔组织的形成、造血和中枢神经系统的正常运转发挥着重要作用。

含铜较多的食物有柿子、柑橘、

好孕金点子

孕早期准妈妈常有恶心呕吐等早孕反应，进食量少。在此阶段，准妈妈如每日能吃几个核桃、少量的瓜子，就能补充一定量的微量元素。

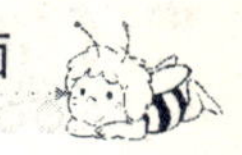

番木瓜、苹果、栗子、芝麻、红糖、蘑菇、海鲜（特别是水生有壳类动物，如牡蛎和蟹，它们在海洋取食的过程中汲取了大量的铜）、动物肝、红色肉类、豆类、小米、玉米、绿色蔬菜等。

第二节　十月怀胎同步营养方案

1　孕1月准妈妈饮食指南

第1个月孕妇往往不知道自己已经怀孕，不太注意饮食问题。其实，此时就应该多吃含必需氨基酸较多的食物，并开始多食新鲜水果。

（1）蛋白质

准妈妈要摄入充足的优质蛋白质，以保证受精卵的正常发育，可多吃鱼类、蛋类、乳类、肉类和豆制品等。

（2）维生素

维生素对保证早期胚胎器官的形成发育有重要作用，准妈妈要多摄入叶酸、维生素C、B族维生素等。叶酸普遍存在于有叶蔬菜、柑橘、香蕉、动物肝脏、牛肉中。富含B族维生素的食物有谷类、鱼类、肉类、乳类及坚果等。准妈妈要多吃新鲜水果，多摄入维生素C，以增加身体的免疫力。

（3）糖类

准妈妈每天应摄入150克以上糖类。若受孕前后糖类和脂肪摄入不足，准妈妈会处在饥饿状态，就可能导致胎儿大脑发育异常，出生后智力下降。糖类主要来源于面粉、大米、玉米、红薯、土豆、山药等粮食作物。

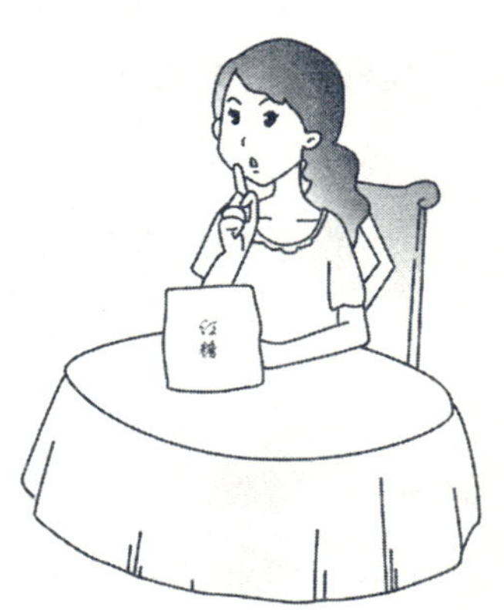

（4）矿物质

各种矿物质对早期胚胎器官的形成发育有重要

作用。富含锌、钙、磷、铜的食物有乳类、肉类、蛋类、花生、核桃、海带、木耳、芝麻等。

此外，准妈妈可以采取少食多餐的办法，饮食要清淡，少吃油腻和辛辣食物，多吃易于消化吸收的食物；蔬菜应充分洗净，水果应去皮，以免农药污染，加工和烹调方法要得当，减少营养流失，符合卫生要求，避免食物污染，少用调味料；炊具以铁质或不锈钢制品为好，尽量不用铝制品和彩色搪瓷用品，避免铝、铅等重金属元素的损害。

好孕金点子

早餐可选择牛奶、鸡蛋和淀粉类食物，如面包、馒头等；午餐除主食外，配以肉类、蛋类、蔬菜等；晚餐应清淡、易消化和营养全面。

2 孕2月准妈妈饮食指南

准妈妈在孕2月会出现早孕反应，心情比较烦躁，食欲比较差，此时应多吃一些能开胃健脾、使心情愉悦的食品，如苹果、枇杷、石榴、米汤、白豆、赤豆、鸭蛋、鲈鱼、白萝卜、白菜、冬瓜、淮山药、红枣等。

（1）适当增加一些优质蛋白质

孕2月，由于腹中胎儿尚小，发育过程中不需要大量营养素，摄入的热量不必增加。只要能正常进食，并适当增加一些优质蛋白质，就可以满足胎儿生长发育的需要了。蛋白质每天的供给量以80克为宜。

（2）吃点能够减轻呕吐的食物

如果准妈妈有轻微恶心、呕吐现象，可以吃点能减轻呕吐的食物，如烤面包、饼干、米粥等。干食品能够减轻准妈妈恶心、呕吐的症状，稀饭能补充因恶心、呕吐失去的水分。为了克服晨吐症状，早晨准妈妈可在床边准备一杯水、一片面包、一小块水果、几粒花生米，少量进食可以帮助减缓恶心。

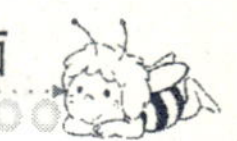

（3）不必勉强吃脂肪类食物

由于早孕反应，准妈妈有可能吃不下脂肪类食物，也不必勉强自己，此时可以动用自身储备的脂肪。豆类、蛋类、乳类食品也可以少量补充脂肪。

（4）多吃含淀粉丰富的食物

含淀粉丰富的食物不妨多吃一些，以提供必需的能量。

（5）多补充维生素

维生素是胎儿生长发育必需的营养物质，叶酸、B族维生素、维生素C、维生素A都是孕2月准妈妈必须补充的。准妈妈要多吃新鲜的蔬菜、谷物、水果等。

（6）多补充水和矿物质

准妈妈要注意补充水和矿物质，如果早孕反应严重，剧烈呕吐容易引起人体水盐代谢失衡。准妈妈要多吃干果，不仅可补充矿物质，还可补充必需脂肪酸，有利于宝宝大脑的发育。

3　孕3月准妈妈饮食指南

孕3月，准妈妈仍有早孕反应，情绪仍会波动，还容易发生便秘。膳食大致与第1个月相似，但必须增加含纤维素较多的新鲜蔬菜，如芹菜、韭菜、菠菜、豆角、豆芽等。

孕3月，准妈妈要尽量保证蛋白质的充分摄入，而且要植物蛋白和动物蛋白均衡摄取。含蛋白质较高的食物有口蘑、松蘑、猴头菇、绿豆、蚕豆、芸豆、牛蹄筋、海参、贝类等。

糖类也不能忽视，富含糖类的食物主要是主食，准妈妈切不可一味地吃水果、蔬菜，而忽略了主食，否则会感到能量不足，容易疲惫。

第3个月是胎宝宝大脑和骨骼发育的初期，要注意必需脂肪酸及钙、磷等元素的摄入，还要补充适量的维生素，包括叶酸。枸杞子、杏仁等含有钙、磷、铁、钾、锌、硒等元素，不但可以补充矿物质元素，还可以增强机体的免疫力。

4 孕4月准妈妈饮食指南

妊娠4个月时，早孕反应已消失，孕妇心绪转好，这个时期是胎儿生长发育较快的阶段，需要较多的营养，因此孕妇要多摄取蛋白质、植物性脂肪、钙、维生素等营养物质。特别是有过严重早孕反应的人，身体的营养状况不好，为夺回损失，必须摄取足够的高质量的饭菜。

（1）较高的热量

较高的热量是通过多吃主食获得，孕中后期每天应当摄入400～500克的主食。适当增加脂肪的摄入量，可通过增加肉类食物实现。

（2）蛋白质

增加肉、鱼虾、蛋、豆制品的摄入，以获得蛋白质。

好孕金点子

准妈妈有可能出现妊娠性贫血，要多吃补血的食物，如红枣、蛋黄等。

（3）增加牛奶的摄入量

孕中晚期，为保证钙及维生素的摄入，每天应饮用500毫升以上的牛奶。不能耐受牛奶者，可改用酸奶。为了补钙，还应吃些虾皮。

（4）多吃蔬菜、水果

补充维生素、纤维素及矿物质。

5 孕5月准妈妈饮食指南

孕5月，为适应孕育宝宝的需要，准妈妈体内的基础代谢增加，子宫、乳房、胎盘迅速发育，需要适量的蛋白质和能量。胎儿开始形成骨骼、牙齿、五官和四肢，同时大脑也开始形成和发育。因此，准妈妈对营养素的足量摄取至关重要。

准妈妈孕5月营养要素：

（1）蛋白质

准妈妈每天蛋白质摄入量应达到80～90克，以保证子宫、乳房进一步发

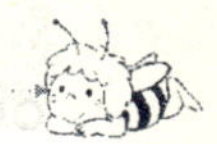

育，同时维持胎儿大脑的正常发育。

（2）较高的热量

孕5月比未怀孕时需增加热量10%～15%，即每天增加836.8～1255.2千焦(200～300千卡)热量。为满足热能需要，应注意调剂主食的品种花样，如大米、高粱米、小米、红薯等。

（3）脂肪

胎儿大脑形成需要足量的脂肪，准妈妈应多吃些富有脂质的食物，如鱼头、核桃、芝麻、栗子、黄花菜、香菇、紫菜、牡蛎、虾、鸭、鹌鹑等。鱼肉含有两种不饱和脂肪酸，即22－碳六烯酸（DHA）和20－碳五烯酸（EPA），这两种不饱和脂肪酸对胎儿大脑发育非常有好处，在鱼油中的含量要高于鱼肉，鱼油又相对集中在鱼头，所以准妈妈可以适量多吃鱼头。

（4）维生素

维生素A有促进生长的作用，孕5月需要维生素A比平时多20%～60%，每天摄入量为800～1200微克。准妈妈要多摄入维生素A、维生素C、维生素D和B族维生素。准妈妈可以多吃蔬菜、水果，来补充维生素。

好孕金点子

从本月起，准妈妈还要注意补钙，可加服鱼肝油，但不宜过量。适合准妈妈吃的几种零食有：红枣、花生仁、瓜子。绿豆是孕妇理想的食品，是孕妇补锌及防止妊娠水肿的食疗佳品。

（5）矿物质

孕中期为保证钙等矿物质的摄入量，每天应饮用500毫升以上的牛奶或奶制品。不能耐受牛奶者，可改用酸奶。为了补钙，还必须经常吃些虾皮。准妈妈要多吃蔬菜、水果来补充矿物质。

6　孕6月准妈妈饮食指南

胎儿和婴儿大脑发育最关键的时期是妊娠最后3个月至出生后6个月。若孕妇营养不良，胎儿脑及神经系统的发育会受到严重影响。微量元素和维生素缺乏会导致胎儿先天畸形。孕妇这时要补充足够的热能和营养素，才能满足自身和胎儿迅速生长的需要。

（1）**蛋白质**

世界卫生组织建议，准妈妈在怀孕中期，每日应该增加优质蛋白质9克，相当于牛奶300毫升或两个鸡蛋或50克瘦肉。在准妈妈的膳食安排中，动物性蛋白质应占全部蛋白质的一半，另一半为植物性蛋白质。

（2）**热量**

一般来说，孕6月准妈妈热量的需求量比孕早期增加836.8千焦（200千卡）。多数女性孕中期工作减轻，家务劳动和其他活动也有所减少，所以热量的增加应因人而异，根据体重的增长情况进行调整。准妈妈体重的增加一般应控制在每周0.3～0.5千克。建议准妈妈用红薯、南瓜、芋头等代替部分米、面，可以在提供能量的同时，供给更多的维生素和矿物质，南瓜还有预防妊娠糖尿病的作用。

（3）**脂肪**

准妈妈孕6月每日食用的植物油以25克左右为宜，总脂肪量为50～60克。

（4）**维生素**

准妈妈此时对B族维生素的需求量增加，而且B族维生素无法在体内存储，必须有充足的供给才能满足机体的需要。准妈妈要多吃富含维生素的食品，如瘦肉、动物肝脏、鱼类、乳类、蛋类及绿叶蔬菜、新鲜水果等。

好孕金点子

在此阶段少食多餐比一日三餐的效果要好。饭前饭后要躺下来休息10～30分钟。最好采取少食多餐的方式，一天分4～5次进餐，同时餐前按摩脸颊，可达到收敛效果。

（5）**矿物质**

此时还应强调钙和铁的摄入量，另外碘、镁、锌、铜等对准妈妈和宝宝的健康也是不可缺少的。因此，准妈妈要多吃蔬菜、蛋类、动物肝脏、乳类、

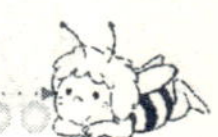

豆类、海产品等。

（6）水

每天准妈妈至少喝 6 杯开水。有水肿的准妈妈晚上少喝水，白天要喝够量。多喝水也是保证排尿畅通、预防尿路感染的有效方法。

7　孕 7 月准妈妈饮食指南

本月是孕中期的最后一个月，准妈妈和胎宝宝各方面情况与前月相差不大。但本月已经开始面临妊娠高血压综合征的威胁，因此，在饮食上需要格外小心。

（1）日常饮食应清淡

少吃动物性脂肪，减少盐的摄入量。水肿明显的准妈妈要将每日盐的摄取量控制在 2～4 克。

（2）适当补钙

在适当补钙的同时应充分摄取蛋白质，可吃鱼、瘦肉、牛奶、豆类等，继续补充新鲜蔬菜和水果。

（3）要注意增加植物油的摄入

此时，胎宝宝机体和大脑发育速度加快，对脂质及必需脂肪酸的需求增加，须及时补充。因此，可适当增加烹调所用的植物油。

（4）多吃利尿、消水肿的食物

准妈妈要多吃冬瓜、萝卜等可以利尿、消水肿的蔬菜。

（5）少吃或不吃难消化或易胀气的食物

准妈妈应少吃白薯、洋葱、土豆等，以免引起腹胀，使血液回流不畅，加重水肿。

8　孕 8 月准妈妈饮食指南

妊娠最后 3 个月，胎儿生长最快，此时，孕妇的膳食调配质量要好，品种要齐全。进入孕晚期后，结合孕晚期的营养特点，应在孕中期饮食的基础上，进行相应的调整。

（1）**添加零食和夜餐**

孕晚期除正餐外，准妈妈要添加零食和夜餐，如牛奶、饼干、核桃仁、水果等食品，夜餐应选择容易消化的食品。

（2）**摄入充足的维生素**

孕晚期需要充足的水溶性维生素，尤其是维生素 B_1。如果准妈妈缺乏维生素 B_1，就容易引起呕吐、倦怠，并在分娩时子宫收缩乏力，导致产程延缓。

（3）**忌食过咸过甜或油腻食物**

过咸的食物可引起或加重水肿；过甜或过于油腻的食物可致肥胖。孕妇食用的菜和汤中一定要少加盐，并且注意限制摄入含盐分较多的食品。

（4）**忌食刺激性食物**

刺激性食物包括浓茶、咖啡、酒及辛辣调味品等。特别是怀孕 7 个月以后，这些刺激性食物易导致大便干燥，会出现或加重痔疮。

9 孕 9 月准妈妈饮食指南

本月准妈妈主要是为分娩做准备，一方面为自身提供足够的能量，另一方面要保证胎宝宝的营养需求。此时胃部仍会有挤压感，每餐可能进食不多，可以适当加餐，以保证营养的总量。

（1）**蛋白质**

准妈妈每天摄入优质蛋白质 75～100 克，蛋白质食物来源以鸡肉、鱼肉、虾、猪肉等动物蛋白为主，可以多吃一些海产品。

（2）**糖类**

准妈妈保证每天主食（谷类）400 克左右。

（3）**脂肪**

准妈妈保证每天总脂肪摄入量约为 60 克。孕 9 月时，胎儿大脑中某些部

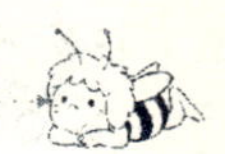

分还没有成熟，因此，准妈妈需要适量补充脂肪，尤其是植物油仍是必需的。

（4）维生素 B_1

孕9月的准妈妈应注意补充维生素，其中水溶性维生素以维生素 B_1 最为重要。如果准妈妈维生素 B_1 补充不足，易出现呕吐、倦怠、体乏等现象，还可能在分娩时影响子宫收缩，使产程延长，分娩困难。

（5）维生素K

如果准妈妈缺乏维生素K，将会造成新生儿在出生时或满月前后出现颅内出血，因此应注意补充维生素K，多吃动物肝脏及绿叶蔬菜等富含维生素K的食物。

（6）维生素A、维生素C和维生素D

为了利于钙和铁的吸收，还要注意补充维生素A、维生素C和维生素D。

（7）铁质

准妈妈在孕9月应补充足够的铁。胎儿肝脏以每天5毫克的速度储存铁，直到存储量达到240毫克。

如果孕9月准妈妈铁质摄入不足，有可能影响胎儿体内铁的存储，出生后易患缺铁性贫血。

（8）钙质

准妈妈在此时还应补充足够的钙。胎儿体内的钙一半以上是在怀孕期最后两个月存储的。如果孕9月准妈妈钙摄入量不足，胎儿就要动用母体骨骼中的钙，致使母亲发生软骨病。

（9）水

由于准妈妈胃部容纳食物的空间不多，所以不要一次大量饮水，以免影响进食。

10　孕10月准妈妈饮食指南

怀孕10个月，准妈妈已经进入冲刺阶段，胃部不适感会有所减轻，食欲会有所增加，但往往会对分娩过程产生恐惧心理，心情紧张而忽略饮食。这时，准爸爸应帮助准妈妈调节情绪，做一些准妈妈爱吃的食物，以减轻心理压力，正常地摄取营养。

好孕金点子

最后阶段孕妇往往因为心理紧张而忽略饮食，许多孕妇会对分娩产生恐惧心理，觉得等待的日子格外漫长，这时丈夫帮助爱妻调节心绪，做一些爱妻爱吃的食物，以减轻心理压力，正常地摄取营养。

孕10月，准妈妈应限制脂肪和糖类等热量的摄入，以免胎儿过大，影响顺利分娩。为了储备分娩时消耗的能量，准妈妈应多吃富含蛋白质、糖类等能量较高的食品。在孕10月，由于胎儿的生长发育已经基本成熟，如果准妈妈还在服用钙剂和鱼肝油的话，应该停止服用，以免加重代谢负担。

第三节　准妈妈健康饮食有宜忌

1　孕早期准妈妈应远离热性水果

60%～70%以上的女性在怀孕后，都会阴血偏虚，内热较重。因为在胎盘所分泌的绒毛膜促性腺激素、胎盘生乳素及甾体激素中雌孕激素的影响下，孕妇身体的各系统会发生一系列生理变化。

正如中医所说的“产前宜凉，产后宜温”。在孕初期的40～50天里，孕妇最好不要吃性温或是大热的水果。比如像桂圆、荔枝，热带的进口水果也都是热性的，准妈妈吃了很容易“火上加火”。如果孕妇吃荔枝一次吃的过多（>1千克），就会出现嘴唇干、起泡，甚至流鼻血等上火的表现。严重一点的，还会出现阴道流血、小腹坠胀等先兆流产症状。而桂圆也是热性水果，孕妇桂圆吃多了，容易造成口舌及大便干燥。但每天吃两三个荔枝、桂圆是不要紧的，如果一不小心吃多了，就喝点金银花茶来降降火，

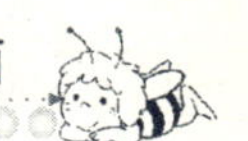

可以起到缓解的作用。

（1）准妈妈吃水果时要注意不要用菜刀削水果

因为菜刀常接触生肉、鱼、生蔬菜，可能被寄生虫或寄生虫卵污染，如果用它削水果，水果也可被污染。

好孕金点子

吃水果在饭后2小时内或饭前1小时。孕妇在孕早期最好还是多吃一些苹果、桃、杏、菠萝、乌梅等中性水果。

（2）水果不能当饭吃

◉吃水果后要漱口：有些水果含有多种发酵糖类物质，对牙齿有较强的腐蚀性，食用后若不漱口，口腔中的水果残渣易造成龋齿。

◉忌饭后立即吃水果：饭后立即吃水果，会造成胀气和便秘。

2　孕期多吃鱼，宝宝更聪明

鱼的蛋白质丰富，远远高于肉类，含有人类需要的各种必需氨基酸，属优质蛋白，而且易消化，其消化率高达85%～95%。鱼还含有丰富的维生素A、维生素D，矿物质含量也高，含有常见的钙、磷、铁、锌、碘、钾、氟化物等均很多。鱼的脂肪含量不多，但质量高，其他动物脂肪多是饱和脂肪酸，而鱼油多为不饱和脂肪酸，不仅可以预防心血管疾病，而且有利于神经系统发育。因此，怀孕的妈妈应多吃鱼。

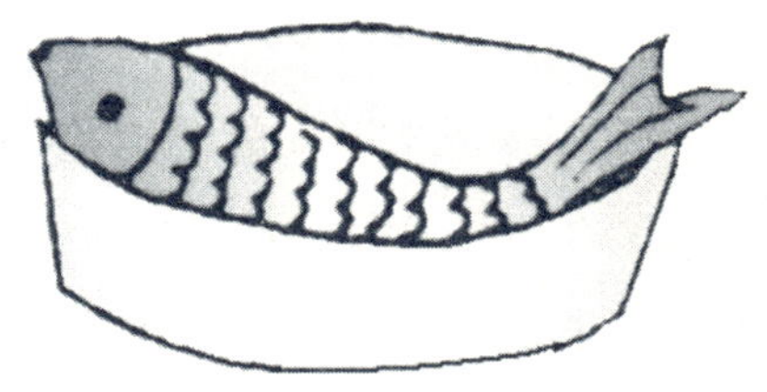

脑细胞的发育有两个高峰期，一个是孕早期，另一个是孕后期至出生后2周岁。此时期脑细胞分裂、增长特别迅速，需要的营养物质多，是补充22－碳酸六烯酸（DHA）和20－碳五烯酸（EPA）的良好时机。所以，怀孕的妈妈多吃鱼对胎宝宝脑发育有极大的好处，在婴儿期，妈妈进行母乳喂养也会使宝宝获得更多的脑营养物质。

3 孕期适量吃豆类食品

豆类食品是重要的健脑食品，如果孕妇适量吃些豆类食品，将十分有益胎儿健脑。

适量吃豆类食品的益处。大豆中含有相当多的氨基酸，正好弥补米、面中营养的不足。谷氨酸、天冬氨酸、赖氨酸、精氨酸在大豆中的含量分别是米中的6、6、12和10倍，而这些营养物质都是脑部所需的重要营养物质，可见大豆是很好的健脑食品。

大豆中蛋白质含量占40%，不仅含量高，而且是适合人体智力活动需要的植物蛋白。因此，从蛋白质角度看，大豆也是高级健脑品。

大豆脂肪含量也很高，约占20%。在这些脂肪中，亚油酸、亚麻酸等多不饱和脂肪酸又占80%以上，这也说明大豆是高级健脑食品。

与黄豆相比，黑豆的健脑作用比黄豆更明显。毛豆是灌浆后尚未成熟的大豆，含有较多的维生素C，煮熟后食用，是健脑的好食品。

豆制品中，首先值得提倡的是发酵大豆，也叫豆豉，含有丰富的维生素B_2，其含量比一般大豆高约1倍。维生素B_2在谷氨酸代谢中起着非常重要的作用，而谷氨酸是脑部的重要营养物质，多吃能提高人的记忆力。

好孕金点子

如果准妈妈摄入豆制品过多，人体对铁元素的吸收功能就会受到抑制，从而导致孕妇出现不同程度的疲倦、嗜睡、贫血、身体无力等症状。

豆腐也是豆制品的一种，其蛋白质含量占35.3%，脂肪含量占19%，是非常好的健脑食品。其他如油炸豆腐、冻豆腐、豆腐干、豆腐片（丝）、卤豆腐干等都是健脑食品，可搭配食用。

豆浆中亚油酸、亚麻酸等多不饱和脂肪酸含量都相当多，是比牛奶更好的健脑食品。孕妇应经常喝豆浆，或与牛奶交替食用。

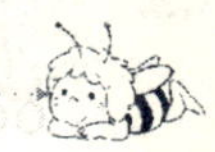

4　孕期宜多吃嫩玉米

玉米的营养价值和保健作用也很高。玉米中的维生素含量非常高，为大米、小麦的5~10倍。同时，玉米中含有大量的营养保健物质，除糖类、蛋白质、脂肪、胡萝卜素外，玉米中含有玉米黄素等营养物质。对孕妇来说，多吃嫩玉米好处很多。

原因之一是在嫩玉米粒的胚乳中，含有丰富的维生素E，而维生素E有助于安胎，可用来防治习惯性流产、胎儿发育不良等。

原因之二是在嫩玉米中所含的维生素B_1，对人体内糖类的代谢起着重要作用，它能增进食欲，促进发育，提高神经系统的功能，使胎儿的大脑发育得更加完善。

原因之三是嫩玉米还含有丰富的维生素B_6，若缺乏，常会发生妊娠呕吐、食欲缺乏，时间长了，容易引起胎儿发育不良。

5　孕期可多吃黑色食品

当前，国内出现了一股黑色食品热，黑色米饭、黑豆、黑色面包、黑色蘑菇、黑色橄榄、黑色海藻、黑芝麻色拉等等。这些食品成为健身的佳肴。

（1）**黑芝麻**

古称胡麻，含有丰富的不饱和脂肪酸、蛋白质、钙、磷、铁质等。它还含有多种维生素等营养素。黑芝麻作为食疗品，有益肝、补肾、养血、润燥、乌发、美容作用，是极佳的美容保健食品。

（2）**黑豆**

黑豆入药保健之效高于黄豆，突出的优点是蛋白质含量高、质量好，每百克黑豆含蛋白质高达45~50克。黑豆还含有丰富的不饱和脂肪酸、钙、磷、铁及胡萝卜素、B族维生素等。常食黑豆食品对健康有益。黑豆有较全面的营养，并有活血、利水、祛风、解毒之功效。

（3）黑米

黑米是我国稻米中之珍品，古为“贡米”，其营养价值比一般白米高，每百克含蛋白质11.3克，普通白米仅含6～8克。黑米中蛋白质含的必需氨基酸也较多，达8种，其中赖氨酸是白米的2～2.5倍。此外，还含有多种维生素和锌、铁、钼、硒等人体必需的微量元素。黑米能滋阴补肾，补胃暖肝，明目活血，健身功效显著。黑米无论煮粥或焖饭都不失为一种理想的滋补食品。

（4）黑色蘑菇

含多种维生素、矿物质、多种氨基酸及丰富的纤维素，不仅味道鲜美，而且能防治高血压、高血脂、冠心病、肥胖病、糖尿病、癌症等病症，备受消费者的青睐。

（5）黑色海藻、海带、紫菜

它们含有特别丰富的碘质，钙、镁、铁含量也很丰富，有利尿、消肿、清血热、降血压、治疗甲状腺肿大等作用。

（6）乌骨鸡

含有丰富的优质蛋白质，脂肪中含有不饱和脂肪酸。中医认为乌骨鸡有养阴退热、补肝益肾等功效。它可食可入药，适用于虚弱、瘦弱、骨蒸、潮热、脾虚泄、月经不调和、遗精等症。男用雌鸡，女用雄鸡。

> **好孕金点子**
>
> 并不是纯黑色的食品才叫黑色食品，其他的一些深色食品比如海带、紫甘蓝、深青色的辣椒都可以算是黑色食品。

（7）黑木耳

功能为益气、润肺、补脑、轻身强志、断谷治痔、和血养荣。它含蛋白质、脂肪、糖类和钙、磷、铁等营养物质以及胡萝卜素、烟酸、维生素 B_1、维生素 B_2、磷脂、甾醇等多种营养素。还含有对人体有益的植物胶质。它不但是一种天然的滋补剂，而且有排除人体肠道中的毛发、减少血液凝块、防治高血压、动脉粥样硬化和冠心病的作用。

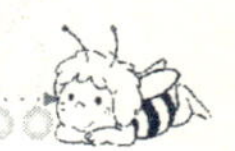

6　孕期补钙可多喝牛奶

怀孕是女性的一个特殊生理过程。一个微小的受精卵会在280天左右长成一个重3000~3500克的胎儿。在整个孕期，母体需要储存钙50克，其中供给胎儿30克。如果母体钙摄入不足，胎儿会从母体的骨骼中夺取，以满足生长的需要，这就使母体血钙水平降低。

营养专家认为，孕妇补钙最好的方法是每天喝牛奶200~400克，每100克牛奶中含钙约120毫克。牛奶中的钙最容易被孕妇吸收，而且磷、钾、镁等多种矿物质搭配也十分合理。

另外，现在有一些专业营养公司研制出孕妇奶粉，它根据孕妇的生理需求，在奶粉中强化钙质，同时兼顾其他营养，冲调方便，口感好，是补钙不错的选择。

7　准妈妈多吃香蕉好处多

香蕉营养价值高、热量低，含有称为“智慧之盐”的磷，又有丰富的蛋白质、糖、钾、维生素A和维生素C，同时纤维也多，可谓是相当好的营养食品。

怀孕女性特别应在她们的日常饮食中加上香蕉，因为香蕉是钾的极好来源，并会有丰富的叶酸；而体内叶酸及亚叶酸和维生素B_6的储存是保证胎儿神经管正常发育、避免无脑和脊柱裂严重畸形发生的关键性物质。此外钾尚有降压、保护心脏与血管内皮的作用，这对于孕妇是十分有利的。营养学家建议，怀孕女性最好每天能吃1~2只香蕉。

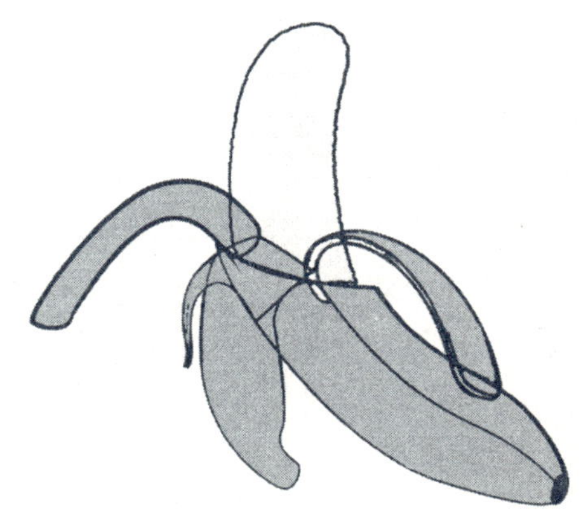

8 准妈妈孕期不宜偏食

有些孕妇在孕前就有偏食的习惯，等到怀孕后就更加“变本加厉”了，她们往往只吃自己喜欢吃的食物，并认为只要多吃就是有营养了，其实偏食和不合理的营养都会影响胎儿的正常生长和发育。一些孕妇在孕前就为了保持体形而很少摄入主食，她们认为主食是身体发胖的主要原因，其实主食为人们带来孕期需要的大部分能量和B族维生素、膳食纤维等，放弃主食将因母体严重缺乏能量而导致胎儿停止发育。也有些孕妇为了保障孩子的营养而拼命摄人大量的动物性食物，每天每餐都有超量的鸡鸭鱼肉，同时炒菜用很多油脂，这将大大超过身体的需要而存积为脂肪，结果孕妇体重猛增，孩子却营养不良。也有孕妇日日与蔬菜水果为伴，不吃其他食物，结果热能和蛋白质摄入量均缺乏，胎儿生长缓慢。根据目前流行的说法，很多孕妇每天吃大量的坚果类食物，希望补充必需脂肪酸和优质蛋白质而有助于胎儿大脑的发育，甚至说核桃的形状像大脑，多吃些能够补脑。其实孕期对必需脂肪酸的需要只比正常人略高，而普通的烹调用植物油就能满足这一需要，过多的坚果类食物同时含有极高的热能和脂肪量，将影响其他营养素的吸收。这要求孕妇通过学习营养知识，端正自己的看法，尽量让饮食接近平衡膳食，才能确保母婴平安。

9 孕期防流产宜多吃绿叶蔬菜

绿叶蔬菜和动物的肝、肾中含有叶酸（B族维生素之一），对胎宝宝的生长发育十分重要。临床实践证明，叶酸具有维护细胞正常生长、增强人体免疫力的功能，对风疹、流感、肝炎等病毒有抵抗作用。如果准妈妈体内叶酸缺乏，不但会出现巨细胞型贫血，还可导致流产。因此，女性在怀孕期间应多吃小白菜、卷心菜、菠菜以及动物的肝、肾等，保证体内有充足的叶酸。

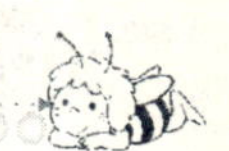

10 孕期不宜多吃盐

女性在怀孕期间容易患水肿和高血压，因此主张准妈妈不宜多吃盐，一点盐都不吃对准妈妈也并非有益，只有适当少吃些盐才是正确的。如果出现以下几种情况，就应忌盐：①患有某些与妊娠有关的疾病（心脏病或肾脏病）时，准妈妈必须从妊娠一开始就忌盐；②准妈妈体重增加过度，特别是同时还发现水肿、血压增高、有妊娠高血压综合征状者应忌盐。

好孕金点子

无咸味的调味品可使准妈妈逐渐习惯忌盐饮食，如新鲜番茄汁、无盐醋渍小黄瓜、柠檬汁、醋、无盐芥末、香菜、大蒜、洋葱等，也可以食用全脂或脱脂牛奶以及低钠的酸奶、乳制甜奶。

所谓忌盐饮食，是指每天摄入氯化钠不得超过 1.5 ~2.0 克。正常进食每天带给人体 8 ~15 克氯化钠，其中 1/3 由主食提供，1/3 来自烹调用盐，而另外 1/3 来自其他食物。

11 孕期忌过多食用刺激性食物

刺激性食物包括葱、生姜、辣椒、芥末、咖喱粉等。这些食物用于调味，可以增进食欲，促进血液循环，一般少量作为作料，对人体的刺激相当微弱，但用量过多，孕妇就不宜食用。这是因为，这些辛辣物质会随母体的血液循环进入胎儿体内，给胎儿以不良刺激。孕妇怀孕后大多呈现血热阳盛的状态，使孕妇体内阴津不足、口干舌燥、生口疮、心情烦躁等，自然不利于胎儿的正常发育。其他如韭菜、茴香、花椒、桂皮、五香粉等，都应尽量少吃。

12 精米精面≠营养丰盛

随着人们生活水平的提高，越来越多的人将精米精面放在了食物的重要位置，特别是对于孕妇，认为精米、精面是高营养的食物。其实，这就大错特错了。

好孕金点子

米淘洗过多、习惯吃捞饭（不喝米汤），蔬菜切后浸泡过久，在食物中加碱烧煮等，均可造成维生素 B_1 的大量损失，而导致缺乏。

谷类食物、未加工的“完整食品”中含有人体正常发育需要的多种维生素和微量元素（铬、锰、锌和维生素 B_1、维生素 B_6、维生素 E 等），也是我国大多数地区居民膳食营养素的主要来源。如果孕妇长期偏食研磨过分精细的精米、精面，就易患营养缺乏症，尤其易患由维生素 B_1 缺乏导致的以消化系统、神经系统及心血管系统等症状为主的脚气病。因为市面上的精米精面在加工时都去掉了大量的米皮米胚，而维生素 B_1 恰恰在这些部分含量最多，可以达到 80%。

13 饭后不要懒于活动

进入孕中、晚期，由于身体行动不便，准妈妈更愿多躺多坐，而不愿多活动。总是吃完饭后，愿意躺一会儿，或者坐下来看电视，很少活动，特别是晚上，更不愿外出散步。长此以往，热量得不到消耗，便积存起来成为皮下脂肪，造成体重过重，甚至肥胖，导致行动困难。

另外，孕妇懒于活动会造成气血不畅，加之胎儿也得不到应有的活动，就会不利于胎儿的生长和成熟，可能出现延迟产期，甚至在母腹内死亡。这种情况在临产前应特别注意。

专家主张，孕妇要适当参加一些体育锻炼和家务活动，这样更有利于胎儿生长和孕妇身体健康。譬如在饭后擦擦桌子，收拾碗筷等，做一些力所能及又不妨碍身体的劳动。再有，就是要在饭后特别是晚饭后，在家人陪同照顾下到屋外散散步，活动一下身体，既有利于消化，也有利于胎教。

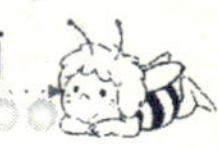

14　孕期准妈妈食谱黑名单

（1）咖啡、浓茶

含有咖啡因的食物，诸如浓茶、咖啡等刺激性饮品，准妈妈也要忌食。成人一天咖啡因的摄取量不宜超过300毫克，假使准妈妈一时之间很难克制自己的欲望，可以采取逐渐减量的方式，来降低咖啡因摄取的比例。

（2）油炸食品

油炸食品色香味美，香脆可口，颇令人喜爱，但是，孕妇不宜过多食用。油炸食品经高温处理后，食物中的维生素和其他多种营养素均受到很大程度的破坏，营养价值明显下降，加之脂肪含量较高，食后很难消化吸收。女性在怀孕早期一般都有早孕反应，食用油炸食品不但影响食欲，而且会使反应加重。怀孕中期以后，增大的子宫压迫肠道，使肠蠕动减弱，食用油炸食品很容易导致便秘。特别是怀孕以后，由于体内激素水平的变化，孕妇消化功能较前下降，油炸食品更不应多吃。一旦食后胃部有饱胀感，会导致下顿饮食量减少，患便秘者更不应食用。再者，研究发现，食用油经反复加热，炸制食品后会产生有致癌作用的物质，经常食用，会对人体产生危害。

（3）方便面

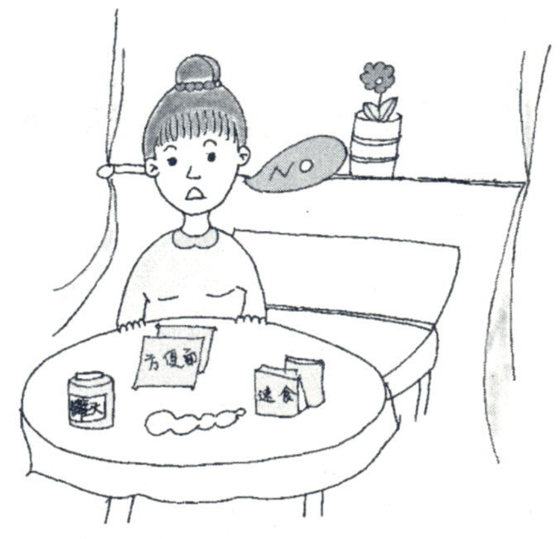

众所周知，人体的正常生命活动需要六大营养素，即蛋白质、脂肪、糖类、矿物质、维生素和水。只要缺乏其中一种营养素，时间长了，人就会患病。而方便面的主要成分是糖类，汤料只含有少量味精、盐分等调味品，即使是各种名目的鸡汁、牛肉汁、虾汁等方便面，其中肉汁成分的含量也非常少，远远满足不了人体每天所需要的营养量。而孕妇所需要的营养素就更多了，吃方便面过多易造成孕妇营养不良，进而引起胎儿体重不足，所以孕妇应尽可能避开或禁止食用这种食品。

（4）腌渍食品

准妈妈不宜食用腌渍食品，一是孕期容易患妊娠高血压，腌渍食物含有大量的盐，是高血压的诱导因素，长期食用对健康不利，另外腌渍食物中含有亚硝酸盐，长期食用容易发生亚硝酸盐中毒，对胎儿也有一定的影响。

15 孕期忌吃山楂

山楂开胃消食，酸甜可口，很多人爱吃，尤其准妈妈在孕早期常有恶心、呕吐、食欲缺乏等妊娠反应，更愿意吃些山楂及山楂制品，调节口味，增强食欲。但是吃山楂对准妈妈是十分不利的。

山楂对准妈妈子宫有兴奋作用，可促进子宫收缩。倘若准妈妈大量食用山楂或山楂制品，就有可能刺激子宫收缩，进而导致流产，尤其是以往有过自然流产史或怀孕后有先兆流产症状的准妈妈，更应忌食山楂和山楂制品。对街头叫卖的糖葫芦，因其包裹的糖衣层加入了人工色素，更不可食用，因为准妈妈食用人工色素后也会对宝宝造成危害。

16 准妈妈忌吃的不良蔬菜

（1）放置过久的土豆

土豆放久了会发芽，发芽的土豆可引起食物中毒，这一点早已为人们所知。但虽未发芽，可贮存时间很长的土豆对人有什么影响却很少有人知晓和重视。土豆中含有生物碱，存放越久的土豆生物碱含量越高，食用这种土豆可影响胎儿正常发育，导致胎儿畸形。当然，人的个体差异很大，并非每个人食用长期贮存的土豆后都会出现异常，但孕妇还是不吃为好。

（2）青番茄

因含有龙葵碱，对胃肠黏膜有较强的刺激作用，对中枢神经有麻痹作用，会引起呕吐、头晕、流涎等症状，生食危害更大。

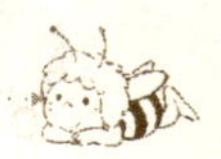

（3）无根豆芽

目前市场上出售的无根豆芽多数是以激素和化肥催发的，无根豆芽是国家食品卫生管理部门明文禁止销售和食用的蔬菜之一。

（4）没熟透的四季豆

如食用没煮熟的四季豆，或外表是青色的菜豆，便会中毒，导致头晕、呕吐，严重者甚至致人死亡。

（5）新鲜黄花菜

集市上的鲜黄花菜虽然新鲜，但因含有水仙碱，进入人体后，经氧化作用使人出现腹痛、腹泻、呕吐等中毒症状。若将新鲜黄花菜在水中充分浸泡，使水仙碱最大限度地溶于水，便不会产生上述症状。

（6）变色的紫菜

若凉水浸泡后的紫菜呈蓝紫色，说明该菜在干燥、包装前已被有毒物所污染，这种紫菜对人体有害，不能食用。

17 准妈妈孕期不宜饥饱不一

有的孕妇对饮食不加节制，大吃特吃，吃得过饱会造成肠胃不适。一次吃得过多，人体大量的血液就会集中到胃里，造成胎儿供血不足，影响胎儿生长发育。也有的孕妇长期饮食过量，这样不但会加重孕妇的胃肠负担，还会造成胎儿发育过大，导致分娩时难产。

同样，有的孕妇由于妊娠反应的干扰，不愿吃饭，可能孕妇本人并不觉得饥饿，但实际上因身体得不到营养的及时供应，对胎儿生长发育不利。

18 孕期吃酸有讲究

许多女性在怀孕以后，经常感到恶心、呕吐、食欲减退，爱吃带有酸味的食品。

女性在怀孕后，体内会发生一系列的生理变化。其中使准妈妈出现恶心、偏食的是一种叫“绒毛膜促性腺激素”的物质，这种物质是由胎盘分泌的，可以抑制人体胃酸的分泌，降低消化酶的活性，从而使准妈妈的消化能力大大降低，出现食欲减退、恶心、呕吐等现象，被称为“早孕反应”。所以准妈妈常常通过吃带有酸味的食品来弥补胃酸的不足，以缓解恶心、呕吐、食欲减退等症状。

虽然带有酸味的食品可以缓解准妈妈出现的恶心、呕吐等症状，但并非所有的酸味食品都适合准妈妈食用。山楂就是准妈妈不该吃的酸味食品，因为山楂可以刺激子宫收缩，有可能诱发流产。除了山楂以外，准妈妈可以放心选择番茄、杨梅、樱桃、橘子、葡萄、苹果等酸味浓郁、营养丰富的新鲜果品，这样既能改善胃肠道不适症状，也可增进食欲，增加营养。

19 孕期进食应细嚼慢咽

孕妇进食是为了充分吸收营养，保证自身和胎儿的营养需要。狼吞虎咽的饮食习惯会使食物不经过充分咀嚼进入胃肠道，这样做的弊端有以下几种：

（1）不能使食物与消化液充分接触

食物未经充分咀嚼就进入胃肠道，食物与消化液接触的面积会大大缩小，会影响食物与消化液的混合，有相当一部分食物中的营养成分不能被人体吸收，这就降低了食物的营养价值，多吃食物并不能多吸收营养成分，对孕妇和胎儿都是不利的。此外，有时食物咀嚼不够，还会加大胃的消化负担或损伤消化道黏膜，易患肠胃病。

（2）不利于消化液的分泌

人体将食物的大分子结构变成小分子结构，有利于消化吸收。这种变化过程是靠消化液中的各种消化酶来完成的。人在进食时，慢慢咀嚼食物，可通过神经反射引起唾液和胃液的分泌，使消化液增多，这无疑对人体摄取食物营养是有利的。咀嚼食物引起的胃液分泌比食物直接刺激胃肠而分泌的胃液数量更大，含酶量高，持续时间长。可见，咀嚼食物对消化液的分泌起着

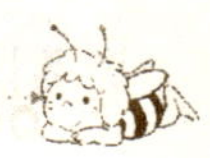

重要作用。

所以，我们提倡细嚼慢咽，增加对食物的咀嚼次数，有利于人体对营养的吸收。对一般人来说是如此，对需要更多营养成分的孕妇更为重要。

20　孕期补充营养莫过剩

女性怀孕后，适当补充营养，既有利于胎儿，又有利于孕妇本身。但是现在出现了这样一种情况：随着人们物质生活水平的大幅度提高，出于对婴儿的营养、健康和聪明的渴望，孕妇往往大力改善膳食营养，终日不断摄入高营养饮食，致使营养过剩，反而起到了适得其反的作用。这种情况是十分普遍的。

单纯地追求营养，使得营养过剩，会使孕妇出现高血压现象和胎儿过大，造成难产、分娩期延长，引起产后大出血。

有些孕妇唯恐胎儿缺钙，每天大量服用含钙多的牛奶，或直接服钙片，并同时服用维生素 A、维生素 D 丸等。这样做的结果，也可使胎儿发生高钙血症，出生后的婴儿囟门关闭过早，腭骨变宽而突出，鼻梁前倾，主动脉窄缩等，严重时可导致幼儿发育不良、智能低下。

因此，孕妇不宜大吃大补、营养过剩。摄入营养素较平时适当多一些，即可确保婴儿营养充足，体质强健。

第四章 准爸妈温馨胎教新主张

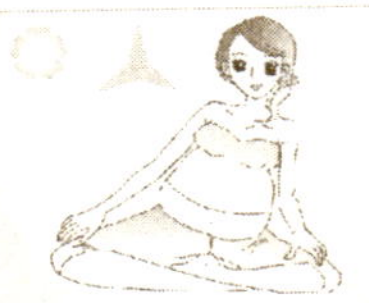

第一节　胎教的基本知识

1 什么是胎教

胎教就是通过调整孕妇身体的内外环境，消除不良刺激对胎儿的影响，并采取一定的方法和手段，积极主动地对胎儿进行训练和教育，以使胎儿的身心发育更加健康成熟，为其出生后的继续教育，奠定良好的基础。

在妊娠期间，采取适当的方法和手段，有规律地对胎儿的听觉和触觉实施良性刺激，通过神经系统传递到大脑，可促进胎儿大脑健康发育，不断开发潜能，并有利于胎儿的心理健康和完善胎儿的人格。使一个优秀人才所具备的丰富的想象力、深刻的洞察力、良好的记忆力、敏捷的思维能力和动手能力等在胎儿期都可通过胎教得到潜在的培养。

好孕金点子

现代科学研究已证明，胎儿不仅具有视觉、听觉、活动和记忆能力，而且能够感受母亲的情绪变化。

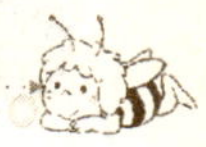

2 胎教与早教有什么区别

胎教这种教育方式不同于出生后的教育，不是教胎宝宝唱歌、说话、算数……胎教主要是指，训练准妈妈为自己及胎宝宝创造一个良好舒适的怀孕环境，保持健康的心理状态，通过与胎宝宝的讯息传递，积极而主动地对胎宝宝进行良性的和温和的信号刺激，激发胎宝宝的大脑和神经系统的潜能，为其出生后的继续教育奠定良好基础。

3 直接胎教和间接胎教

直接胎教是指对准妈妈和胎宝宝的保健教育，是为了促进胎宝宝生理和心理健康成长，确保准妈妈能够平安度过孕产期所采取的精神、饮食、环境等方面的保健措施。因为没有健康的妈妈，就不能生育出健康的宝宝。

母体的身心是否健康，对胎宝宝的成长，包括智力与体质的发育具有决定性的作用。

因此，直接胎教有利于准妈妈和胎宝宝身体和精神的健康，有利于保胎、养胎和护胎等保健措施的实行。

间接胎教是指在怀孕期间加强准妈妈的精神、品德修养，同时，利用一定的方法和手段，通过母体刺激胎宝宝的感觉器官，以激发胎宝宝大脑和神经系统的有意活动，从而促进胎宝宝身心的健康发育。

间接胎教相对于直接胎教来说，更偏重于品德、精神、智力以及性情的培养、情操的陶冶，主要是通过采取一些措施与方法，让准妈妈置身于美好的事物、环境和氛围中，这样，不但会使准妈妈精神饱满、心情舒畅、头脑清醒、思维敏捷，还能间接促进胎宝宝身心、品质、智力等方面的良好发育。

因此，间接胎教实际上是在直接胎教的基础上，对准妈妈和胎宝宝精神世界的优化和美化措施，在胎宝宝个性的形成、智力的发育和人格的完善等方面，具有举足轻重的作用。

4 胎儿的大脑发育与胎教

做父母的都想得到一个聪明伶俐、活泼可爱的孩子。然而，聪明孩子的前提却取决于胎儿期大脑的发育情况。现在我们就来看看胎儿的大脑是怎样发育的。

早在受孕后的第20天左右，胚胎中已有大脑原基存在；妊娠第2个月时，大脑里沟回的轮廓已经很明显；到了第3个月，脑细胞的发育进入了第1个高峰时期；妊娠第4～5个月时，胎儿的脑细胞仍处于迅速发育的高峰阶段，并且偶尔出现记忆痕迹；从第6个月起，胎儿大脑表面开始出现沟回，大脑皮质的次结构也已经基本定型；第7个月的胎儿大脑中主持知觉和运动的神经已经比较发达，开始具有思维和记忆的能力；第8个月时，胎儿的大脑皮质更为发达，大脑表面的主要沟回也已经完全形成。

据有关报道，胎儿的脑从妊娠6个月起就已具有140亿个脑细胞，也就是说已经基本具备了一生中所有的脑细胞数量。其后的任务只是在于如何提高大脑细胞的质量，若想再增加一些脑细胞，恐怕是回天无力了。

由此可见，胎儿期是脑的发育的关键时期。仅仅从这一点来看，从胎儿期开始的系统科学的胎教就势在必行。当然，胎儿脑的发育还不够成熟，尤其起重要作用的脑神经末梢尚未完全形成，大概要到出生后10岁左右才能全部发育完成。未来的父母在胎教过程中应注意到这一问题，切不可急于求成，否则只能是欲速则不达。

5 胎儿具有感知和学习能力吗

宝宝在孕10周左右就已形成压觉、触觉等感受器，并开始具有相应的功能，如触觉、情感、领悟和记忆的能力。这一切都足以说明，胎宝宝在“宫中”已有感知和学习的才能。

处于母体子宫中的胎宝宝也能进行“思考”，做出“决定”。成人进行思考并决定做出某一动作时，通常心跳频率会略微增加。用摄像仪观察腹中胎

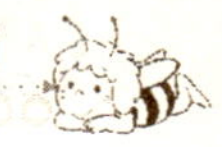

宝宝，发现胎动发生前的 6 ~ 10 秒钟，胎宝宝的心跳频率明显加快。这种现象在胎龄 6 个月起便能观察到，说明此时胎宝宝大脑已发育到能够进行思考的程度。

胎宝宝不但有听觉、感知、记忆能力，还具备一定程度的思考和决定能力。为此我们应该不失时机地做些有利于胎宝宝大脑发育的工作，从而使胎宝宝在大脑发育的关键时期受到良好的早期训练，以促进宝宝先天智力素质或者说潜能的更好发育。

好孕金点子

胎宝宝能分辨母亲的心跳声。有学者研究发现，当一个新生宝宝大哭时，如果立即播放预先录制好的妈妈的心跳声，小宝贝便会立即停止哭闹，变得异常安静。

6 胎儿的记忆力与胎教

目前，医学界多数人都认为，胎儿具有记忆、感觉的能力，而且这种能力还将随着胎龄的增加逐渐增强。

人们发现，当婴儿被母亲用左手抱在怀里，听到母亲心脏跳动的声音时，很快就能安然入睡。还有人做过这样的实验：在医院产科的婴儿室播放母亲子宫血流及心脏搏动声音的录音，发现正在哭泣的新生儿很快就安静下来，情绪稳定，饮食、睡眠情况好，而且体重增加迅速。这是因为胎儿在母亲的子宫中早已熟悉母亲的心音，一听到这音响就感到安全亲切。

既然胎宝宝有记忆能力，那么准妈妈就应设法开发胎宝宝的记忆力，把良好的、积极的、真善美的信息及时传递给胎宝宝。

7 胎儿的听觉发育与胎教

早在受孕后第 4 周，胎儿听觉器官已经开始发育；在怀孕第 8 周末，外耳、中耳及内耳已具雏形，有基本的形态结构，但尚无听觉功能，还不能听到来自外界的声音；在怀孕 15～20 周开始有听觉；怀孕第 25 周，胎儿的传音系统基本发育完成，听觉几乎与成人相等；怀孕第 28 周时则对音响刺激具有充分的反应能力，听觉器官可通过神经与脑建立联系，能把听到的信息传递到大脑，并储存起来构成记忆。至此，胎儿就已经具备了能够听到声音的所有条件。

8 胎儿的视觉发育与胎教

在怀孕第 2 个月时，胎宝宝的眼睛开始发育；到了第 4 个月时，对光线已经非常敏感。为了证实这一点，有人曾用手电筒的光线有节奏地照射准妈妈的腹部，发现胎宝宝会睁开双眼，把脸转向亮光的地方，胎宝宝的心率也随之发生有规律的变化。这就说明，胎宝宝在准妈妈的子宫里是有视觉能力的，对其实施胎教能促进其视觉发育。

9 胎儿的心灵能培育吗

胎儿的心和大人的心并不完全相同。虽然称之为“心灵”，却因为母亲平常的生活方式，而区分为“好的心灵”或“坏的心灵”。如果能以平静的心情过日子，就可以培养胎儿优异的心灵。

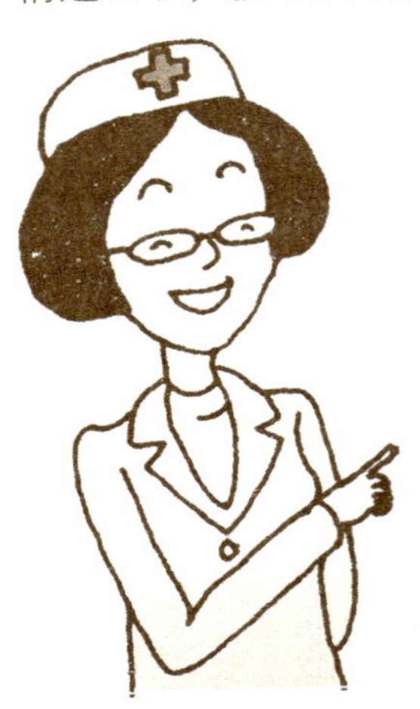

母亲心情最稳定的情况是什么时候呢？一言以蔽之：指“满足的时刻”！包括空腹获得满足，爱情、亲情获得满足，舒适的生活获得满足等。所有这些心情舒适的状态，腹中的胎儿也一样能感觉到。当他能感到舒适、愉悦的时候，心灵便获得发展。

舒适属于心灵的一部分，同样，不愉快、不安、愤怒也属于心灵的一部分。为了满足人类生存的基本条件，当母亲塑造胎儿的心灵的同时，也塑造了子女出生之后的心灵。

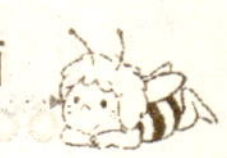

10 胎儿的触觉发育与胎教

胎宝宝的触觉发育较早，当胎动出现时，隔着母体触摸胎宝宝的身体，胎宝宝就会做出反应。也就是说，触觉发育早在胎宝宝时期就已经开始，而这一点也是抚摸胎教有益胎宝宝触觉潜能开发的有利证据。

11 胎教对宝宝有哪些益处

很多的准妈妈心中都会有这样的疑问：胎教真有说的那样神奇吗？下面就让我们一起来看看受过胎教的宝宝都有哪些特点：

（1）胎教过的宝宝不爱哭

虽然宝宝在饥饿、尿湿和身体不适时也会啼哭，但得到满足之后啼哭便会停止。

（2）胎教过的宝宝能较早与人交往

宝宝出生 2～3 天就会用小嘴张合与大人“对话”，20 天左右就会逗笑，2 个多月就能认识父母，3 个多月就能听懂自己的名字。

（3）胎教过的宝宝能够较早地学会发音

受过胎教的宝宝 2 个月时会发几个元音，4 个月会发几个辅音，5～6 个月发出的声音就能表达一定的意思了。

（4）胎教过的宝宝能较早地理解语言

受过胎教的宝宝 4 个半月时能认出第一件东西，6～7 个月时能辨认手、嘴、奶瓶等。这样的宝宝能较早理解“不”的意思，早期学会服从“不”的宝宝更懂事、更听话。

> **好孕金点子**
>
> 如果宝宝出生后不继续给以发音和认物训练，胎教的影响在 6～7 个月时就会消失，所以准妈妈在做好孕期胎教的同时，还要做好宝宝出生后早教与胎教的衔接工作。

（5）胎教过的宝宝能够较早地学会说话

经过胎教和早教的宝宝 9～10 个月时，就会有目的地叫爸爸妈妈了，受过胎教和早教的宝宝在 20 个月左右便能背诵整首儿歌。

12 胎教是对母儿共同的锻炼

在10个月的妊娠时光中，胎教会给你带来相当大的益处，让你成为一位温文尔雅、内外兼修的魅力女性。

（1）提高个人修养

胎教强调胎宝宝会受到准妈妈言行的影响，甚至在胎宝宝时期他们就会依据妈妈的生活习惯而开始养成一些习惯。每一个人都有不同的生活习惯，养成好习惯会使人终身受益。一旦养成坏习惯，想改正是很困难的。因此，胎教要求准妈妈对生活习惯、学识、修养、爱好等都要给予关注及调整，以便给胎宝宝一个良好的身教。在这层意义下，胎教会将准妈妈潜移默化成一位知识丰富、品格高尚的女性。

（2）充实孕期生活

在孕期，准妈妈常常有孤独的感觉。加上怀孕期间身体上的诸多不适，导致生活范围局限、内容无聊，除了在家里看电视、玩电脑、看漫画、种花就不知道可以从事哪些活动了，使生活变得异常无趣，久而久之，人也会变得呆板僵化。倘若准妈妈将胎教加入到日常生活中，不仅能使生活变得丰富多彩，还可以使脑部时刻保持灵活运作、心情保持舒畅，就连令人难以忍受的妊娠反应也会减轻不少。如此良性循环，胎宝宝也会感觉到外面的世界是多彩而美丽的。

好孕金点子

通过胎教可培养准妈妈对胎宝宝的爱与关怀，进而期待在胎宝宝出生后能延续这份爱与关怀，给予宝宝最好的教育与照顾，为以后的亲子互动搭建桥梁。

第二节　常用胎教方法大盘点

1 情绪胎教

情绪胎教是指通过对准妈妈的情绪进行调节，排除一些对胎宝宝不利的

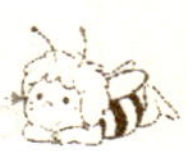

负面情绪，让准妈妈忘掉烦恼和忧虑，创造温馨的氛围及平和的心境，通过准妈妈的神经递质作用，促进胎宝宝大脑的发育。

孕妇在怀孕期间要保持愉快的心情和乐观的态度，尽量控制自己的喜、怒、哀、乐，防止过度的情绪、情感活动给胎儿带来不必要的损害。研究表明，孕妇的情绪变化会直接影响胎儿，当孕妇的情绪出现波动时，其自主神经系统的活动明显增强，内分泌功能失调，体内会释放出多种有害物质，而这些物质又可以随血液循环通过胎盘干扰胎儿正常的生理机能。孕妇如果经常处于紧张和抑郁状态，那么胎儿生长发育的全部过程都将受到极大影响，不仅出生时体重会低于正常婴儿，而且出生后还会出现哭闹不止、消化不良、四肢短小、智商低下等现象。如果孕妇遭受巨大的精神刺激和严重的心理创伤，还会造成早产，甚至死胎。运用怡情胎教法要求做到以下几点：

◉孕妇本人首先要认识到稳定的情绪是母子康泰的重要保证。过分的情感活动和剧烈的情绪变化不仅会损害孕妇自身的健康，而且还会给胎儿带来可怕的后果。

◉注意保持良好的情感体验，加强情绪的自我调控，万一碰上了令人烦恼的事情，也要尽量克制，做到宽容大度，处之泰然。

◉尽可能多地参加令人愉悦的聚会场面，经常回忆美好的往事，用以前的喜悦和满足来冲淡眼前的愁绪。

◉对怀孕的妻子，丈夫要加倍体贴，让其充分感受到家庭生活的温馨快乐。一旦妻子陷入郁闷，丈夫要耐心地予以启发和诱导、安慰和帮助，切不可对妻子冷淡、发脾气。

2　营养胎教

营养胎教是根据胎宝宝的发育特点，合理指导准妈妈摄取食物中的各种营养素，以食补、食疗的方法来缓解孕期不适并保证胎宝宝的营养。

准妈妈应合理、科学地补充营养，多吃营养含量高的食物，但需注意体重的增长量，适当地调整饮食。

（1）**准妈妈忌盲目服用保健品**

首先要考虑准妈妈自身是否需要进补，千万不要盲目听从销售商的花言巧语，更不要被那些诱人的广告所蒙蔽。许多保健品的功效并不会比食物好，有些保健品甚至根本不适合准妈妈食用。所以，准妈妈在决定购买营养品前最好先咨询一下医生。

（2）**准妈妈不要只吃菜不吃主食**

米面等主食是能量的主要来源，孕中期和孕晚期的准妈妈一天应保证摄入400～500克的米面及其制品，才能满足身体对热能的需求。

（3）**不要以营养品代替食品**

为了加强营养，一些准妈妈每天要补充很多营养品，诸如蛋白粉、复合维生素片、钙片、铁剂、孕妇奶粉等。补充了这些营养品后，一些准妈妈认为自己所需的营养已经足够了，一日三餐不及时吃也没有关系。其实这样做反而对身体不利。因为营养品大都是强化某种营养素或改善某一种功能的产品，单纯使用并不能达到均衡补充营养的目的。

（4）**准妈妈要适当饮食**

有些准妈妈在得知怀孕以后便开始加大饭量，希望借此来满足胎宝宝的营养需要。几乎所有的准妈妈都相信只要自己吃得多，胎宝宝就能摄取到足够的营养成分，就会健康发育。其实，准妈妈即使进食量加倍，也不等于胎宝宝可以将准妈妈多吃的那部分营养全部吸收。所以，准妈妈要适量进食，这样才能保证自身及胎宝宝的健康。

3 环境胎教

胎儿赖以生存发展的环境可以分为内环境和外环境两种。内环境是指母体内部的生理生化环境，包括子宫内的温度、压力和羊水代谢情况，以及母体的营养、健康状况等；外环境指存在于母体外部的，能给母体和胎儿一定影响的所有因素，包括怀孕时的季节气候、孕妇居处的生态环境和孕妇的家

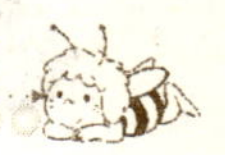

庭生活方式、夫妻关系，以及孕妇本人的工作条件和社会交往等。胎儿在母腹中既受母体内环境的影响，同时也受母体外环境的作用。运用环境胎教法要注意以下几点：

◉供给孕妇充足、合理的营养，以保持母体内部生理、生化环境的稳定。尤其是妊娠中期以后，孕妇要摄入足够的蛋白质，保证胎儿脑细胞和整个神经系统的正常发育。

◉预防疾病，谨慎用药。一切疾病和大部分药物，都可以通过胎盘给胎儿造成不良影响或严重后果，孕妇应做到少用药或不用药。

◉选择适宜的受孕时机，为胎儿寻求良好的自然条件。同时，为孕妇提供安静、卫生的起居条件和工作环境，远离噪音、震动、高温、粉尘等有害因素。严禁孕妇接触各种有毒物品。

◉夫妻双方通力合作，安排好家庭日常生活。孕妇本人要正确对待和善于协调夫妻关系、婆媳关系、邻里关系和其他人际关系，使自己和别人能有较多的心理相融，从而创造出一个良好的、有利于胎教的社会心理环境。

4 音乐胎教

音乐胎教就是指通过对胎宝宝传输优良的音乐声波，促使其脑神经元轴突、树突及突触的发育，为优化后天的智力及发展音乐天赋奠定基础。

（1）有益母子健康

音乐胎教的主要作用是要让准妈妈感受到平静与愉悦，并通过神经系统将此情绪传递给腹中的胎宝宝，使其深受感染，潜意识中能接收到和谐、美好的讯息。科学研究发现，音乐由于速度、节拍、旋律的变化，能起到调节人体节律的作用。给胎宝宝“听”音乐，并给予适当的良性刺激，会使胎宝宝的心率随着音乐的节律而变化。经过

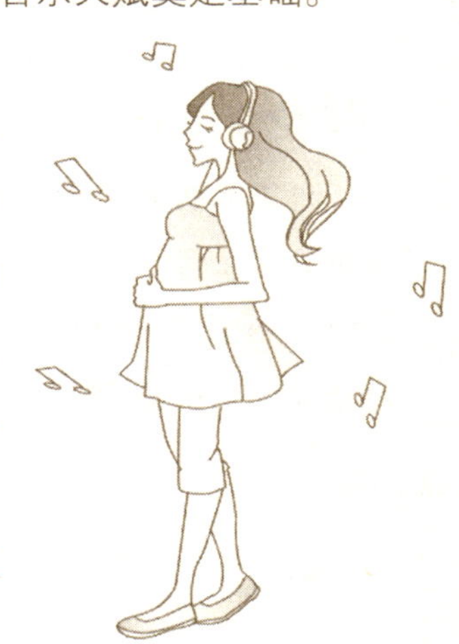

音乐胎教训练的婴儿反应快、语言能力强、动作协调敏捷。

（2）开发胎宝宝的智力音乐

胎教的理论是假设胎宝宝能感知声音，主要是强调通过对胎宝宝施以适当的音乐刺激，可以促使其脑部神经的发育，甚至反复用相同的声音刺激，可以在胎宝宝大脑中形成粗浅的记忆。

好孕金点子

准妈妈也可以通过自唱的方法，对胎宝宝进行音乐胎教。准妈妈千万不要以为自己五音不全，就不敢开口，这是一种互动方式，胎宝宝会喜欢的。

由于人的大脑半球有明确的分工，左半球的功能是语言、计算、理解等，主管逻辑思维；而右半球是“情感半球”，主要功能是空间位置关系、艺术活动等，主管形象思维。人的大脑在出生后左脑会比右脑发达，因此在出生前加强右脑开发就显得格外重要。

音乐的感受是由大脑右半球主管的，若能越早实施音乐胎教来强化胎宝宝的右脑，就越能增强其形象思维能力，让胎宝宝左右脑的发育达到平衡，使孩子更聪明。

5 语言胎教

好孕金点子

语言胎教是一项长期工作，需要在日常生活中日积月累，一点一滴地使胎宝宝增加对父母的依赖和对语言的感受能力。

准妈妈及准爸爸可以经常和胎宝宝聊天，在聊天时，最好能使用日常性语言。准妈妈应在情绪轻松愉快的环境中进行，以亲切和蔼的语气把自己对周围事物的感受告诉给胎宝宝，这是你与胎宝宝最直接的爱的交流。

从早晨醒来到晚上入睡，母亲所做的事情和想了些什么问题，以及说了

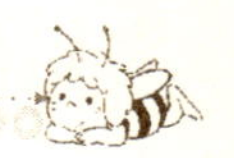

些什么话，母亲都可以用清晰的语言讲给胎儿听。对这一天的生活，母亲通过和胎儿一起感受、思考和行动，使母子间的情感纽带更牢固。为培养胎儿对母亲的信赖感及对外界的感受力和思考力奠定基础，还可以给胎儿讲故事、读画册。母亲可以到书店选择那些色彩丰富、富于幻想、通俗易懂的幼儿画册做教材，将画册中每一页所展示的内容，用生动、形象的语言传递给胎儿，从而促进胎儿心灵健康成长。母亲还可以选一些古今中外的著名童话或神话故事、革命传统故事、科学家传记等，以及一些童谣、诗歌等，念给胎儿听。当然，这项工作父亲也应积极参与，关键是父母要保持良好的心境、健康愉快的情绪，这样胎儿才会听得更好。

准妈妈及准爸爸对胎宝宝讲话时千万不能三心二意，必须集中精力，否则对胎宝宝的理解力、听力和想象力的培养都是没有好处的。

6　运动胎教

有人将运动胎教又称为体育胎教，是指准妈妈通过一定的体育锻炼达到促进母子身体健康、促进分娩的一种胎教方法。另外，运动胎教不仅可以准妈妈自己进行，准爸爸也可以陪准妈妈一同运动，这样做不但可以达到胎教的目的，还可以增进夫妻间的感情。

运动胎教能令准妈妈健康地孕育宝宝，因为运动能够调节人体内分泌系统和血液循环系统的功能、增强心脏和肺部功能，改善消化功能和代谢功能。同时，运动还能够促进准妈妈腰部和下肢的血液循环，有效改善腰腿酸痛、下肢水肿等妊娠不良反应。运动胎教还有助于准妈妈腹肌、腰背肌、骨盆肌肉力量和弹性的增强，这不仅能够有效缩短分娩时间、预防产道损伤和产后出血，更能够预防由于腹壁肌肉松弛所导致的胎位异常或难产。

好孕金点子

准妈妈身体上最重要的部位就是腹部，那里是孕育胎宝宝的关键部位，平时要特别注意保护，一旦腹部受伤，后果不堪设想。

另外，运动胎教对准妈妈的心理健康也有很大帮助。它能愉悦准妈妈的心情，使准妈妈乐观、平静地度过孕期。准妈妈如果能长期坚持锻炼，还能增强毅力，这对正处于妊娠时期心理较为脆弱的女性来讲有非常好的调节功能，同时也能帮助准妈妈克服妊娠所带来的不良反应。

7 抚摸胎教

抚摸胎教是指有意识、有规律、有计划地抚摸胎宝宝，以促进胎宝宝的感觉系统发育。

抚摸胎教法是根据胎儿具有触觉，父母通过抚摸来与胎儿沟通的方法，它也是父母早期与胎儿沟通的重要途径。抚摸胎教法自妊娠 4 个月起就可以采用。但是，抚摸胎儿并不是任何情况下都可以采用的，如孕妇有早期宫缩就不能采用，以免引起流产。

抚摸胎教法通过对胎儿进行皮肤触觉刺激，来激发胎儿运动积极性和获得母亲的爱抚。方法是孕妇卧床，将双手放在腹部，顺着一个方向用手指轻轻压抚胎儿，胎儿受到压抚后就会出现胎动，好似对母亲抚爱的反应。这种方法在母亲临睡前进行，每次 5 分钟，休息一下后可以再做。这种方法在孕后期更为需要。经过这样的抚摸训练而出生的婴儿，比没有经过这样训练出生的婴儿反应要灵敏。在以后的翻身、爬行、站立、行走等动作的发展上都要早一些。这种抚摸法也可以在胎教音乐播放以后进行，也可以在抚摸时结合有节奏的音乐，随着缓慢的音乐抚摸效果会更好。

抚摸胎教正是建立在胎儿具有触觉的基础上实行的，通过抚摸训练，能使胎儿感知到父母的存在，以增加肢体的反应能力。亲子抚摸可以带给父母无穷的乐趣。父母在抚摸胎儿时，一边和胎儿轻轻地说说话，一边相互之间谈谈心，交流交流感情，好似一家三口围坐在一起，充满了温馨、亲密的气氛。

如果孕妇有不良产史，如流产、早产、产前出血等，则不宜使用抚摸胎教，可用其他胎教方法替代。

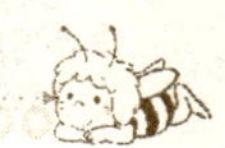

8 光照胎教

光照胎教就是指给尚在腹中的胎宝宝以适当的光亮刺激，以促进胎宝宝视网膜感光细胞的功能尽早发育完善。

在宝宝的感觉功能中，视觉功能比听觉和触觉功能发育晚，在准妈妈怀孕 7 个月时，宝宝的视网膜才具有感光功能，对光才有反应。光照胎教可以在准妈妈怀孕 6 个月以后开始。

好孕金点子

要配合宝宝的作息时间进行光照胎教，不要在宝宝睡觉时进行，以免打乱宝宝的生物钟。要在胎动明显时，即宝宝醒着的时候做光照胎教。

（1）准妈妈进行日光浴

准妈妈到室外活动也是光照胎教的一种方式。如果是夏季，可穿薄上衣，让腹部直接接受阳光，胎宝宝也会受到光的刺激，达到光照胎教的目的。

（2）用手电筒照射腹壁

准妈妈可以每天定时用手电筒微光紧贴腹壁，每次持续 5 分钟，这样有利于胎宝宝的视觉功能的健康发育。

9 美育胎教

美育胎教法是指根据胎儿意识的存在，通过母亲对美的感受而将美的意识传递给胎儿的胎教方法。人们通过看、听、体会，享受着世界上各种各样的美，而胎儿无法看到、听到和体会到这一切，所以母亲要通过自己的感受，将美感经神经传导、输送给胎儿。美育胎教也是胎教学的一个组成部分，它主要包括音乐美育、自然美育、感受美育三个方面。

对胎儿进行音乐美学的培养可以通过心理作用和生理作用这两种途径来实现。音乐能使孕妇心旷神怡，浮想联翩，从而使其情绪达到最佳状态，并通过神经系统将这一信息传递给腹中的胎儿，使其深受感染。同时安静、悠闲的音乐节奏可以给胎儿创造一个平静的环境，使躁动不安的胎儿安静下来，使他朦胧地意识到世界是多么和谐，多么美好。悦耳怡人的音响效果能激起母亲自主神经系统的活动，由于自主神经系统控制着内分泌腺使其分泌出许多激素，这些激素经过血液循环进入胎盘，使胎盘的血液成分发生变化，有利于胎儿健康的化学成分增多，从而激发胎儿大脑及各系统的功能活动，以感受母亲对他的刺激。

形体美学主要指孕妇本人的气质，首先孕妇要有良好的道德修养和高雅的情趣，知识广博，举止文雅具有内在的美。其次是颜色明快、合适得体的孕妇装束，一头干净、利索的短发，再加上面部恰到好处的淡妆，更显得人精神焕发。孕妇化妆打扮也是胎教的一种，使胎儿在母体内受到美的感染而获得初步的审美观。

大自然是美的最高境界，孕妇多到大自然中去欣赏美丽的景色，可以促进胎儿大脑细胞和神经的发育。在我们生存的这片土地上，不管是神奇辽阔的草原、挺拔峻峭的高山、幽静神秘的峡谷、惊涛拍岸的河海，无不开阔着我们的胸襟，启迪着我们的思考，给我们带来美的享受和精神的升华。孕妇在大自然中感受到这一切，将提炼过的感受传递给胎儿，就使得胎儿也能受到大自然的陶冶。同时，母亲经常走入大自然，呼吸新鲜空气，也有利于胎儿的大脑发育。

好孕金点子

准妈妈无论做什么、说什么都要随时想到腹中的胎宝宝，言行举止必须有一定的约束，以免将不良的行为作风传递给胎宝宝。

孕妇如果有优雅的气质、饱满的情绪和文明的举止，就能感受到来源于自身的一种美。这种感受确立了孕妇的审美观，也能将这种审美观传递给胎儿，使胎儿在母体内也得到美的熏陶。因此，专家经常告诫女性在怀孕期间，不仅要保持精神焕发，穿着整洁，举止得体，还要适当丰富自己的精神生活，如多听音乐、看书、旅游、欣赏美术作品等，通过感受这些美好的事物来增加孕妇的情趣，丰富美的内涵，陶冶人的情操。

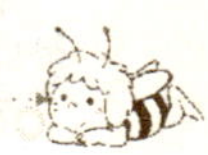

第三节　孕早期胎教：让宝宝赢在起跑线上

1　注意受孕瞬间的胎教

但凡父母都希望孩子能继承父母的优点，生一个强壮、聪慧、俊美的宝宝。请注意，受孕瞬间正是关键的时刻。在选择好的最佳受孕日里，下班后应早些回家，夫妻双方在和谐愉快的气氛中共进晚餐，在情感、思维和行为等方面都达到高度协调时同房。

在同房的过程中，夫妻双方都应有好的意念，要把自己的美好愿望转化为具体的形象。带着美好的愿望和充分的激情进入“角色”，极大限度地发挥各自的潜能。女性达到性高潮时，血液中氨基酸和糖原能够渗入阴道，使阴道中精子获得能量加速运行，从而使最强壮、最优秀的精子与卵细胞结合。

2　宁静养胎即胎教

准妈妈的情绪，不仅可以影响到准妈妈本人的身心健康，通过神经－体液的调节也对胎儿的发育产生影响。

在整个妊娠期间确保情绪乐观稳定，切忌大悲大怒，更不应吵骂争斗，力求始终保持着平和的心态。

即将做母亲的准妈妈，要加强自我修养，要善于控制各种有害的情绪，制怒节哀，无忧少虑。尽量创造良好的心理环境，以利于胎儿的生长。

◉凡事要往好处想，不要生气，不要着急。

◉遇到不开心的事情要多往好处想，离开不愉快的情境，转移注意力。

◉跟自己说话，相信有办法解决困难。说话慢一点，平和一些。

◉坐下来，身子往后靠，使心情平静下来。

◉按摩头部和太阳穴。

◉用温水洗澡。

◉让眼睛闭上几秒钟。

◉置身于欢乐的人群中，给自己的情绪以积极的感染，从中得到宽慰。

◉到附近草木茂盛的宁静小路上散步。

◉听自己喜爱的乐曲，翻翻自己喜爱的书籍，想一想未来小宝宝的模样，构思一下他的名字等。

3 让幸福感笼罩自己

什么是幸福？当你被孕期的种种反应折磨得几近崩溃的时候，你可能忽略了这个问题。怀孕后，一定要记住，你是一个幸福的准妈妈。能让胎宝宝在出生之前就感受到妈妈是幸福的，那么作为你的宝宝他也是幸福的。

现实生活中，怎样才能更加幸福？准妈妈要先深层次地理解幸福，才会懂得珍惜幸福，用心体会幸福。

科学家把幸福分为10类：亲缘幸福、目标幸福、合作幸福、竞争幸福、智力幸福、节奏幸福、肉体幸福、冒险幸福、信仰幸福和喜剧幸福。准妈妈仔细想想，你现在手里就握有好几种幸福，不是吗？

好孕金点子

笑声具有奇妙的传递作用，会让周围的一切都好起来，准妈妈平时多微笑，就是很棒的胎教。

人在年轻的时候每个月都会有3～4天心情不好，越往后年纪越大，平均每个月只有不足2天会情绪低落，为什么老年人常常比年轻人更能保持快乐？除了受人体节律的影响外，其中的关键就是多数老人经过世间风雨后，懂得怎么去看待生活，对生活中的一切有了理智的对待，所以拥有了一份平静的心态。准妈妈要在心情起伏的孕期将内心的幸福感传达给胎宝宝，就要懂得排解生活中的各种忧虑和不快乐，做到更乐观，更积极，珍视拥有的东西，多和家人、朋友建立

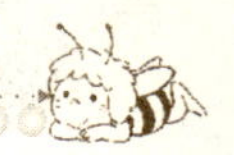

密切的联系，抽时间和他们相处在一起，这样，幸福的感觉就会围绕在你和你的胎宝宝身边。

4 胎教不必拘泥于形式

胎教是自由的，不必拘泥于形式。只要你把孕期生活过得多姿多彩，给你将来的小宝宝传达最愉悦的情绪，就能让他健健康康、快快乐乐地成长。

胎教的方式方法有很多，你可以选择你喜欢的，并完全按照自己的习惯发挥想象，与腹中的小宝宝互动，这样才更有效果。

人在轻松的环境学习东西会非常快，胎宝宝也是一样。只要准妈妈感到舒适，并且感到胎宝宝醒着，就可以随时把自己听到、看到的一切与宝宝分享，但是也要注意给胎宝宝一定的时间休息。胎宝宝不是一个无感觉的物质，而是一个有各种感觉的、鲜活的生命，他的感觉经过不断的外界良性刺激会得到更好的发展。因此，不管你以何种方式关注他，每天早起与他打招呼也好，在他躁动时轻轻地抚摸他也好，一定要让他感觉到你的关爱。要知道，胎宝宝不怕重复，他更喜欢熟悉的东西，一次又一次，不厌其烦。在将来的某一天你会发现这个秘密——当他听到你为他唱一首熟悉的歌时，会轻轻地蠕动，这就是他正享受你的爱意呢。

5 孕期如何控制不良情绪

第一，换位思考。当与别人发生争吵或意见不和时，试着从对方的角度看事情，不要老站在自己的角度去死钻牛角尖，你就可能平复不平衡的心情。

第二，做自己的旁观者。常言道“当事者迷，旁观者清”，遇到问题，跳出迷局，不要只看到不利的一面，也要看看有利的一面，做个旁观者冷静思考一下吧，你的情绪马上就会好起来的。

第三，让心情快乐起来。闲暇时，不妨多翻看一些精装时尚服装或者育儿书，在你的视线里放一些漂亮宝宝图或一些风景优美的蓝色大海，或者青青草原，再或者是鲜花盛开等漂亮美丽的图片，不知不觉，你的心情就会一天天愉快起来。

第四，用脱敏的方法，循序渐进进行调整。心情不好时，孕妇可听一些放松音乐，使自身投入到喜欢的环境，如森林、大海、山谷等，进行有节奏的深呼吸，尽量使自己的情绪得到彻底缓解和松弛，同时也会增强孕妇的自身免疫力。

第五，把自身的苦恼说出来，和家人或朋友一起分担。

好孕金点子

痛苦和别人分担就变成半个痛苦，快乐和别人分享就变成两份快乐。

第六，想象美好的东西。给自己列一张幸福清单，再想想宝宝的样子，想象一下你的宝宝一定会很聪明很漂亮的，也一定会结实健康的。这样长期对美好事物的想象，会让你的心情越来越好。

第七，做个漂亮的准妈妈。注意一下你的仪表，把自己打扮一下，如心情好时化一些淡妆，穿一些漂亮的衣服，对怀孕持一种乐观积极的态度。

6 为宝宝提供一个健康的居住环境

居住环境不仅仅关系到孕妇自身的健康，而且更重要的是关系到胎儿的健康生长和智力发育。

（1）居室的空气

空气污染应引起每位孕妇的重视，尤其是房间装修后所散发的气味，会严重地影响孕妇和胎儿的健康。因此，必须注意保持室内空气清新良好。

（2）居住的空间

准妈妈居住的空间不一定很大，但可以通过科学合理的设计，把家装饰得温馨舒适，让生活在其中的准妈妈天天有个好心情。

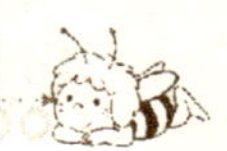

（3）**居室的温度**

大部分孕妇对寒冷的抵抗能力远远超过普通女性，体内的宝宝大大加快了新陈代谢，会产生很多的热量。因此，孕妇应针对天气变化，随时调整自己的服装，并且使室温保持在一个相对恒定的水平，以利于孕妇身体健康和胎儿的健康发育。

（4）**居室的色彩**

居室的色彩应温柔清新，可采用乳白色、淡蓝色、淡紫色、淡绿色等色调。孕妇从忙碌的办公室回到宁静优美的家中，内心的烦闷便会很快消除，趋于平和安详，情绪也会逐渐稳定。如果孕妇是在紧张繁忙、技术要求高的环境中工作，家中不妨用粉红色、橘黄色、黄褐色进行布置。因为这些颜色都会给人一种健康、活泼、发展、鲜艳、悦目、希望的感觉。孕妇从单调紧张的工作状态中回到生机盎然、轻松活泼的家中，神经可以得到松弛，体力也可以得到恢复，有利于胎儿大脑与情绪的发育。

7　孕期胎教有“四忌”

科学的胎教能够促进胎宝宝的智力发育，但是胎教不当的话反而会造成不必要的伤害。在胎教过程中主要有以下“四忌”：

（1）**忌噪音**

噪音会导致准妈妈内分泌腺体功能紊乱，从而使脑垂体分泌的催产素过剩，引起子宫收缩，严重的话会导致流产、早产。因此，准妈妈要警惕身边的噪音，不要受噪音影响，更不要收听震耳欲聋的刺激性音响。

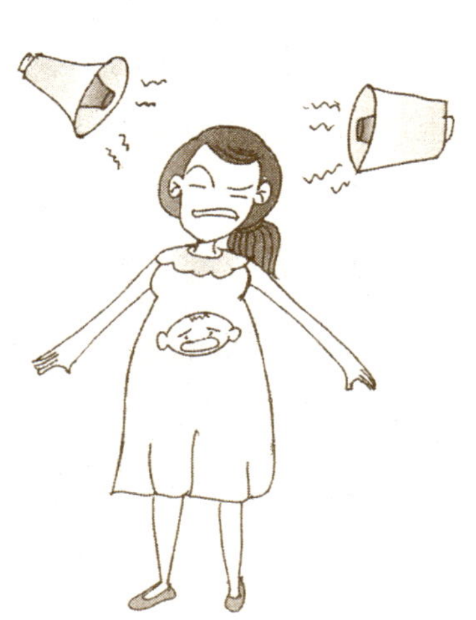

（2）**忌不良情绪**

准妈妈的情绪状态对胎宝宝的发育具有重要作用。准妈妈情绪稳定、心情舒畅有利于胎宝宝出生后良好性情的形成。如果准妈妈精神紧张、大喜大悲、情绪不定，会使母体内的激素分泌异常，从而对胎宝宝大脑发育造成危害。因此，准妈妈要格外注意精神卫生，使自己精神愉快，心情舒畅，对生活充满希望。

（3）忌不合理的语言教育

在进行语言教育时，准妈妈可以用中度音量向腹内的胎宝宝亲切授话，或吟读诗歌，或哼唱小调，或计算数字，如此都会给胎宝宝留下美好的记忆。切忌大声粗暴地训话，这样会造成胎宝宝烦躁不安。等他生下来以后，会变得十分神经质，以至对语言有一种反感和敌视态度。

（4）忌不合理的运动教育

运动是一种很有效的胎教方法，但是不合理的运动就是胎教中的大忌了。准妈妈在做运动的时候，切记动作不要过猛。另外，准妈妈在与胎宝宝做运动联络时，要轻轻抚摸他，每天 2～4 次为宜，有时胎宝宝也会不太听话，此时你要耐心等待，不要急于求成。这也是在下个月进行抚摸胎教时要注意的事项。

8 怎样克服孕早期的烦躁心理

怀孕初期，多数的准妈妈会有程度不同的妊娠反应，如恶心、呕吐、厌食等，同时还会有气闷和腹胀、腰痛等不适感觉。妊娠反应大多会持续一段时间，这往往会弄得准妈妈情绪恶劣，烦闷不堪。

准妈妈应正确认识妊娠反应，保持心情舒畅，情绪稳定，维持心理平衡。平时多想一些愉快的事，多看一些轻松、幽默的书籍，多看一些喜剧片和动画片，这样会缓解一些心理上的烦乱情绪。妊娠的呕吐多是由神经系统紊乱、精神过度紧张造成的。每天到环境幽雅的地方散散步，和喜欢的人聊聊天，精神上的放松，可以使准妈妈体内循环畅通，从而减轻妊娠的不良反应，也可以使烦躁的情绪得以减轻。

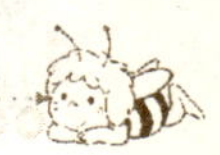

9 孕早期应坚持每天散步

散步是孕早期最适宜的运动。散步不仅能帮助准妈妈呼吸到室外的新鲜空气，调节情绪，还能够提高神经系统和心肺的功能，促进身体的新陈代谢。而且节奏相对稳定的步行，可以使腿部、腹壁、胸部及心肌运动加强，血管容量增大，血液循环加快，对身体细胞的营养，特别是对心肌的营养有很好的促进作用，长期坚持，对促进腹内胎宝宝的发育大有好处，也为以后的正常分娩打下了良好的基础。所以散步是增强准妈妈和胎宝宝健康的有效运动方式，准妈妈应坚持每天散步。

好孕金点子

准妈妈如果是早晨散步的话，最好是等到日出之后再出去；如果是晚上散步的话，可以选择8时以后，那个时候马路上的车辆相对较少。

准妈妈散步的地点要有所选择，如到空气清新的公园、郊外、林荫绿地、干净的水塘湖泊边等，尽可能不要在污染较大的马路、大街上、人群嘈杂的商场和闹市中散步，以确保准妈妈及胎宝宝的健康。

10 脑呼吸，让你展开想象的翅膀

在怀孕的第2个月，正是胎儿各器官进行分化的关键时期，准妈妈可用意念胎教的方法使胎儿发育得更加完善，最常用的是脑呼吸。脑呼吸胎教是与简单的基本动作一起冥想的，即从脑运动开始。

方法：首先熟悉脑的各个部位的名称和位置，闭上眼睛，在心里按次序感觉大脑、小脑、间脑的各个部位，想象脑的各个部位并叫出名字，集中意识，这样做可提高集中力，能清楚地感觉到脑的各个部位。刚开始做脑呼吸时，先在安静的状态下简短做5分钟左右，在逐渐熟悉方法后，可适当延长时间。吃饭前，在身体轻快的状态下做脑呼吸更有效果。还可以通过脑呼吸和胎儿进行对话，想象一下肚子里的孩子，想象胎儿的各个身体部位，从内心感觉孩子，如通过超声波片来看的话，形象更容易想象。脑呼吸的同时对胎儿说话，或写胎教日记，会使胎儿和母亲更容易进行交流。

由于联想对胎儿具有一定的“干预”作用，母亲的联想内容十分重要，美好内容的联想无疑会对胎儿产生美的熏陶；内容不佳的联想，则会起到反面作用，或把准妈妈本不想传递给胎儿的信息传递给了胎儿。这一点，准妈妈要千万注意。

11 如何根据准妈妈的性格选择胎教音乐

胚胎学研究证明，在受孕后第 8 周宝宝的听觉器官已开始发育，胚胎从第 8 周起神经系统初步形成，听觉神经开始发育，尽管发育得还很不成熟，但宝宝已具有可以接受训练的最基本的条件，故从妊娠 2 个月末起，准妈妈和宝宝可以听一些优美、柔和的曲目。每天在室内放 1 ~ 2 次，每次 10 分钟左右，乐曲不要选得太多，3 支曲子就差不多了。音乐胎教不仅可以引起准妈妈愉快的情绪，同时可以适当刺激宝宝的听觉，使其提前适应，为下一步的音乐胎教与语言胎教、对话胎教开个好头。

选择乐曲时要根据准妈妈的不同性格特点选取不同曲词、节奏、旋律和响度的乐曲。准妈妈情绪不稳、性情急躁、胎动频繁不安，则宜选择一些缓慢柔和、轻盈安详的乐曲，如二胡曲《二泉映月》、古筝曲《渔舟唱晚》、民族管弦乐曲《春江花月夜》等。这些柔和平缓并带有诗情画意的乐曲，可以使准妈妈及宝宝逐渐安定，并有益于母胎身心健康的发展。

如果准妈妈在孕期有些抑郁或不安，则宜选择一些轻松活泼、节奏感强的乐曲，如《春天来了》、《步步高》及奥地利作曲家约翰·斯特劳斯的《春之声圆舞曲》等。这些乐曲旋律轻盈优雅，曲调优美酣畅、起伏跳跃，节奏感强，既能使准妈妈振奋精神、解除忧虑，也能给腹中的宝宝增添生命的活力。

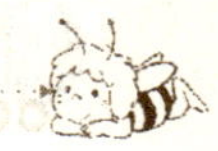

12 怎样沐浴“音乐浴”

每日能定时做最好，这样胎儿会养成按时听的习惯和生物钟反应（条件反射），一般每日早晚各 1 次，或在上午、下午空闲时各做 1 次，每次 20 分钟左右，最好按固定程序来做：

（1）选好音乐

把录音机或 CD 机、VCD 机放到离孕妇身体 1 米以外的地方。注意不要离得太近，以免遭电磁波辐射。将音量调到适当高度，要以听着舒服为度。为了让胎儿熟悉所听音乐，可以将一段音乐反复放多天；最好一段时间内放同一种旋律的音乐，不要过于杂乱，以免胎儿不好适应。

（2）为自己选择一个舒适的坐姿

最好取半坐姿势，或者靠在沙发上，最好不要平躺下，以免胎儿活动不方便。然后轻轻拍拍肚子，说一声“宝宝，我们听音乐啦”。让胎儿做好准备，这样也可让熟睡的胎儿醒来，一般养成了习惯，胎儿在这个时间就不会睡着。孕妇要注意放松全身，让呼吸保持轻松自然、通畅。

（3）静静地、安适地、内心愉悦地听所放的音乐

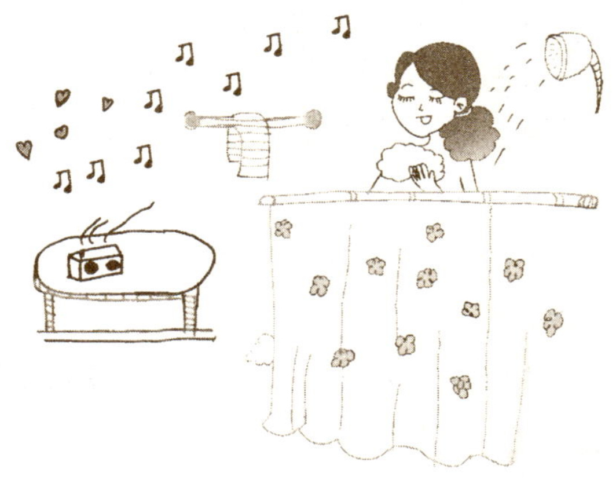

最好能摒除杂念，也不要受周围声音的干扰，能入情入境，让自己完全沉浸在音乐所表达的意境和音乐的节奏之中，然后随音乐充分发挥想象，如随音乐走进宁静的山谷，随音乐呼吸着清晨山间清新的空气，随音乐想象开满鲜花的原野，随音乐感受欢快的舞蹈。听音乐时还要关注胎儿，想象带着爱意与胎儿一同徜徉在美丽的大自然中，欣赏着美，等等。

如果有可能，建议孕妇在外出郊游时，也带上录音机、CD 机或 DVD 机，配合所见的郊外风光听相应的音乐，这样孕妇能更加心旷神怡、气血畅快。让胎儿在空气清新的环境中感受音乐的美，效果也会更好，这能增加胎儿的灵气。

（4）孕妇可以经常给胎儿唱歌

音乐胎教也包括孕妇唱歌给胎儿听。孕妇如能经常对胎儿哼唱优美的歌曲，或跟着音乐哼哼曲调，胎儿的音乐素养及各方面的综合素质会得到更好的提高。因为孕妇唱歌时身心会处在比被动听音乐更活泼、愉悦的状态，歌唱会使她肺活量增加、全身气血更顺畅、细胞更活跃，这对胎儿是极有好处的。

摇篮曲是世界上许多民族都有的愉悦胎儿、安抚胎儿、催胎儿入眠的歌曲，孕妇给胎儿唱摇篮曲是一种很好的传统胎教方法，有条件的孕妇最好能学一些摇篮曲，经常给胎儿唱唱。

13 如何进行语言胎教

准爸爸妈妈用优美的语言和胎儿对话，反复进行，可以促进胎儿大脑的发育。给腹中的宝宝进行语言胎教，就是要使胎儿不断接受语言波的信息，训练胎儿在空白的大脑上增加语言的“音符”。在准爸爸妈妈和胎儿的对话中，要充分体现关心和爱抚。告诉胎儿大自然的风景变化和眼前的美好景观以及准父母对未来生活的憧憬，讲愉快优美的童话故事。这时候，胎儿会静静地聆听，感到安全、舒适。准妈妈也可以适当地阅读文学作品，清心养性。

在语言胎教中，准爸爸的作用是很大的！准爸爸可以把双手放在准妈妈腹部跟胎儿讲话：“我是爸爸，现在是早晨，天气晴朗，一会儿爸爸去上班了，你跟着妈妈要听话，下班爸爸再给你讲故事。”“今天是星期日，是休息的时候，爸爸妈妈带你去公园，呼吸新鲜空气，看看绿绿的草地，红红的花朵，好吗?”“宝宝，爸爸妈妈喜欢你，无论你是男孩还是女孩都喜欢，放心睡觉吧！”“宝宝要听话，别太贪玩，乱踢妈妈哦！”试一试吧！

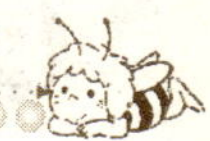

14 发怒时想想宝宝

怀孕会使自身变化很大，许多准妈妈都易怒。一些生活中的琐事都可能会让准妈妈大发其火。殊不知，妈妈发火之后心里是痛快了，可对宝宝却造成了坏影响。

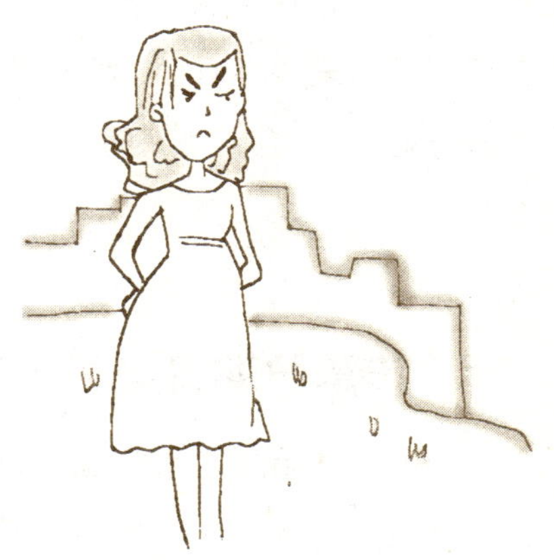

自然流产增多孕妇在怀孕 8～12 周受到精神刺激，自然流产率会增加。

胎儿畸形率增加在妊娠 7～10 周内，孕妇情绪过度紧张，容易出现唇裂等畸形。

出现早产儿、新生儿低体重等情况。

容易引起胎儿胎毒，新生儿斑疹、癫痫、惊厥、发育不全、内分泌紊乱等疾病。

出生后易受惊吓、爱哭闹、情绪不稳、易生病等现象发生率增加。

影响胎儿脑发育，使其出生后出现智力障碍、综合理解力差或不足现象。

孩子容易出现儿童期情绪或行为异常，如思维过度活跃、无法集中注意力、多动、孤僻症、性格偏激、情绪容易激动、无法与他人和睦相处等。

一个容易动怒的妈妈，很可能会生出一个容易动怒的宝宝，宝宝以后的性格可能比较固执、偏激，也更容易情绪化。所以准妈妈一旦遇到可能会发火的情况，先要冷静下来，可以喝点水，在屋子里走几圈，或者出去散散步，这些都有助于稳定情绪。

15 爱抚腹中宝宝

宝宝在子宫中的活动方式有握拳、吸吮手指、吞咽羊水、踢腿和翻身等动作。尽管在怀孕 3 个月时，准妈妈还感觉不到胎动，但实际上宝宝已经开始了以上的动作，所以从此时起就可以提前进行运动胎教了。运动胎教就是准妈妈在宝宝自发运动的基础上，适当、适时地帮助宝宝进行运动刺激和训练，以促进宝宝的身心发育。

运动胎教的具体做法是：准妈妈仰卧在床上，头不要垫得太高，也可将上身垫高，采取半仰姿势，不论采取什么姿势，一定要以感到舒适为宜。

全身放松，呼吸匀称，心平气和，面部呈微笑状，双手轻轻放在腹部的胎儿位置上，双手从上至下，从左至右，轻柔缓慢地抚摸胎儿，感觉好像真的在爱抚可爱的小宝宝，感到喜悦和幸福，默想或轻轻地说："宝宝，妈妈跟你在一起"、"宝宝好舒服，好幸福"、"宝宝好聪明好可爱"。每次 2～5 分钟。

16 注意孕期自身行为对胎儿的影响

准妈妈与胎儿之间有着密切的信息传递。胎儿能够感知母亲的情绪，如果怀孕的母亲既不思考也不学习，胎儿也会深受感染，变得懒惰起来，这对于胎儿的大脑发育是极为不利的。如果母亲始终保持着旺盛的求知欲，则可使胎儿不断接受刺激，促使大脑神经细胞的发育。因此，准妈妈要从自己做起，勤于动脑，勇于探索，在工作上积极进取，努力创造出好的成绩。在生活中注意观察，把自己看到、听到的事物通过视觉和听觉传递给胎儿。要拥有浓厚的生活情趣，凡事都要问个为什么，不断探索新的问题。准妈妈要始终保持强烈的求知欲和好学心，充分调动自己的思维活动，使胎儿受到良好的教育。

好孕金点子

研究结果表明，孕妇化妆打扮也是胎教的一种，使胎儿在母体内受到美的感染而获得初步的审美观。

我国古代就懂得行为胎教，要求准妈妈"目不视恶色，耳不听淫声，口不出恶言"，"需行坐端严，性情和悦常处静室，多听美言，令人诵读诗书，陈说礼乐……"所以，年轻的准妈妈们，为了宝宝的身心健康，必须注意自己的言行。

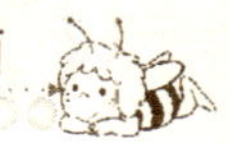

第四节　孕中期胎教：抓住胎教的最佳期

1 抓住进行胎教的最佳期

研究发现，胎儿在孕期 16 周时即有触觉和味觉；18 周时会对光产生反应，并已发展出听觉，而且还会做梦；30 周时则有记忆和思考的能力。由此可见，胎儿的心灵和性情在妈妈肚子里就已经开始酝酿和培养了。因此，胎教是非常有必要的。

第 16 ~ 19 孕周，胎儿听力形成，此时的胎儿就是一个小小的听众，他能听到妈妈心脏跳动的声音、妈妈大血管内血液流动的声音、肠蠕动的声音，他最爱听的是妈妈温柔的说话声和歌声。从孕第 20 周起，胎儿视网膜形成，开始对光线有感应，他不喜欢强烈光线的刺激。因此可以说孕中期是进行胎教的最佳时期。

2 想象宝宝可爱的模样

有些科学家认为，在母亲怀孕时如果经常想象孩子的形象，在某种程度上会与将要出生的胎儿比较相似。因为母亲与胎儿在心理与生理上是相通的，孕妇的想象和意念是构成胎教的重要因素。母亲在想象胎儿形象时，会使情绪达到最佳状态，使体内具有美容作用的激素增多，使胎儿面部器官的结构组合及皮肤的发育良好，从而塑造出自己理想中的胎儿。

好孕金点子

想象时，准妈妈可以将手放在腹部，借助手向胎宝宝传递健康的气息。在脑海中想象胎宝宝的模样，仿佛对胎宝宝耳语一样传递积极的信息。

在日常生活中，有许多相貌平平的父母却能生出非常漂亮的孩子，这与怀孕时母亲经常强化孩子的形象是有关系的。

3 关系宝宝安危的胎动

怀孕3个月后，宝宝初具人形，他在羊水中像鱼儿一样自由游动。因为此时宝宝较小，羊水较多，虽然宝宝在活动，甚至活动幅度较大，准妈妈也不一定能感觉到。到怀孕16周后，有的准妈妈可能会感觉到胎动，而初次怀孕的准妈妈由于缺乏经验，往往要到18～20周时才能明显觉察到胎动。

胎动是宝宝正常生理活动之一，它与宝宝肌肉张力、神经系统功能以及母体供氧有关。安静型宝宝胎动比较柔和，次数较少；兴奋型宝宝胎动动作大，次数多。宝宝受到外界刺激如声音、振动时，胎动会增多；宝宝缺氧时胎动会减少；一天中下午2～5时胎动最少，下午6时到晚上11时胎动最活跃，次数最多，早晨和上午介于两者之间。如果胎动消失24～48小时，宝宝即可能死亡，胎心也随之消失。

4 如何让胎宝宝感受到温馨的气氛

宝宝在4个月时，大脑内控制本能、欲望和心理状态的间脑或旧皮质部分已经形成，当准妈妈情绪不稳定时，血液中的激素就会产生变化，血液经胎盘进入宝宝血液、间脑中，间脑受到刺激，就会使其行动产生变化。如果宝宝在子宫中感受到温暖、和谐和慈爱，宝宝将得到影响，意识到生活的美好和欢乐，可逐渐形成热爱生活、活泼外向、果断自信等优良性格。反之，宝宝会觉得痛苦，将来性格可能比较孤独寂寞、懦弱、自卑多疑等。

这时的孕妇，应以积极美好的遐想来体验做母亲的愉悦和对未来生活的憧憬，消除对胎儿不利的想法，也减轻自己的心理负担。

◉遇到不愉快的事情时，可以这样劝慰自己：“这点小事算不了什么，有了宝宝我还有什么可生气的呢?”

◉在不良情绪实在无法排遣的情况下，可以离开使自己不愉快的情境，去做一些自己喜欢做的事，如唱歌、看书、郊游、画画等，使自己的情绪由烦恼转为愉快。

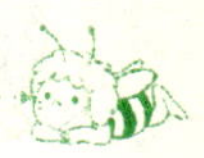

◉经常到大自然中散散步，听听鸟鸣，嗅嗅花香，能使自己消除紧张情绪，心情变得舒畅。

◉美化自己无疑能增强自我信心，不妨经常改变一下自己的形象，有时一件新衣服、一款新发型都能让自己感受到生活的美好。

家庭成员特别是丈夫要多体贴妻子，为了腹中宝宝的安全和良好性格的形成，要避免让准妈妈做较重的家务活动，减轻准妈妈的负担，这样就能让宝宝在舒适的环境下健康、顺利地成长。

5　带宝宝晒太阳要适度

多晒太阳能促使皮肤在日光紫外线的照射下制造维生素 D，进而促进钙质吸收和骨骼生长。但是，一定强度的日光也可使皮肤受到紫外线的伤害，故孕妇晒太阳必须适当，不要过多进行日光浴。日光浴可使孕妇脸上的色素斑点加深或增多，出现妊娠蝴蝶斑或使之加重，还可能发生日光性皮炎（又称日晒伤或晒斑），尤其是初夏季节，人们的皮肤尚无足量黑色素起保护作用时更易发生。此外，由于日光对血管的作用，还会加重孕妇的静脉曲张。

6　给宝宝良好的触觉刺激

经常抚摸胎体，能够促进准妈妈血液循环，也有利于胎体的形成和胎儿的智力发育。通过抚摸能把触觉刺激传递到胎儿的大脑，反复的刺激能加强感受器与大脑的联系，从而产生更牢固的记忆。这样的孩子出生后往往比一般的孩子更聪明。

抚摸动作一定要温柔，并且要身心投入，好像在抚摸你未来的小宝宝那样充满爱意和欣喜。

每天睡前，准妈妈平卧、全身放松，用双手从上而下，由中间向两侧反复抚摸胎体，然后对胎儿轻轻一按，这时胎儿往往会主动迎上来。也可轻轻拍摸胎体，然后轻按，每天坚持 5 ~ 10 分钟。

小宝宝是夫妇共同的结晶，因此在进行胎教时，准爸爸也要积极参与。丈夫的抚摸和协助，对妻子心理上是一种安慰和鼓舞，妻子对丈夫的关怀、体贴，会感到非常高兴，从而对准妈妈的情绪产生良好的影响。准爸爸的积极参与往往是使胎教能坚持不懈、持之以恒的重要因素。因此，夫妇要相互配合，心灵交融，把胎教进行下去。

7　孕期运动胎教好处多

一般来说，运动胎教有以下几方面的好处：

（1）控制准妈妈体重增长

运动可帮助准妈妈身体消耗过多的热量，同时促进水钠代谢，减轻身体水肿，使体重不致增长过快。

（2）减轻准妈妈身体不适感

准妈妈适当运动，如做孕妇体操，可促进新陈代谢和心肺功能，加快血液循环，防止便秘和静脉曲张的发生，并可减轻日益增大的子宫引起的腰痛、腰酸及腰部沉重感。

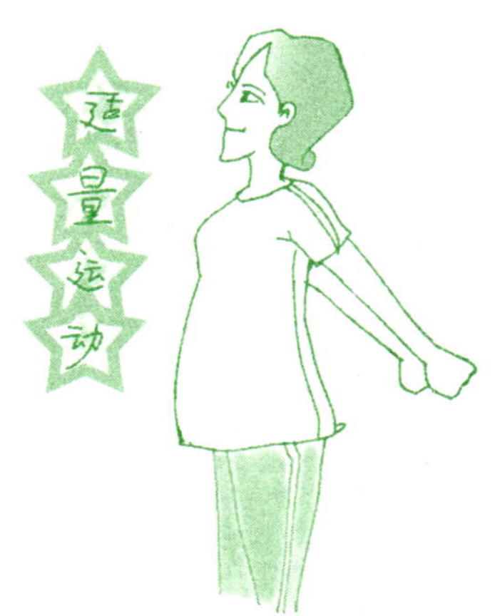

（3）增强自然分娩的自信心

适当运动可使大脑运动中枢兴奋，有效地抑制思维中枢，从而减轻大脑的疲劳感。这样，可缓解准妈妈对怀孕、分娩产生的紧张情绪，增加自然分娩的自信心。

（4）促进胎宝宝正常生长发育

运动不仅能促进准妈妈自身健康，也可增加胎宝宝的血液供氧，加快新陈代谢，从而促进生长发育。

（5）促使准妈妈和胎宝宝吸收钙

准妈妈去户外或公园里运动，可呼吸大量新鲜空气，阳光中的紫外线，还使皮肤中脱氢胆固醇转变为维生素 D，促进体内钙、磷的吸收利用。既有利于胎宝宝骨骼发育，又可防止准妈妈发生骨质软化症。

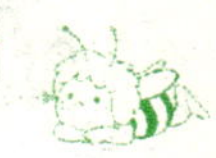

8　每天定时对胎宝宝进行语言刺激

语言刺激是听觉训练的一个主要内容，尤其是父亲的对话很容易透入宫内，每天屋子安静的时候，孕妇觉出胎动较活跃的时刻可以与胎儿对话，对话的内容要简单。每次和胎儿的对话时间不要太长，内容要简捷、轻松、愉快、丰富多彩。有的内容可以重复讲，诸如“宝宝，真乖”、“爸爸在和你说话”、“听见爸爸的声音了吗”等。

母亲还可以把自己每天穿的服饰上的漂亮的颜色、舒适的布料感觉讲给胎儿听，这也是美育胎教方式。

在吃饭前，孕妇还可以把吃什么饭菜告诉胎儿，吃饭之前深深地吸一口气，问胎儿闻到香味了吗，这样有利于摄取各种营养。

散步时，可以把周围环境、花草树木、清新空气、池塘中的活鱼，讲给腹中的宝宝听。

总之，可以把生活中的每个愉快的生活环节讲给胎儿听，通过和胎儿共同生活、共同感受，使母子、父子间的纽带更牢固，并且为今后智力发展打下基础，使胎儿对母亲、父亲和其他人有信赖感、有安全感，生活适应能力强，会感到人间的幸福。

好孕金点子

母亲可以给胎儿朗读一些清新优美的散文、诗歌，也可以和胎儿聊天。说话的语调要轻柔，充满感情。母亲充满爱意的声音对胎儿具有神奇的安抚作用，有利于胎儿的发育。

9　音乐的种类决定胎教的效果

不同种类的音乐，胎教效果也不同。准妈妈应当了解一些音乐基本知识，对胎教音乐最好能有一个大体的认识，以免选错音乐对宝宝造成伤害，下面我们将一些音乐简单分类，以便准妈妈们方便选择。

（1）轻松活泼的音乐

如二胡曲《二泉映月》、古筝曲《渔舟唱晚》、德国浪漫派作曲家门德尔

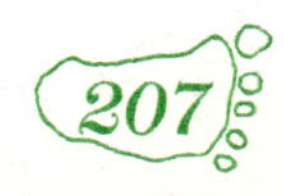

松的《仲夏夜之梦》等。这类作品具有轻盈灵动的旋律、安详舒缓的情绪以及优美柔和的情调，能将准妈妈带入甜美的梦境中。

（2）柔和平缓的音乐

如民族管弦乐曲《春江花月夜》、琴曲《平沙落雁》等，这类作品旋律优美细致，音乐柔和平缓，带有诗情画意，能抚平准妈妈烦躁的情绪。

（3）舒筋活血的音乐

如民乐《江南好》、《春风得意》等。这类作品甜美轻快、轻松灵秀，能驱散准妈妈郁闷的情绪。

（4）解除忧郁的音乐

如民乐《喜洋洋》和《春天来了》、奥地利作曲家约翰·斯特劳斯的圆舞曲《春之声》等，这类作品曲调优美酣畅、起伏跳跃，旋律轻盈优雅，使人联想到翩翩而至的春天，能激发准妈妈喜悦和振奋的情绪。

（5）消除疲劳的音乐

如《假日的海滩》、《锦上添花》、《矫健的步伐》、《水上音乐》等，这类作品节奏轻快、清丽柔美、抒情明朗，能让准妈妈解除疲乏、松弛身心。

（6）振奋精神的音乐

如民乐《娱乐升平》、《步步高》、《狂欢》、《金蛇狂舞》等，这类作品曲调激昂，旋律变化较快，能让准妈妈振奋精神，引人向上。

（7）促进食欲的音乐

如民乐《花好月圆》、《欢乐舞曲》等，这类作品愉快欢乐，能消除准妈妈情绪上的抑郁，增进食欲。

好孕金点子

音乐胎教时可每天 1～2 次，胎教时间在循序渐进的过程中也可以延长时间，但最长不要超过 12 分钟。应选择在胎儿觉醒时进行，一般固定在晚上 21～22 时，胎儿活跃的时段，这时给他听音乐最好。

（8）提高智力的音乐

如海顿的《D 大调弦乐四重奏》、贝多芬的《E 小调弦乐四重奏》（即《拉索莫夫斯基》）和《降 B 大调钢琴三重奏》、舒伯特的《降 B 大调第五交

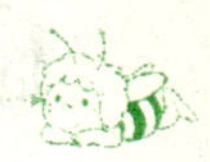

响曲》和《A 大调钢琴五重奏》，这类作品旋律优美，能将准妈妈带到一种联想和思索的世界中。

10　用编织培养心灵手巧的胎宝宝

在孕期做一做编织的活儿会帮助准妈妈抛却所有的私心杂念，屏息凝神，达到心如止水的平衡状态。亦有胎教实践证明，孕期喜欢编织的准妈妈生出来的宝宝也会显得更加“心灵手巧”。随着毛衣针的上下飞舞，我们的肩膀、胳膊、手腕、手指等部位 30 多个关节和 50 多条肌肉会被牵动，这些关节和肌肉的伸曲活动，大大锻炼了大脑皮层里的神经中枢，提高人的思维能力。准妈妈通过编织，锻炼了自己的大脑，通过信息传递的方式，促进胎宝宝的大脑发育。

对于不懂得编织艺术，又喜欢编织活动的准妈妈来说，到书店里买编织书来学习不是一个好办法，绝大多数的准妈妈买了书还是看不懂，反而把自己搞得信心全无，最后对编织也失去了兴趣。其实，不懂编织也一样可以轻松学会，只要准妈妈到市场上找到一种编织器，就可以帮助笨手笨脚的准妈妈解决问题。

好孕金点子

准妈妈可以织一些可爱的挂饰，到时候挂在宝宝的床头，又温暖又可爱。或者为爸爸织一件毛背心，让他感觉到你依然关心他。

11　陪宝宝一起“看”风景

山野风景能够激发人类的想象力，感受到大自然的奇妙壮观之美。准妈妈多到大自然中去饱览多彩的风光，可以促进胎宝宝大脑细胞和神经系统的发育。

自然美景是大自然千百年来造就的结果，奇松怪石、山水瀑布、春夏秋冬，观赏之下，使人心旷神怡。大自然景物作用于准妈妈的感官，唤起审美

好孕金点子

春花、秋月、夏虫、冬雪，都能给准妈妈带来美妙的感觉。大自然的美无处不在，准妈妈只要保持乐观的生活态度，自然会觉得处处都是美。

心理和愉悦感，使精神境界得以升华，继而陶冶了情操，非常有益于母儿健康。而且美好的大自然开阔了准妈妈的视野，让准妈妈暂时忘却孕期的忧虑和烦恼，沐浴在大自然赋予的欢乐中，对准妈妈和胎宝宝都是一种难得的精神享受，也是胎教的一种形式。

12 怎样和胎宝宝玩“踢肚游戏”

准妈妈与胎宝宝玩互动游戏，让胎宝宝能清晰地感知到妈妈对他的关注，同时可以刺激胎宝宝的运动积极性和动作灵敏度，踢肚游戏和轻轻拍打胎宝宝都是好玩的互动游戏。

当胎宝宝每次踢准妈妈肚皮时，准妈妈可以迅速地轻轻拍打一下被踢的部位，然后静静地等待胎宝宝的第二脚。一般在一两分钟后，胎宝宝会再踢一下，这时候就再轻拍一下。

这样往复几次后，稍停一会儿。准妈妈接下来要试着改变拍的位置（注意要离原来胎动的位置近一些）。神奇的事情发生了，胎宝宝会向随着准妈妈改变的地方踢过来。

这种游戏可每天进行 2 次，在晚上胎宝宝活跃时进行效果最好，每次 5 分钟左右。

为了增加踢肚游戏的趣味性，准爸爸也可以加入进来，在胎宝宝积极地踢准妈妈的肚皮时，准爸爸也轻拍一下，并对他说：“宝宝，猜猜哪只手是爸爸的?”或是干脆把耳朵贴在准妈妈的肚皮上，如果小宝宝踢中了爸爸耳朵的位置，准爸爸别忘了夸奖胎宝宝啊。

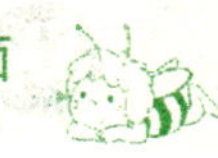

13　积极培养宝宝的英语天赋

由于胎宝宝对声音已经具有了记忆的能力，因此，准妈妈如果在怀孕的时候经常与胎宝宝说英文，收效会更好。

准妈妈可以讲一些很简单的英语，例如："This is Mommy"、"It' s a nice day"、"Let' s go to the park"、"That is a cat"，将自己看见、听见的事情，以简单的英语对胎宝宝说话。此外，还可以用已经替胎宝宝取好的名字与其进行"交谈"，例如："Lisa，I am your Mommy and I love you so much！""Johnny，you are my lovely baby and I will try to give anything that you like！"

若要以英文进行胎教，先决条件就是准妈妈本身的英语能力要好，能够在日常生活中很自然地说出标准的流利的英语，能够轻松地运用两种语言来交流。有的准妈妈觉得自己的英文能力有限、发音不够标准，或者觉得在"非英语为母语"的环境中实行英语胎教有一定困难，那么就不要勉强进行英语胎教，可以选择一些句型简单、内容健康、重复性高的英文音像制品，借助它有趣的内容、清晰的发音、活泼的气氛，同样可以起到很好的效果。除了英语，准妈妈用本土语言（比如上海话、广东话）和胎宝宝说话，也可收到异曲同工的效果。因为胎教的作用，就是让胎宝宝及早对身边的声音有所认识。

好孕金点子

在练习了"英语胎教"一个月之后，不妨试试其成效哦！方法是对着胎宝宝说些英文语句时，胎宝宝听到之后是否每次都有反应，例如会用脚踢准妈妈的肚子，当用英文叫宝宝别再踢时，胎宝宝是否可以平静下来。

准妈妈若是怀孕时进行英语胎教，那么，在宝宝出生之后，仍要持续与宝宝进行英文交流，不然，宝宝对英文的熟悉程度便会日久生疏。

14　意念胎教让宝宝更漂亮

很多准妈妈都会在脑海中一遍遍幻想胎宝宝的模样：眼睛、嘴巴、眉毛还有小家伙欢快地从睡眠中醒来，伸脚动手打哈欠、伸懒腰那活泼可爱的样子。

准妈妈可以从画报、挂历、图片中找出一张你最喜欢的幼儿画像，挂在卧室里，经常看看。然后将设计的婴儿形象确定下来了，经常联想，反复使这一形象具体清晰：并在心中不断地呼唤。久而久之胎宝宝就会按照准妈妈的意愿生长发育，接近或达到准妈妈理想的相貌。听着好像有点不可思议吧，不过这也是为什么有些孩子比父母长得漂亮的缘由之一。

此外，准父母还可以共同讨论，为胎宝宝做一个形象设计：取各人相貌中最理想而具有特点的部位，如准爸爸宽阔的额头、俊俏的剑眉，准妈妈善于传情的大眼睛、高高的鼻梁、轮廓分明的嘴唇等加以组合，想象成未来小宝宝可爱的形象。总之就是要多联想一些美好和期待的画面，这样才能达到期望中的效果。

好孕金点子

准妈妈还要经常想象一些美好的事物，如名画、风景、优美音乐和文学作品、影视中美好的镜头，以及出外旅游与家人一道去公园散步，或与邻居和自家的小朋友一起嬉戏时的幸福时刻。通过想象使自己常处于一种愉快的心境中。

15 准爸爸多跟胎宝宝讲话

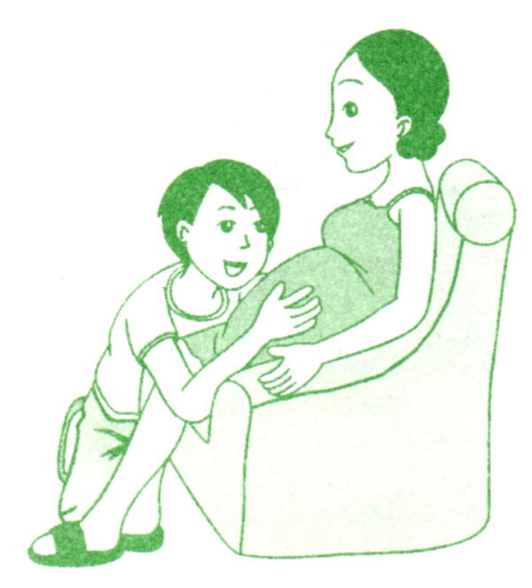

声学研究表明，胎儿在子宫内最适宜听中、低频调的声音。而男性的说话声音正是以中、低频调为主。因此，父亲坚持每天对子宫内的胎儿讲话，让胎儿熟悉父亲的声音，这种方法能够唤起胎儿最积极的反应，有益于胎儿出生后的智力及情绪稳定。尽情地说吧！因为人的大脑一生（包括胎儿时期）可以储存 1000 万亿个信息单位。

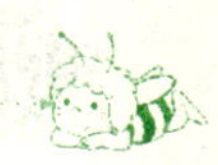

准爸爸可以把手放在妻子的腹部，特别是妻子不舒服的时候，因为准妈妈的不舒服，常常使宝宝不舒服。在这时候，丈夫就可以把手放在妻子的腹部，说："振作起来!"、"你坚强一些!"等等。

有的年轻丈夫也想同宝宝谈话，但又觉得难为情，不好意思。这没有什么不好意思的。可以先给宝宝起个名字，这样就较为顺利了。准爸爸可以在每天一早起床的时候就同他打招呼："你早，小××。"下班的时候也可以说："小××，爸爸回来了。"

好孕金点子

准爸爸摸着准妈妈的肚子和宝宝打招呼、说故事并唱歌给他听、教他简单的知识及常识等等，这样对胎儿脑部的发育会有很大的帮助。

其实，同宝宝谈话的内容是很丰富的，只要有耐心，宝宝是乐于同爸爸谈话的。

16　如何让色彩环境促进胎儿的发育

不同的颜色对人的情绪有不同的影响。长期处在灰暗房间的人，会感到心烦意乱、情绪低沉和极度疲劳。淡蓝色、粉红色等温柔的色调会给人洁净安宁的感觉，人会变得宁静友好，性情比较温和；红色会使人感到心情压抑和疲劳；白色会给人以清洁、朴素、坦率、纯洁的感觉。

孕妇居室的色彩应该清新温馨，可采用乳白色、淡蓝色、淡紫色、淡绿色等。孕妇在这样的环境里，内心会趋于平和、安详，心情也会变得稳定。

如果孕妇是在紧张、繁忙、技术要求高的环境工作，家中不妨用粉红色、橘黄色、黄褐色布置，因为这些颜色都会给人一种轻松、活泼、悦目、有希望的感觉。孕妇从单调的环境、紧张的工作状态中回到生机盎然、轻松活泼的家里，神经可以得到松弛，体力也可以得到恢复，有利于胎儿的发育。

第五节　孕晚期胎教：让宝宝受用一生的财富

1　微笑也是胎教

常言道："笑一笑，十年少"。这话一点不假。研究表明：笑是一种全身运动，1 分钟的笑能使全身放松 45 分钟。笑能舒肝理气、调节神经，称得上是人体紧张情绪的放松剂。

微笑是开在嘴角的两朵花，我们都喜欢看见微笑的脸。腹中的胎儿虽然看不见母亲的表情，却能感受到母亲的喜怒哀乐。

每天清晨，可以对着镜子，先给自己一个微笑，在一瞬间，一脸惺忪转为光华润泽，沉睡的细胞苏醒了，让人充满朝气与活力。良好的心态，融洽的感情，是幸福美满家庭的一个重要条件，也是达到优孕、优生的重要因素。一个充满欢声笑语的家庭必然是幸福的。

孕妇愉悦的情绪可促使大脑皮质兴奋，使孕妇血压、脉搏、呼吸、消化液的分泌均处于相互平稳、相互协调状态，有利于孕妇身心健康。同时改善胎盘供血量，促进胎儿健康发育。

好孕金点子

妊娠期间夫妻更应该笑口常开，微笑常驻。因为快乐的情绪不仅有益于宝宝的发育，还能消除妊娠反应等不适。

准妈妈们每天都开心一点吧，不要吝啬你的微笑。

2　缓解紧张的腹式呼吸法

腹式呼吸法会刺激人体分泌微量的激素，使人心情愉快，准妈妈这种愉悦的心情也会影响胎宝宝，使胎宝宝感觉很舒服。这时，子宫内的空间对胎宝宝来说太狭窄了，准妈妈最好多运用腹式呼吸法，给胎宝宝提供足够的新

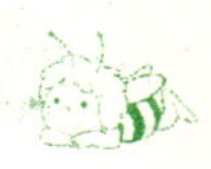

鲜空气。而且多数准妈妈在孕晚期都有胸闷、喘气困难的感觉，多练习腹式呼吸法，还可以起到缓解不适的作用。

腹式呼吸法正确的做法是：准妈妈背部挺直，全身放松，双手轻放在腹部，想象胎宝宝正居住在一个宽广的空间里，慢慢地用鼻子吸气，直到腹部鼓起为止，吐气时慢慢地将体内空气统统吐出去。每天不少于 3 次。在每一次练习前，准妈妈可以轻轻地告诉胎宝宝："宝宝，妈妈正在把新鲜的空气传送给你哦，你感觉到了吗?"这样的反复练习一定会事半功倍的。准妈妈最好请专业的医生做示范，以免方法错误。

好孕金点子

当准妈妈学会正确的腹式呼吸法后，在生产或阵痛来临时，也可以用腹式呼吸法来进行放松，缓解紧张的心理，这样可谓是一举两得。

3 孕期怎样给胎宝宝讲故事

给胎宝宝讲故事就是一项不可缺少的胎教内容。准妈妈应不失时机地加紧与胎宝宝之间的交流，对他施以良性刺激，以丰富胎宝宝的精神世界。

讲故事时，准妈妈应把腹内的胎宝宝当成一个大孩子，娓娓动听地对他述说，母亲温柔亲切的语言将通过神经递质传递给胎宝宝，使胎宝宝不断接受客观环境的影响，在不断变化的文化氛围中发育成长。

讲故事的方式有两种：准妈妈随意发挥，按照自己的想象来给胎宝宝现编一个故事；读故事书，最好是图文并茂的儿童读物。内容宜短，宜轻快和谐。

讲胎教故事的时候，准妈妈要放松身心，找到一个自己感到舒适的姿势坐好，精力要集中，吐字要清楚，

好孕金点子

可以选一选温暖的童话故事，如《夏洛的网》等，而较易引起恐惧、伤感以及使人感到压抑的故事不宜选用。

声音要和缓，声情并茂，应以极大的兴趣绘声绘色地讲述故事的内容，不能平淡乏味地读书。除此之外，还可给胎宝宝朗读一些轻快活泼的儿歌、诗歌、散文以及顺口溜等。

4　孕期心慌气短莫慌张

多数准妈妈进入本月之后，会有这样的感觉：平时不觉得怎么样累的动作，现在做了就会扑通扑通地心跳，大口喘粗气，即所谓的心慌气短。

这是由于在妊娠过程中，为了适应胎宝宝的生长发育，准妈妈的循环系统发生了一系列变化。进入到妊娠晚期，准妈妈全身的血容量比未孕时增加40%～50%，心率每分钟增加10～15次，心脏的排出量增加了25%～30%，也就是说心脏的工作量比未孕时明显加大。另外，妊娠晚期由于子宫体增大，使膈肌上升推挤心脏向左上方移位，再加上准妈妈体重的增加，新陈代谢的旺盛，更加加重了心脏的负担，机体必须增加心率及心搏量来完成超额的工作。通过加深加快呼吸来增加肺的通气量，以获取更多的氧气和排出更多的二氧化碳。

正常的心脏有一定的储备能力，可以胜任所增加的负担。因此，准妈妈一旦发生心慌气短，不必惊慌，休息一会儿即可缓解，也可侧卧静睡一会儿，注意不要仰卧，以防发生仰卧位低血压综合征。

5　怎样对宝宝进行系统性的语言胎教

胎宝宝长到8个月时，已经是一个能听、能看、能“听懂”话、能理解准父母的有生命、有感情、有思想的“小人”了，准父母和宝宝谈话决不是什么“对牛弹琴”。准父母和腹中的胎宝宝讲话，是一种非常积极的胎教方式。

宝宝通过听觉、感觉来感受父母的声音和语调，感受来自父母深深的爱，用语言来刺激胎宝宝的听觉神经系统及大脑，丰富宝宝的精神世界，对宝宝

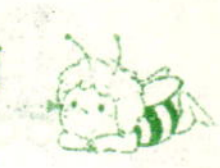

大脑的发育是十分有益的。

准父母最好是将日常生活的内容和表达感情的话语加以简化，如“宝宝，爸爸妈妈都爱你”、“宝宝，今天的饭好香哟”等。经常重复说给胎宝宝听，以加深宝宝对这些话的印象，加深其记忆力和理解力。准父母也可系统性地给胎宝宝进行语言胎教，选择一个固定的时间（如晚上睡觉前）和胎宝宝说话，时间长短大体相对不变，每次10分钟左右，对话内容要在一段时间内重复，以加深胎宝宝对一些简单句子的理解。

在进行语言胎教时，准妈妈不要对语言胎教理解得太狭隘，以为语言胎教就是“让宝宝学会一样东西”，就像在学校里给孩子们上课那样，对宝宝进行僵化死板的“授课”，这样会把宝宝当成被动的学习工具，要知道宝宝也会不喜欢的。应该把胎宝宝当成一个有生命活力的、有选择能力的宝宝来对待，所以实行语言胎教的内容和方法都要活泼生动、简明。准妈妈进行语言胎教还应该采用一种能与胎宝宝互动的形式，即准妈妈说话时必须是兴致勃勃的，选的阅读材料也应是鲜活的、能引起自己兴趣的。

6　积极对宝宝进行情趣培养

胎儿和母亲是血肉相连的，胎儿与母亲之间有着微妙的心理感应，因此母亲的一言一行都将对胎儿产生潜移默化的影响。

广泛的情趣对改善大脑的功能有着极为重要的作用。因此母亲的生活情趣无疑对胎儿大脑左右半球的均衡发育发挥着非常关键的作用。

要保持身心健康，就要适当丰富精神活动。例如听音乐、看书、读诗、旅游或欣赏美术作品等，这些美好的情趣有利于调节情绪，增进健康，陶冶人的情操，而且对下一代也是非常重要的。

7　怎样根据胎宝宝的性格选曲目

准妈妈在利用音乐进行胎教时，选曲应注意到胎动的类型，因为人的个体差异往往在胎宝宝期就有所显露，胎宝宝有的淘气，有的活泼，也有一些很文静。这些既和胎宝宝的内外环境有关，也和先天的神经类型有关。一般来说，给那些活泼好动的胎宝宝听一些节奏缓慢、旋律柔和的乐曲，如《摇篮曲》等，而给那些文静、不爱活动的胎宝宝听一些轻松活泼、跳跃性强的儿童乐曲、歌曲，如《小天鹅舞曲》等。如果能把音乐的节奏和表达的内容与胎宝宝的性格结合起来，那将对胎宝宝的生长、发育起到更明显的效果。

8 怎样给胎宝宝听音乐

音乐是情感的表达，是心灵的语言。它能使人张开幻想的翅膀，随着优美的旋律翱翔于海阔天空，音乐可唤起胎儿的心灵，打开智慧的天窗。

《欢乐颂》所表现的不是缠绵的情意，而是歌颂仁爱、欢乐、自由的伟大理想：“欢乐女神圣洁美丽，万丈光芒照大地，我们心中充满热情，来到你的圣殿里。你的力量能使人们消除一切分歧，在你光辉照耀下面，人们团结成兄弟。”这是表现的一种崇高、圣洁的美，孕妇除可产生欢乐之情外，还可增添信心和勇气。

在妊娠晚期，因接近临产，孕妇有些急躁，这时期可多听些摇篮曲、幼儿歌曲，以增加母爱，使孕妇感受到为人之母的幸福。例如勃拉姆斯的《摇篮曲》：“安睡吧！小宝贝，你甜蜜地睡吧！睡在那绣着玫瑰花的被里；愿上帝保佑你，一直睡到天明。”这类歌充满母爱，充满做母亲的自豪感，语言优美，旋律轻柔，是孕妇和胎儿都能接受的。

9 最有效的哼歌谐振胎教法

音乐胎教中，对宝宝最为有利、影响最深的就是哼歌谐振法，准妈妈在唱歌时产生的物理振动，能使胎宝宝从中得到情感上的满足，还能让胎宝宝记住父母的声音和音乐的节奏。前者可以加强准父母与宝宝的感情，后者可使胎宝宝对音乐产生兴趣，陶冶情操，培养其完善的性格。

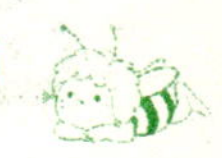

有的准妈妈认为，自己五音不全，没有音乐细胞，哪能给宝宝唱歌呢。其实，完全没有必要把唱歌这种事看得过难，要知道给胎宝宝唱歌并不是登台表演，不需要过多的技巧和天赋，只要你带着对宝宝深深的母爱去唱，你的歌声对于宝宝来说，就是悦耳动听的。唱的时候，尽量使声音往上腭部集中，这样可以使声音变得更甜美。此法每天可进行几次，每次不超过20分钟。准妈妈唱歌时心情要舒畅，情感要丰富，准妈妈可想象胎宝宝正在聆听你的歌声，从而达到母子心音的谐振。

好孕金点子

准妈妈唱歌的时候，不能时时唱、刻刻唱，而应是早、晚或早、中、晚限制时间和次数地进行，否则胎宝宝会疲倦。

10　将语言胎教与家务活巧妙结合

制订做家务事的计划，不失为语言胎教的一种好方法。合理地安排家务，既能融语言胎教于家务活中，又能使夫妻的生活规律舒适；既能留出一段安静的时间进行语言胎教，又能节省时间去郊外观光野营。下面举例介绍一周内的计划安排。

星期一和星期四外出，但要注意改变路线，并且花一定的时间观察并向胎儿讲解生活中的各种现象，有意识地去幼儿园或学校观察学生上课以及在操场上玩耍的情景。星期二打扫起居室、家具，给胎儿讲述这个温馨的家。星期三擦拭窗户和门框，冲洗厕所和浴室，教胎儿爱劳动、讲卫生的科学知识。星期五打扫和整理厨房，安排星期六和星期日的食谱，给胎儿讲述各种营养素的作用，告诉胎儿自己怎样安排每天的膳食以保证孕期的营养需要。星期六和星期日这两天主要是在家里休息或者去植物园、动物园、花园、田野、沙滩等地方，除了享受日光浴外，还要向胎儿传授自然界的知识。

11 如何对胎宝宝进行美育熏陶

由于胎儿已有了初步的意识萌动，所以，对胎儿心智发展的训练可以较抽象、较立体的美育胎教法为主。

美育胎教要求准妈妈通过听、看、体会生活中一切的美，将自己对美的感受通过神经传导输送给胎儿。

听，主要是指听音乐，这时准妈妈在欣赏音乐时，可选择一些富含主题、意境饱满的作品，比如贝多芬的《月光奏鸣曲》、肖邦的《英雄》、维瓦尔迪的《四季》等，这些乐曲都有较鲜明的主题和性格，能促使人们美好情怀的涌动，也有利于胎儿的心智成长。

看，主要是指阅读一些优秀的作品和欣赏优美的图画。准妈妈要选择那些立意高、风格雅、个性鲜明的作品阅读，尤其可以多选择一些中外名著。准妈妈在阅读这些文学作品时一定要边看、边思、边体会，强化自己对美的感受，这样胎儿才能受益。有条件的话，准妈妈还可以看一些著名的美术作品，比如中国的山水画、西方的油画，在欣赏美术作品时，调动自己的理解力和鉴赏力，因此而产生的美的体验一定会传导给胎儿。

体会，既指贯穿听、看活动中的一切感受和领悟，也指准妈妈在大自然中对自然美的体会。准妈妈在这个阶段也要适度走动，可到环境优美、空气质量较好的大自然中去欣赏大自然的美，这个欣赏的过程也就是准妈妈对自然美的体会过程，准妈妈通过饱览美丽的景色而产生出的美好的情怀，可以促进胎儿脑细胞和神经系统的发育。

12 积极训练宝宝的记忆

很多年轻的母亲们都有过这样的体会，当刚出生的宝宝哭闹不止时，如果将他的耳朵贴近母亲的胸口，母亲心脏跳动的声音传到宝宝耳朵里，他就会立即停止哭闹，安静地入睡。这是因为胎儿对母亲心跳声有了记忆，一旦又听到了熟悉的心脏跳动声音时，马上又产生一种安全感，立刻停止哭闹，

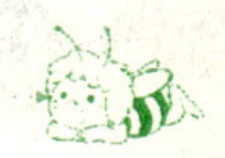

安静入睡。

研究表明，胎儿对外界有意识的激励行为的感知体验，将会长期保留在记忆中直到出生后，而且对婴儿的智力、能力、个性等均有很大的影响。由于胎儿在子宫内通过胎盘接受母体供给的营养和母体神经反射传递的信息，使胎儿脑细胞在分化、成熟过程中不断接受母体神经信息的调节与训练。因此，妊娠期母体“七情”的调节与子女记忆的形成、才干的发展有很大的关系。

13　如何从孕期开始培养宝宝良好的习惯

一个人的习惯是什么时候养成的呢？有人说是儿童时期养成的，也有的人说是出生后开始逐渐养成的。其实孩子的生活习惯在母亲腹内就受到母亲本身习惯影响，而潜移默化地继承下来。

实验结果证明，新生儿的睡眠类型是由母亲怀孕后几个月内的睡眠类型所决定的。一般将孕妇的睡眠类型分为早起型和晚睡型两种，通过对孕妇进行追踪调查，结果发现，早起型的母亲所生的孩子天生就有同妈妈一样的早起习惯，而晚睡型母亲所生的孩子也同其妈妈一样喜欢晚睡。

宝宝在出生前的几个月内，就可能和母亲在某些方面就有着共同的节律了。母亲的习惯将直接影响到胎儿的习惯。如果有些母亲本身生活无规律、习惯不良，那么从您怀孕起，就要养成一个良好的习惯，这样才能培养出具有良好习惯的孩子。

14　教胎宝宝学习爱，感受爱

准妈妈可以将汉字“爱”制成一张闪光卡片（在孕 6 月，胎教每月进行时“教胎宝宝认识数字和字母中”介绍了闪光卡片的制作方法），然后一边发音，一边用手指临摹字形，并且将注意力集中在字的色彩上，以加深印象。在这个过程中，准妈妈要保持平静的心情和集中注意力。

在学习之前，准妈妈应把呼吸调整得均匀而平静，然后闭上眼睛，在头脑中把“爱”的形状反复描绘。在学习的过程中，准妈妈也可以加入自己的想象，“爱”是什么呢？爱是一家人在一起其乐融融的情景，爱是看着宝宝熟熟睡去的模样，爱是妈妈甜美的笑脸……只要是准妈妈能想到的，都可以在脑中重现一遍，让胎宝宝和你一道去感受这股爱的暖流。最好的胎教就是准妈妈无限的爱心和最愉快的心情。对胎宝宝的憧憬、期待和疼爱，用最温柔的语气对他说话，讲故事，哼快乐的歌曲，时刻关注着胎宝宝的情况，这些都是母爱的体现，胎宝宝也是能够感受到的。

15　综合胎教要做好

妊娠晚期，胎儿的各系统已经发育得比较完善，此时各种胎教方法对胎儿都可以使用，所以，准妈妈在这时要将各种胎教方法综合进行，灵活应用。

一般的做法是：每天清晨起床，都要轻轻拍着腹中的胎儿对其说一些关于天气或问候的话语；然后到户外散步，可以边散步边对胎儿进行抚摸和说话；晚上睡觉前则进行音乐胎教，一边听音乐一边抚摸胎儿。

这个月还应该对胎儿进行光照胎教，因为孕妇这个时期的腹壁、子宫壁已变得较薄，光线易于透过，用不刺眼的柔和光线可以增加胎儿对于明暗的感觉和节奏，以此提高胎儿对光的敏感度，初步促进生物钟的建立，对大脑的发育和成熟有利。

具体的做法是：每晚在听音乐之前和之后，用一号电池的手电筒，将玻璃光罩直贴在腹壁上，约在宫底以下三横指处对胎儿进行照射，每次照射 2～3 分钟。

好孕金点子

在孕后期，准爸爸可以趁准妈妈不备时给将要出生的孩子买漂亮的衣物，给准妈妈买一件纪念品，不动声色地放在床头，等准妈妈发现后得到一个意外的惊喜。这些有益的刺激，将给胎儿日后坚强、自信的性格奠定基础。

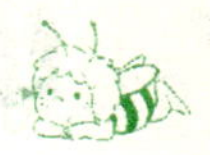

16　如何站好胎教的最后一班岗

在怀孕的最后一个月，胎宝宝各系统已经发育得比较完善，此时各种胎教方法对胎宝宝都可以使用。每天清晨起床，要拍着腹中的胎宝宝对其说一些关于天气或问候的话语；然后到户外散步，可以边散步边对宝宝进行抚摸和说话；晚上睡觉前则进行音乐胎教，一边听音乐一边抚摸胎宝宝。准妈妈可以根据自己的实际情况来选择适合自己的胎教方法，只要是对宝宝有益的都可进行。另外在进行胎教时，应按照各种方法提出的要求进行，灵活运用，收效会更大。

第五章

孕期自我保健防病手册

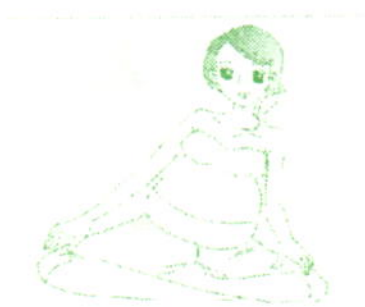

第一节　孕期检查全方位

1　为产检和生产选择合适的医院

准妈妈要考虑的首要重点是医生的专业度、对医生的信任度，还有其他医护人员的互动状况。

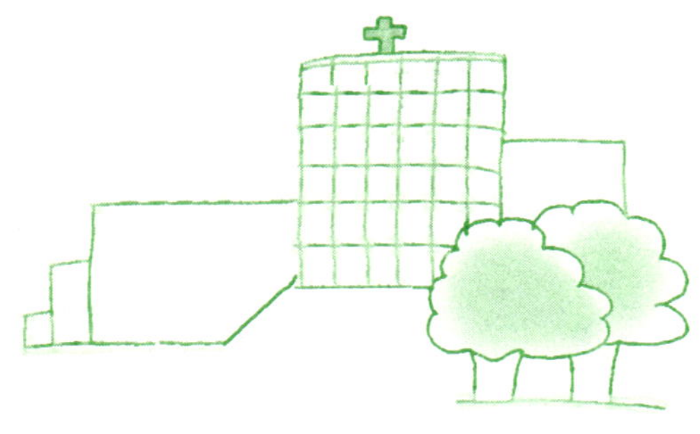

一般来说，大型综合性医院的产科或专业的妇幼保健医院都能保证准妈妈安全度过孕期，顺利生产。然而准妈妈应根据自身怀孕情况选择医院，如果怀孕时伴有肺结核、病毒性肝炎、心脏病等严重疾病或出现严重并发症的，最好选择综合性医院产科做检查和分娩。

根据家庭经济实际情况选择医院，妇幼医院和综合医院的收费标准大致相同，但“贵族医院”的收费就要高出数十倍。

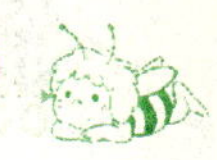

还有就近选择医院也很重要，因为怀孕后每月（后期为每周）都要做产前检查，如果路途遥远，会很不方便。关于这点，和邻居里的新妈妈聊聊十分重要。

2　及时办理《母子健康档案》

《母子健康档案》，也称《母子健康手册》，是配合国家实行优生优育必须办的一道手续。先办理准生证，然后拿准生证到该户口所在地街道所属医院的保健科建立。之后，每次去医院做检查时均需携带，由医生对准妈妈的状况进行记录。在大城市可以通用，但有些城市，规定要在户口所在地的社区医院才行。

《母子健康档案》除准妈妈体检需要外，在宝宝出生时也要将其交给分娩医院，由医生记录分娩的各项信息；宝宝出生后，你现居住地街道所属医院的保健科会到家中做产后访视，并记录访视内容；产后42天体检时还需要带着它到医院做产后结案。之后，《母子健康档案》就交回到建立地保存起来了。

办理《母子健康档案》的收费，根据各地情况可能会有所不同。

建卡的同时，应进行孕早期的第一次检查（包括测血压、心肺听诊、妇科检查、B超检查及某些实验室检查等），并把检查结果填入保健手册，以后孕妇每次需带保健手册去相应医疗机构做定期产前检查，医生会如实把检查结果记录在手册上，以便对此次妊娠正常与否做出正确评定。住院分娩时还应把手册交给医生，这对选择分娩方式、时间和产后访视都是有帮助的。

好孕金点子

为了保证母婴的安全和健康，在怀孕12周内应到离家较近的社区妇幼保健所或医院的产科门诊建立孕产妇保健卡，领取孕妇保健手册。

3 去产检时怎么穿合适

因为产科的例行检查需要准妈妈穿脱衣服，所以在穿着上也有一些细节需要注意。

（1）妆容和身体

有些医生会通过脸色来判断你的健康状态，尽量不要浓妆艳抹，素面朝天最好，适当化一点淡妆也可以。而且浓妆中的有害物质很可能会进入血液循环，对胎宝宝不利。

身体要保持整洁，最好提前一天或当天洗个澡，换上干净、宽松的内衣。特别要提醒准妈妈的是，如果是当天洗澡，一定要等头发干透了再出门，千万别因此感冒了。

（2）衣着

为了方便接受妇科检查，如果是夏天，最好穿宽大的裙子，如果是在其他季节，要以穿暖为前提。

不要戴腹带、穿长筒袜。

尽量穿易于穿脱的平底鞋，有过多鞋带的鞋不要穿，并且整个孕期最好都收起来。

好孕金点子

第一次正式产检时，不要忘了在背包内放好母婴手册（依地区不同，确认怀孕后在户口所在地办理）、医保卡、诊疗证（卡）等。

（3）背包

医院内人多手杂，为了安全起见，不宜使用手提式手袋，最好使用长带的斜挎包，这样填表时就不用放下手里的提包，也能解放出双手了。

如果做一些卧位的产检需要准妈妈摘下背包时，也要放在自己的视线之内。

4 产前常规化验检查

妊娠阶段，要按常规进行很多化验，如：

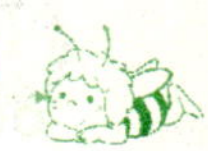

序号	检查项目	作 用
1	尿常规检查	每次产前检查，都应进行尿常规检查，最好采用中段尿标本，既不要开始的尿液，也不要最后的尿液，以避免尿中蛋白假阳性
2	血红蛋白检查	通常早孕时化验一次，如无异常，妊娠最后 10 周内再检查一次，检查的目的是看红细胞中运输氧的血色素，其含量低于每 100 毫升 10 克，即为异常血红蛋白下降，表示贫血
3	血型检测	确定血型，便于突然出现紧急情况时能及时输血抢救
4	白细胞检测	妊娠期白细胞比未孕时略高，但如果过高，则应考虑是否有炎症
5	肝肾功能检查	以确定准妈妈是否患有肝炎、肾炎等疾病，以免怀孕使原来的病情雪上加霜
6	梅毒检测	准妈妈应按常规进行此项化验，如有梅毒存在，应及时用抗生素治疗以确保准妈妈和胎宝宝的安全
7	艾滋病血清学检查	艾滋病是一种严重的免疫缺陷疾病，其病原体是 HIV 病毒，一旦感染该病毒，会通过胎盘传播给胎宝宝造成新生儿 HIV 病毒感染
8	唐氏儿筛查	一种比较简便的对胎宝宝无损伤的检查方法，可以筛查出患有先天愚型的胎宝宝的风险程度
9	肝炎病毒学检查	包括乙型肝炎（HBV）病毒学检查和丙型肝炎（HCV）病毒学检查
10	阴道分泌物检查	检查项目包括白带清洁度、念珠菌、滴虫、线索细胞等
11	淋病细菌学检查	一般取准妈妈的宫颈管分泌物做淋菌培养，若有淋球菌感染应及时治疗，以免通过准妈妈的产道传染给新生儿
12	妊娠糖尿病筛查	该检查在妊娠的 24 ~ 28 周进行，口服 50 克葡萄糖水，1 小时后抽血检查糖耐量
13	心电图检查	目的是检查准妈妈是否患有心脏疾病，以确认准妈妈能否承受分娩

5 产前特殊检查

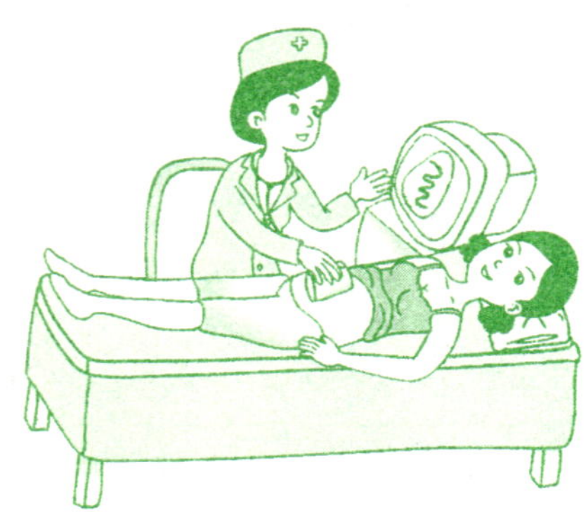

(1) **超声波扫描**

通过导向性的高频声波透过准妈妈的腹壁，进入羊水观察胎宝宝的一种方法。通过这种方法，可以确定妊娠时间，计算预产期等。超声波检查对准妈妈和胎宝宝都是安全的，但整个孕期最好不要超过3~4次。

(2) **血液生化测定**

有些准妈妈需要检查是否携带肝炎病毒，目前已成为常规检查；此外，妊娠早期还可通过验血检查是否被风疹病毒或艾滋病毒感染过等。

(3) **羊膜穿刺**

羊膜穿刺主要用于检测唐氏综合征（一种先天性智力低下的疾病），如果准妈妈有某些先天性疾病家庭史也可以用羊膜穿刺技术进行检测。

6 孕期检查时间表

怀孕之后，一般根据孕期不同时段的变化特点进行孕检，也称产前检查，时期不同，如孕早期（12周内）、孕中期（13~28周）、孕晚期（29~40周），产前检查内容也有所不同。

(1) **孕早期**

当准妈妈确定自己怀孕后，应在停经40天左右到你确定的妇产医院进行第一次正式产检，医生会为你建立档案，当然，各个城市也许有些不同，有的城市可能要到怀孕满4个月才建立档案，所以你应该多向医生和身边的过来人咨询。

孕早期的检查是系统性的，几乎所有的事情都要问到。医生会询问既往病史、过敏史、家族史、月经史、妊娠史等；了解有无影响妊娠的疾病或异常情况；还有全身检查，血压、体重、身高、心、肺、肝、脾、甲状腺、乳

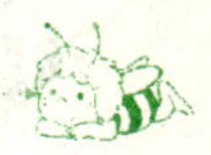

房等，了解准妈妈发育及营养状态；妇科检查，子宫位置、大小，确定与妊娠月份是否相当，并检查有无妇科炎症、畸形或肿瘤；化验血常规、尿常规、乙型肝炎表面抗原、肝功能、肾功能、梅毒筛查等及心电图检查。如果你在孕前做过系统的检查，要把原始单据一并带好。

对于35岁以上的高龄准妈妈，医院可能在其怀孕后40~70天，做绒毛膜检查，以便及早诊断出各种染色体病，避免缺陷儿的出生，这项检查对胎宝宝和准妈妈没有什么不良影响。

（2）孕中期

每4周进行一次产前检查，分别是16周、20周、24周和28周。

到了第16周，一般妇产医院会做系统的筛畸检查，这时你就可以知道自己的宝宝是不是健康了，并且可经常借助医疗设备清楚地听到胎宝宝的心跳声，你可能会因此而迷上每次孕检的。同时，孕中期每次体格检查主要是测量血压、体重、宫高、腹围、胎心率，并注意有无下肢水肿；复查血常规及时发现贫血，复查尿常规及时发现妊娠高血压和妊娠糖尿病。

怀孕15~20周建议做唐氏综合征和神经管缺陷的血清学筛查，尤其是年满35岁的孕妇，医生多会建议你做这项检查；怀孕20~24周建议做B超筛查胎儿结构畸形；怀孕24~28周建议做妊娠合并糖尿病筛查。

（3）孕晚期

随着分娩期越来越临近，孕期检查也越来越频繁，29周以后每2周检查一次。36周以后每周检查一次。

孕晚期的检查仍要继续孕中期体格检查，并随时关注胎位，如发现异常医生会帮你及时纠正或是提出建议，还要做胎心监护，B超，以观察胎宝宝生长发育情况、胎盘位置及成熟度、羊水情况等。

7　准妈妈B超检查时间表

B超是超声传导，是一种声波传导，不存在电离辐射和电磁辐射，对已经发育完善的人体组织没有什么伤害。但如果声波密集在某一固定地方，又聚集很长的时间的话，就会有热效应，这种热效应达到一定程度时，可能会对人体组织产生不良的影响，影响细胞内的物质。理论上是高强度的超声波可通过它的高温及对组织的腔化作用，对组织产生伤害。但事实上，医学使用的B超是低强度的，对胎宝宝是没有危害的，至今尚没有B超检查引起胎宝宝畸形的报道。所以，目前，各医院在产科领域中使用的B超检查对胎宝宝是安全的。

（1）第一次B超检查时间

第一次B超检查的时间最好安排在孕18～20周，此时可确定怀的是单胎还是多胎，并且可以测量胎儿的头围等。因为这一阶段测得的多项胎儿B超指标误差比较小，便于核对孕龄。

（2）第二次B超检查时间

第二次B超检查的时间最好安排在孕28～30周，此时做B超的目的是了解胎儿发育情况，是否有体表畸形，还能对胎儿的位置及羊水量有进一步了解。

好孕金点子

准妈妈在整个孕期如果没有出现异常状况的话，只需要照3～4次B超即可。建议准妈妈每次做B超的时间不要超过5分钟。

（3）最后一次B超检查时间

最后一次B超检查的时间最好安排在孕37～40周，此时做B超检查的目的是确定胎位、胎儿大小、胎盘成熟度、有无脐带缠颈等，进行临产前的最后评估。

8 如何检查宝宝的成熟度

了解胎宝宝的成熟度，就可以采取一些措施改善胎宝宝的成熟情况，如果了解到胎宝宝确已提早成熟，则可以进行引产，达到提高早产儿存活率的目的。否则，在胎盘功能低下时若盲目引产，就容易生出一个不成熟的早产儿而引起胎宝宝死亡的后果。

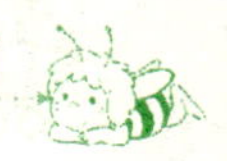

检查胎宝宝成熟度一般有三种方法：

采用测量子宫底高度和腹围，按公式计算胎宝宝体重，估计羊水来推测胎龄，对照末次月经日期，判定胎宝宝的大小及成熟度。

通过 B 超检查，测定双顶径等一系列指标，判定胎儿的大小及成熟度。

通过检查母血中的胎盘泌乳素——雌三醇等生化指标测定胎宝宝成熟度及胎盘老化情况。

随着医学的发展，又有了生化方法进行胎宝宝成熟度测定的方法，即测量羊水卵磷脂/鞘磷脂含量的比值（L/S）和羊水泡沫试验法：当 L/S 大于或等于 2 时，或者羊水泡沫试验呈阳性时，说明胎宝宝的肺已成熟；当羊水中的肌酐值大于或等于 2% 毫克时，说明胎宝宝的肾已发育成熟；当羊水中胆红素完全消失时，说明胎宝宝的肝功能已发育完全。

9　准妈妈孕期可接种的疫苗

孕期接种疫苗时需慎重，权衡利弊，决定是否接种。除非有明确接触某种疾病史，且预防接种对母婴无明显影响时才可接种。

准妈妈孕期可以接种的疫苗包括：

◉乙型肝炎灭活疫苗：乙型肝炎灭活疫苗标准的接种方案是孕期接种 3 次疫苗，可分别于孕 2、3、9 月接种。资料表明，在完成免疫接种后，对孕妇的保护率在 95% 以上，母婴隔断率在 85% 以上。

◉甲型肝炎灭活疫苗：人血或人胎盘丙种球蛋白适用于已经受到或可能受到甲型肝炎感染的孕妇。

◉破伤风类毒素：适用于怀孕前从未接种过或近 10 年未再接受加强免疫者，接种方案也是在妊娠期进行 3 次正规的破伤风类毒素接种，时间可分别为孕 2、3、9 月。

◉狂犬病疫苗：孕妇若被狗或其他动物咬伤，则应注射狂犬疫苗。孕早期尽量避免注射狂犬疫苗。

◉流感病毒疫苗：在流感流行期间，孕妇可接种流感病毒疫苗，但应以妊娠中、晚期接种为宜，孕12周前避免接种。流感病毒疫苗主要接种对象是患有慢性疾病的孕妇。

10 准妈妈孕期不宜接种的疫苗

为了保护孕妇的健康，孕期可以打预防针，但不是所有的预防针孕妇都能打。孕妇应该向医生介绍自己的健康情况、过敏史和怀孕情况等，让专科医生决定是否需要打预防针。

孕期最好不用活疫苗，因为活疫苗有直接感染胎儿的可能。虽然死疫苗无传染力，但可引起发热、头痛、无力等全身反应，从而诱发子宫收缩，可增加流产、早产的危险。胎盘球蛋白主要用来预防麻疹及传染性肝炎，有时可发生过敏反应，所以也不应作为增加孕妇体质的补药。

准妈妈早期不宜接种的疫苗：

◉麻疹疫苗：孕妇不能打麻疹疫苗，因为麻疹疫苗是活疫苗。如果孕妇从来没有得过麻疹，也没注射过麻疹疫苗，却又接触了麻疹患者，就应马上注射丙种球蛋白。不过，在人的生长过程中，从未患过麻疹，也没注射过麻疹疫苗，这种情况几乎是绝无仅有的。

◉风疹疫苗：风疹疫苗也是活疫苗，孕妇也应禁用，只能在育龄期及早注射疫苗。未患过风疹的孕妇如果在妊娠早期接触风疹患者，最好终止妊娠。因为风疹极易引起胎儿畸形，而免疫球蛋白的预防效果又不肯定。

好孕金点子

预防接种是预防疾病的有效手段，恰当地进行预防接种，对孕妇及胎儿都是非常必要的。

◉水痘、腮腺炎：卡介苗、乙脑和流脑病毒性减毒活疫苗、口服脊髓灰质炎疫苗和百日咳疫苗，孕妇都应忌用。

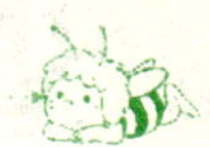

11 了解羊膜穿刺术

通过羊膜穿刺术可以检查出胎儿染色体的异常，其中最为人熟知的染色体异常就是唐氏综合征，其他常见的染色体异常还有特纳氏综合征，某些存在染色体异常的胎儿也可能胎死腹中或生下来就夭折了。

优点与风险：这项检查的准确度极高，通常适合在16～18周时进行，因为此时羊水较多，在抽取时安全性较高，不过检查报告通常需要2～3周。羊膜穿刺术的流产率为0.2%～0.3%。

谁该做羊膜穿刺检查：下列妈妈属于会生出染色体异常胎儿的高危险群，建议做羊膜穿刺羊水检查：①孕妇年龄超过34岁；②曾怀过或生育过染色体异常或神经管畸形的孩子；③本人或配偶的染色体有结构性异常者或属于遗传疾病携带者；④家族有唐氏综合征患者或染色体异常患者；⑤通过超声波检查发现胎儿存在异常者；⑥孕妇血清筛检疑似胎儿有染色体异常；⑦有过3次以上自然流产者。

12 绒毛细胞检查

绒毛细胞检查是近些年发展起来的一项新的产前检查。其检查原理主要依据绒毛是受精卵发育中的一部分，绒毛细胞与胎儿细胞中的染色体相同，在受精40天左右，胚泡四周布满绒毛，此时进行绒毛细胞检查，可以反映出胎儿的遗传特征。所以在怀孕早期通过采取绒毛进行细胞检查，可以帮助及早确定胎儿是否患有染色体、基因异常的疾病，如唐氏综合征等。

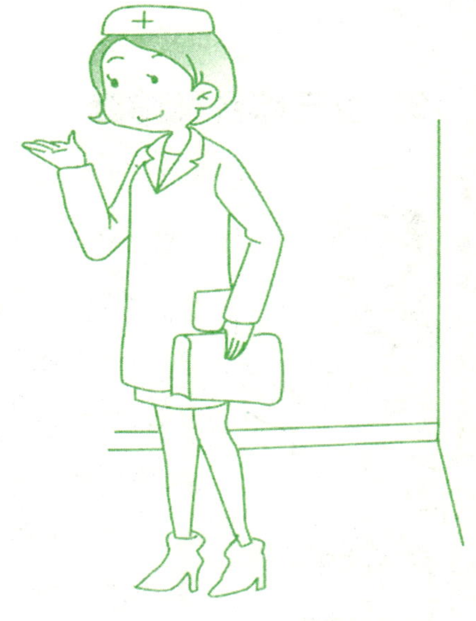

目前研究表明绒毛细胞检查有一定的危险，最常见的危险是引起流产，概率为1%左右。另外，绒毛细胞检查可能引发羊膜带综合征进而导致胎儿肢体异常，以手指或脚趾异常多见。因此，怀孕10周以后做此项检查比较安全，风险率为1/3000，并且在检查后的两三天应做超声波确定胎儿是否安全。

好孕金点子

绒毛检查的优点是在怀孕6～9周就可进行，在此时如果发现异常就可以采用简单、安全的方法终止妊娠或进行宫内治疗，其准确性可达90%以上。

需要做绒毛细胞检查的情况：①35岁以上的高龄孕妇；②曾经生过唐氏综合征或其他染色体异常胎儿的孕妇；③夫妇双方有一人存在染色体异常的孕妇；④唐氏综合征筛查危险性偏高的孕妇；⑤怀孕初期接触大量有害物质，如X射线、氰化物、苯等有毒化学物品的孕妇；⑥夫妇双方有一人患有Ⅱ型糖尿病、先天性代谢疾病、癫痫等疾病，或已经生育过病儿的孕妇；⑦近亲婚配的夫妇；⑧有多次流产、死产史的孕妇。

13 唐氏综合征筛查

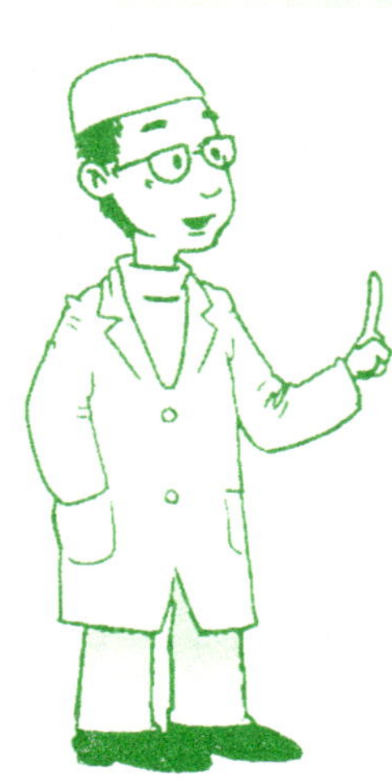

唐氏综合征筛查，是通过检测准妈妈血液中甲胎蛋白（AFP）及人类绒毛膜促性腺激素的浓度，察看胎宝宝是否存在染色体方面的异常。其检查时间控制非常严格，一般是在孕期的16～18周之间，无论是提前或是延后，都会影响检查结果的准确性。如果错过了时间段，无法再补检，只能进行羊膜穿刺检查。

检查时医生会将甲胎蛋白值、绒毛膜促性腺激素值以及准妈妈的年龄、体重、怀孕周数等数值输入电脑，

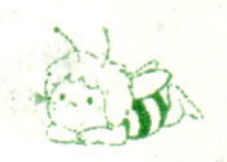

由电脑计算出胎宝宝出现唐氏综合征的危险性。如果化验结果显示危险性低于1/270，就表示危险性比较低，胎宝宝出现唐氏综合征的机会不到1%。但如果危险性高于1/270，就表示胎宝宝患病的危险性较高，应进一步做羊膜穿刺检查或绒毛膜采样检查，这样可以查出80%的先天愚型患儿。同时此项检查还可以检查神经管缺损、18－三体综合征以及13－三体综合征的高危准妈妈。

据统计，约每700个活产婴儿中就有一个唐氏儿出生；在所有智力低下的患者中，约10%是由唐氏综合征引起的。患有唐氏综合征的新生儿多为小于胎龄儿或早产儿，表现为肌肉张力低下、韧带松弛，随着发育表现为智力严重低下，智商20～25，同时还可能伴有先天性心脏病、消化道畸形，成年后可能伴有白内障、精神异常。唐氏综合征是一种偶发的疾病，患者存活年限是20～30年。以前认为只有35岁以上的女性怀孕才有可能生这样的孩子，经过研究只有25%～30%的唐氏综合征发生在35岁以上的年龄组，70%～75%的病例出生于年轻的孕妇。所以每一个准妈妈都有可能孕育先天愚型儿，因此每个怀孕的女性都应该常规做唐氏综合征筛查。

14　大龄准妈妈一定要查的项目

如今，由于各种各样的原因，如工作压力大、晚婚、经济条件限制等，30岁以后才初次怀孕的女性越来越多。一般来说，女性的最佳生育年龄为24～30岁，随着年龄的增长，生育力逐渐下降不说，也会给孕程增添一定的危险性，因此，初次怀孕的年龄最好不要超过35岁，而且在孕前一定要做足准备工作，把握身体功能的最佳时间，才不会让这幸福的孕程有所闪失。

一般来讲，我们建议35岁以上的准妈妈更要关注孕检，尤其是以下几个项目一定要认真做。

检查项目	时　　间	作　　　用
绒毛膜细胞检查	怀孕 10～13 周	诊断各种染色体病和先天性代谢病
唐氏综合征筛查	怀孕 15～20 周	通过染色体分析，判断胎儿健康状况，计算“唐氏儿”的危险系数，如果达到高危程度，需进一步做羊水检查，以明确诊断
超声波检查	怀孕 18 周以后	检查胎儿是否有先天性心脏疾病，心脏隔膜缺损，肾脏异常、无脑、脊柱裂、唇腭裂、多指、骨骼形成障碍等畸形
妊娠糖尿病检查	怀孕 24～28 周	妊娠糖尿病诊断

第二节　孕期保胎养胎宜与忌

1　准妈妈要学会监护胎儿

即将当妈妈的女性，都希望自己能生下一个既健康又活泼的小宝宝，为此，做好胎宝宝监护显得极其重要。这就要求准妈妈除了需定期上医院做产前检查外，还要在家里进行自我监护。这是整个孕期保健工作的一个重要方面，因为有许多异常情况可在自我监护中发现。

那么，家庭自我监护胎宝宝怎么做，做起来难不难呢？

其实家庭自我监护胎宝宝做起来并不难，主要有这么几种方法：

胎动计数法。胎宝宝的活动情况，反映了小生命在母体内的安危状态。正常妊娠时胎动次数变化很大，由于每个胎宝宝的活动量不等，故准妈妈应有自己的胎动规律。如 12 小时胎动数小于 10 次，或逐日下降超过 50% 而不能恢复，或突然下降超过 50% 者，则表示胎宝宝有缺氧情况。严重缺氧者可

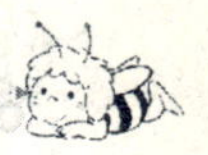

导致胎动消失，正常胎心率的变化也消失。所以如果及时发现胎动消失，尚有挽救胎宝宝的余地。不过，胎动消失毕竟只是一种危险讯号，并非胎宝宝就一定有危险。因为准妈妈自感胎动，与准妈妈的敏感程度、羊水量、腹壁厚度、胎盘种植位置、胎头固定程度等因素有关。此外，还与用镇静剂药物有关。为了安全起见，准妈妈自感胎动减少或消失，应立即到医院去诊治，这样才能增加胎宝宝在母体内的安全。

听诊胎心率。这也是家庭自我监护胎宝宝的一种常用方法。胎心率可经指导后由丈夫用产科特制的木听筒（药房有售），或用耳朵直接紧贴准妈妈腹壁听取胎心，一般每次听取胎心率的时间至少为 1 分钟。正常的胎心率每分钟为120～160次之间，胎心率正常而不规则无临床意义。胎心率高或低于正常范围，均表示胎宝宝有缺氧状况存在，胎心慢而不规则是最严重的。若是由于药物或准妈妈自身情况（如本身发热、心动过速和心脏病等）而引起的胎宝宝心动过速及过缓，则无临床意义。如遇到有胎心异常的情况，应立即去医院进行宫内复苏，以改善胎宝宝缺氧状况。

另外，还可测量准妈妈腹围和子宫底高度，以了解胎宝宝的生长发育情况。

当然，为了能生下一个既健康又活泼的小宝宝，准妈妈还要注意对自身各方面的保护，避免病毒感染和接触放射性物质，谨慎用药及防止被动吸烟等。只有这样，十月怀胎才会给妈妈带来幸福的果实。

2 孕期准妈妈忌盲目保胎

不是所有先兆性流产都需要保胎。对胎儿来说，环境、遗传、药物和病毒感染是引发畸形的几个关键要素。现在大气中的不良物质、食物中的农药残留和我们生活环境中的放射性物质都比上一代人生存环境中要多。因此，孕妇更应该多加注意，保护自己的同时也就保护了腹中的胎儿。

比较常见的畸形包括无脑儿、脑积水、脊柱裂、腹裂、唇腭裂等。自然界的规律是“优胜劣汰”，在胎儿身上这个规律也有体现，就是有些畸形胎儿会通过自然流产的方式脱离母体，这是因为胎儿生长不正常时，母体就出现一些像流产这样的排斥反应，所以不是所有的先兆流产都需要保胎，因为有的不正常胎儿即使保住了，生出来的也是在染色体方面有残缺、智力低下、白化病、心脏畸形的孩子。所以，保胎不能盲目，要与医生商量，医生可以帮助准父母们判断一下。

3 孕期准妈妈如何监测胎动

一般在怀孕 16 周时，用听筒就可以听到胎动，怀孕 18～20 周时，准妈妈自己就能够感受到胎动了。最初的胎动很轻微，像肠子在蠕动，随着妊娠的进展，胎动会越来越强烈，准妈妈的感觉也会越来越明显。到妊娠 28～32 周，胎动会达到高峰。而到了妊娠最后一个月，胎宝宝长大充满宫腔，胎动会略有减少。

胎动是胎宝宝在宫内安危的一个重要指标，通过胎动计数可以了解胎宝宝在宫内的情况。例如胎动减少就是胎宝宝宫内缺氧的一个重要信号，常见于胎盘功能减退、胎宝宝宫内缺氧，是胎宝宝宫内窘迫的重要信号。一旦胎动完全停止，24～48 小时内胎心也会消失。

好孕金点子

每天坚持数胎动是一种直接胎教，当准妈妈对胎宝宝高度注意时，可以想象胎宝宝的各种体态和顽皮的模样，同样胎宝宝也会回应你的感受，这样会增进母子之间的感情交流。

准妈妈可以在每日的早、中、晚各固定 1 小时，如早上 8～9 时，下午 13～14时，晚上 20～21 时测量胎动。然后把测得的 3 次胎动数相加，再乘以 4，就是 12 小时的胎动数。具体的数胎动方法如下：准妈妈可采取坐位或侧卧位，将两手放在腹壁上。从胎宝宝开始动，连续不断地直到胎宝宝停止不动为 1 次。

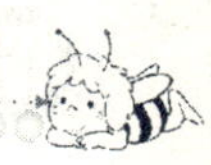

一般情况下，每小时胎动应在3次以上，计算出的12小时胎动在30次以上即表明胎宝宝情况良好。12小时胎动少于20次，则可能意味着胎宝宝有宫内缺氧；胎动在10次以下说明胎宝宝有危险。准妈妈在数胎动时，若发现胎动次数低于正常，应立即去医院查明原因，以确保安全。

4　如何聆听胎儿的心跳

胎心音就是指胎儿心脏跳动的声音。怀孕12周用特殊的多普勒听诊器，在安静的情况下，可以听到胎心音；怀孕16周左右，可以借助多普勒超声仪经孕妇腹部听到胎心音；在怀孕18～20周用听诊器经孕妇腹壁能听到胎儿心音。

但妊娠20周左右，用听诊器经腹部虽能听到胎心，但由于此时羊水较多，胎儿相对较小，位置不固定，因此听胎心较困难，且位置也不定，而到了妊娠24周以后听胎心就比较容易些了。

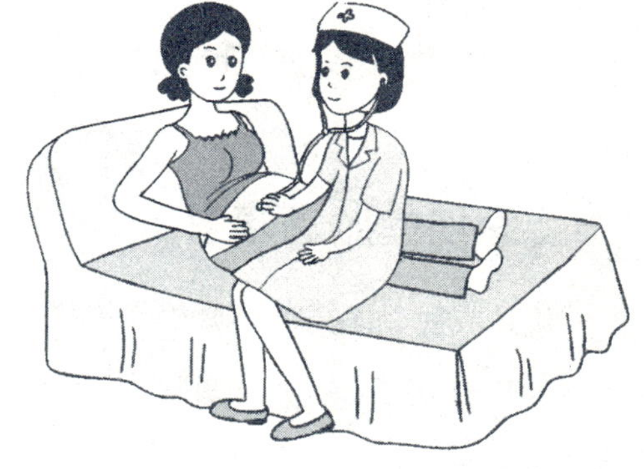

胎心监护是胎心胎动宫缩图的简称，是应用胎心率电子监护仪将胎心率曲线和宫缩压力波形记下来供临床分析的图形，可以了解胎动时、宫缩时胎心的反应，以推测宫内胎儿有无缺氧，是正确评估胎儿宫内状况的主要检测手段。

略懂医学知识的孕妇可以买普通的听诊器听胎心，不懂医学的孕妇可以买一个胎心仪，其只有手掌大小、携带方便，价格便宜，作简单，很受孕妇的欢迎。

初次使用之前，将胎心仪的电池盖打开，装入相应型号的电池。

可将耳机插入主机的耳机插孔后收听，或直接收听。

打开主机左侧的电源开关，工作指示灯变亮。

将探头紧贴于孕妇腹部，寻找胎心位置（为保持良好听音效果，可在探头表面涂上少量水、油或耦合剂并且紧贴皮肤）。简单的方法就是注意医生听胎心的位置，回家后自己重复听一次。由于胎儿在宫内随时移动，胎心的位置也会随之变化。

对准胎心位置就可以听到清晰的胎心音。如不清晰或很轻时，可以移动探头直到听到清晰的胎心音为止，可以自己计胎心数，也可以通过胎心仪显示屏上的数字直接获取。

检查完毕关闭电源，指示灯熄灭。

好孕金点子

正常胎心音每分钟 ~160 次，如果胎心率持续 10 分钟以上都小于 120 次或大于 160 次，表明胎心率是异常的，胎心异常多数情况下是代表胎儿在宫内有缺氧，胎心异常的程度越严重，就意味胎儿缺氧也越严重，应及时治疗。

5 孕期安胎忌辐射

随着电视、广播、计算机、手机以及其他家用电器的广泛应用，人类居住环境中的电磁辐射陡然剧增。在过去的 10 年中，证明电磁场对人体有害的证据不断增加。科学家们最为担忧的是：最容易受到电磁伤害的就是胎儿和儿童。我国每年出生的 2000 多万新生儿中，有 35 万是缺陷儿，占总出生人口的 1.7%。目前只有 30% 的新生儿缺陷查明了原因，而其中有 20% 与环境污染有关。

孕妇在怀孕期的前 3 个月尤其要避免接触电磁辐射。因为当胚胎和胎儿在母体内受到电磁辐射，也将产生不良的影响。如果是在器官形成期，可能造成发育中的器官畸形；在胎儿的发育期，则可能损伤中枢神经系统，导致胎儿智力低下。虽然电磁辐射导致胎儿畸形尚未有确切定论，但大量的统计资料已经显示出了电磁辐射对流产的影响。在现代生活中，人类对电的依赖越来越强，要逃离电磁辐射几乎是不可能的。孕妇力所能及的是与电磁场的

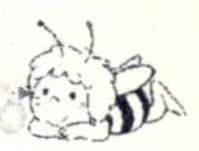

来源保持距离。

每周必须在计算机面前工作20小时的孕妇，在整个孕期，至少在妊娠的头3个月，应该要求调换工作；即使必须在计算机前工作，则应保证自己的办公桌距离任何显示终端0.7米以上。同时由于多数电视机和计算机的电磁辐射最大强度在机器的背面和侧面，因此，还要避免不要在这些设备的背面和侧面1米内工作。世界卫生组织甚至规定，在家中人与电视或计算机的距离至少要保持0.7米以上。如果是彩色显示器，这个距离则应增加到1米以上。

电热毯导致孕妇流产的事是毋庸置疑的，孕妇应避免使用。至少，电热毯只能用来使床预热，然后就要把插头拔掉。

所有的微波炉都会泄漏微量的微波辐射。在微波炉的使用中，孕妇尤应远离工作中的微波炉。

6　准妈妈孕期要留意谨防“胎儿窘迫”

“胎儿窘迫”是胎儿在子宫内因为各种原因而出现的缺氧状态，造成胎儿窘迫的原因很多。

首先是母体自身的因素。各种原因造成的母体血中氧的含量不足，都可影响到对胎儿的氧气供应。如准妈妈有严重的心脏病（尤其是并发心力衰竭）、高热、重度贫血、肺结核、急性传染病、失血性休克或用了全身麻醉剂等，都可以使母体血中氧的含量降低，从而影响对胎儿的氧气供应。

其次是胎盘因素。胎盘是胎儿与母体的连接体，是胎儿与母体之间进行物质交换的重要器官。胎盘不但能主动和选择性地转运以及合成胎儿发育所需要的物质，而且还能处理胎儿体内的代谢产物。通过胎盘的绒毛间隙，氧气自母体向胎儿输送（医学上称之为扩散）。如果胎盘出现病变：如胎盘早剥、前置胎盘、过期妊娠（胎盘老化）或由于妊娠高血压综合征、慢性肾炎等全身性疾患而减少了胎盘血流量，影响胎盘血液循环，使胎盘功能减退，都可引起胎儿缺氧。此外，子宫收缩过频、过强，甚至发生痉挛性子宫收缩时，胎盘血液循环受到阻断，也可以发生胎儿窘迫。

第三是脐带因素。脐带是联系胎儿与胎盘的纽带，胎儿通过脐带和胎盘与母体相连接，进行营养与物质的交换和代谢。正常情况下，脐带的长度应在30~80厘米之间。根据临床观察，正常头位分娩，脐带至少应长于32厘米。如短于30厘米称为脐带过短，如超过80厘米称为脐带过长。脐带无论是过长还是过短，在怀孕或分娩期间，都容易发生异常，如脐带脱垂、绕颈、打结，造成母胎间的联系渠道受阻，危及胎儿生命。

第四是胎儿因素。分娩时各种原因所致的产程延长、胎头受压过久、胎儿颅内广泛性出血等，都可以影响胎儿血管中枢，引起循环障碍，出现缺氧；此外，胎儿畸形、患先天性心血管疾病、适应能力差等，临产后亦易出现胎儿缺氧。

胎儿窘迫对胎儿的影响取决于缺氧的时间。时间越长，影响越大，严重的甚至可以危及生命，即使胎儿幸存，也容易造成神经系统后遗症。

7 出现早产、流产征兆时如何安胎

并不是所有的流产征兆发生时，都要马上就医。以阴道出血、腰部酸痛为例，若是出血量不多，或是孕妇因为太累、劳动过多而导致的腰部酸痛，此时最好的处理方式是卧床休息。如果阴道出血的情况持续发生，就需要去医院检查。

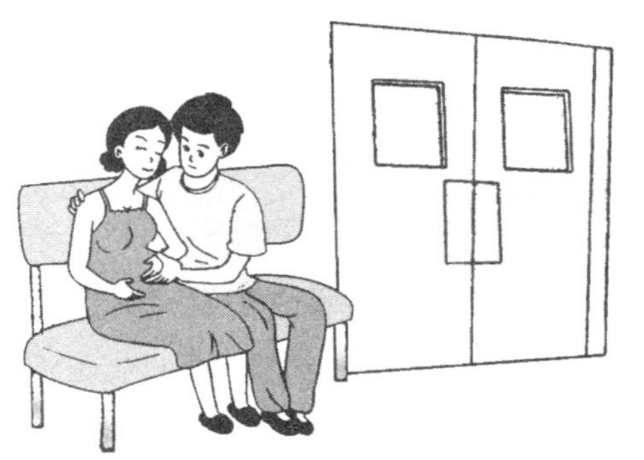

孕早期的安胎：安胎药只对少数黄体素分泌不足的孕妇有帮助；多卧床休息、避免性生活才是最好的安胎方式。

孕晚期的安胎：对于孕晚期的安胎，若早产迹象严重，医生会要求孕妇住院安胎。安胎的孕妇要绝对卧床，连吃饭、排泄都要在床上；除了卧床安

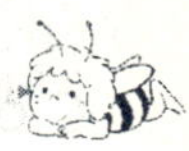

胎外，孕妇最重要的是要放松心情，不要紧张。孕妇在睡觉时，因为身体、心情放松，子宫的收缩会较醒着时明显减少，安胎效果会比较好，事实上，放松心情是最好的安胎方法。

当医生嘱咐需要安胎时，安胎孕妇和其家人都要特别注意如下的事项：

◉卧床：医生通常会依流产状况要求孕妇卧床休息，此时应完全配合。至于何时可下床则要视孕妇状况决定，但即使医生说可以下床了，也不表示可以马上恢复所有活动，而是要慢慢来。

◉禁忌：安胎的孕妇因长期卧床，胃口不佳，饮食宜清淡，并少量多餐；不能吃辣、刺激性食物，避免肠胃不适。

◉家人体谅：安胎中的孕妇不能运动、做家务事，因此格外需要家人的体贴与照顾，尤其是另一半的呵护。

◉放松心情：放松能获得最好的安胎效果。

8 孕期准妈妈宜学会自测宫底高

宫底高是指从下腹耻骨联合的上沿至子宫底间的长度。准妈妈怀孕以后，子宫的增大有一定规律性，每月的增长也有一定的标准。每月的产检，妇产科的医生会通过给准妈妈测量宫底高及腹围，估计胎宝宝在宫内的发育情况。因此，从宫高的增长情况也可以推断妊娠期限和胎宝宝的发育情况。自测方法如下：

好孕金点子

从孕20周至孕36周，每过一周准妈妈的宫底高都会相应增加。如持续2周宫底高都没有变化，或者说增加过快、过慢，建议准妈妈及时去医院就诊。孕36周后，宫底高的速度会变慢，甚至变小，这都是正常的现象。

测量前，准妈妈需排空膀胱。

平躺在床上，保持全身放松。

将测量尺的末端放置于耻骨联合的上缘顶端，测量尺平置在腹部上，到达宫底顶端，读取两者之间的距离（测量的尺子建议使用非弹性材料制成的测量尺，如裁缝使用的尺子）。

另外，准妈妈也可以参考下表中的数据，自己估算宫底高：

时　间	特　　征	时　间	特　　征
第1个月末	子宫比孕前略增大一些，像个鸭蛋	第6个月末	子宫底与肚脐持平
第2个月末	子宫增大至拳头般大小	第7个月末	子宫底在脐上3横指
第3个月末	子宫底约在耻骨联合上缘2~3横指	第8个月末	子宫底在脐和剑突之间
第4个月末	子宫底达脐和耻骨联合上缘之间	第9个月末	子宫底在本月达到最高点，在剑突下2横指
第5个月末	子宫底在脐下2横指	第10月时	子宫底下降回复到8个月末水平

9　孕期准妈妈增重莫太多

女性怀孕后体重增加是自然现象。孕期体重增加一般无规律，但常与怀孕前体重有关，一个体重100千克的肥胖女性比体重50千克的女性妊娠期体重增加要多得多。一般来说，女性妊娠过程中，体重增加10~12千克，妊娠晚期体重增加较妊娠早期明显。如果孕妇体重过度增加，容易诱发糖尿病、高血压以及高脂血症，同时营养过度、脂肪堆积，胎儿往往也长得过大，容易造成难产。如果产妇体重过重，将不利于产后体形恢复。

好孕金点子

如果孕妇过胖，还容易造成哺乳困难，不能及时给孩子喂奶，乳腺管堵塞，引起急性乳腺炎。

还有另外一种情况，若在妊娠晚期体重急剧增加，则可能不是由于脂肪堆积，而是因为出现妊娠水肿。若水肿同时伴有血压升高，则可能存在严重的病理情况——妊娠

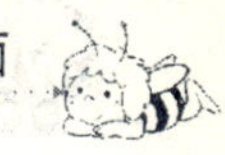

高血压病，应高度警惕，及时诊断和治疗。如果表面无明显水肿，但每周体重增加超过0.5千克以上，则很可能是出现了隐性水肿，必须及早进行诊疗，以免病情发展。

因此，孕妇要合理饮食，既不能营养不足，又不要营养过剩，要做到营养适度，荤素搭配，注意活动。

10 准妈妈如何防治胎儿唇腭裂

影响胚胎发育、造成唇腭裂畸形的因素，主要包括遗传因素及环境因素。

（1）**遗传因素**

有20%左右的唇腭裂患儿显示存在遗传因素，在他们的直系或旁系血亲中，有类似的畸形存在，但对其遗传方式，目前还不十分清楚。而这种遗传性，可以因生活条件的改变或新陈代谢的变异而发生变化，不是一成不变地遗传给后代。

（2）**环境因素**

影响胚胎发育的环境因素是非常复杂的，导致胚胎期颌面部不能正常融合的原因还不完全清楚。目前认为可能与下列因素有关：

◉营养不良：在妊娠头3个月内，准妈妈因妊娠反应、厌食、慢性疾病、消化吸收不良等造成营养失调，从而影响胎宝宝发育。有资料表明，产生畸形胎宝宝的母亲中有40%的人营养不良，有明显的钙、磷、铁及维生素B、维生素C、维生素D等缺乏，有60%的人贫血。

◉病毒感染：有学者报道，在妊娠头3个月内患风疹的准妈妈，生出的宝宝有50%患有唇腭裂。除风疹病毒外，准妈妈被其他病毒感染也可导致宝宝先天畸形。

◉其他：妊娠期间胎宝宝受到创伤；准妈妈在怀孕早期长期缺氧；准妈妈服用某些影响代谢的药物。某些化学物质中毒（如汞中毒）也可导致胎宝宝先天畸形。

另外，还有精神因素，尤其是强烈的精神刺激，都可能导致胎宝宝畸形。

根据以上可导致唇腭裂发生的因素，可以采取积极的预防措施，以减少畸形的发生。

◉加强孕期保健。怀孕头3个月内尤为重要。准妈妈除做好卫生保健及定期检查外，要保证摄取充足的营养，尤应注意补充维生素A、维生素C、维生素D、维生素E、B族维生素及钙、磷、铁等矿物质。但补充应适当，过量也会造成损害。如妊娠早期呕吐严重，可注射维生素B_1、维生素C等，以补充维生素缓解症状。

◉已婚女性及妊娠早期的准妈妈，应注意身体的保健及孕期卫生保健，增强机体的抗病能力，以避免病毒性感染及疾病的发生。

◉妊娠期女性应避免强烈的精神刺激（尤其是妊娠早期）。

◉有慢性疾病的女性，如患有贫血、糖尿病、营养不良、甲状腺机能减退及妇科疾病等，应及时治疗，以免怀孕后影响胎宝宝的正常发育。

◉妊娠早期应避免接触放射线及有害物质；应避免到高原地区或缺氧环境中生活，以免因机体缺氧而致胎宝宝畸形；避免服用影响代谢及对胎儿发育有影响的药物。

◉直系或旁系血亲中有唇腭裂畸形的已婚女性，妊娠早期要服用适量的维生素A、维生素C、维生素D等及补充钙、磷、铁等，有助于减少胎宝宝畸形的发生。

11 孕期如何防止胎儿先天性耳聋

胎儿期发生耳聋是指母亲在怀孕期间，由于受种种不利因素的影响而造成的先天性耳聋，如何对胎儿时期耳聋的发生进行预防至关重要。

◉怀孕期间母体的抵抗力较一般人低，因此应避免到过于杂乱人多的场所去，以免被传染病毒性感冒、腮腺炎、脑炎、风疹等传染性疾病。

◉怀孕期加强自身体质，重视饮食营养成分，适当地活动，减少疾病的发生。

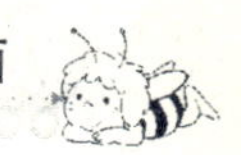

◉保持良好的心情、愉悦的精神状态，有利于体内分泌各种有利健康的激素，减少胎儿发育异常的可能性。

◉怀孕期避免接触X线，以确保胎儿健康成长。

好孕金点子

疑有家族遗传性耳聋者，双方均应到医院进行家谱分析，染色体和遗传基因检查，做到优生优育，减少婴儿耳聋的发生率。

◉怀孕期避免使用各类药物，尽量少用药，也包括各种补药，如必须用药时，应该在医生指导下使用。如早期怀孕自己不知，服用过某些药物，也应及时到医院把情况告诉医生。

12 多胞胎准妈妈的孕期指南

一般B超检查很容易查出来是否是双胞胎或多胎妊娠，如果确认的话，你比别的准妈妈更多一份惊喜，不过在惊喜的同时也要提醒你多加注意，因为这也意味着你要比单胎妊娠承担更多的责任和风险。

（1）营养照顾细节

怀有双胞胎或者多胞胎的妈妈需要更多的热量来满足宝宝们成长的营养需要。还有，铁和钙在孕期的作用对于怀多胞胎的准妈妈来说更为重要，可能大多医生都会建议你补铁和补钙，并充分注意食补。如果你觉得自己给胎宝宝们提供的钙和铁还不够的话，就需要咨询医生是否能补充铁剂和钙片了。

关于补钙，如果准妈妈不喜欢喝牛奶，可以考虑干酪、酸奶和加钙橙汁等。

怀多胞胎的准妈妈还需关注一下镁和锌，因为镁能使肌肉放松，并且能够减少早产的机会，而锌对于抵抗感染和病毒十分重要，并且能够减少妊娠纹的出现。

（2）**关于体重**

当然，怀多胞胎的准妈妈无疑会吃得更多，所增体重也会更多，整个孕期可能会增重20千克乃至更多，只要没有妊娠高血压或妊娠糖尿病等发生，准妈妈就不必太过担心自己增重过多，没有什么比生出健康的宝宝更重要了，因为发育中的胚胎是直接从准妈妈的血液中吸取养分的，如果准妈妈的膳食不充足的话，准妈妈与胎宝宝都有可能会营养不良。但也不能让自己吃得过饱，仍是以少食多餐为宜，饮食均衡，食物丰富，每餐吃七八分饱。

（3）**关于运动**

有很多运动方式并不适合怀有双胞胎或多胞胎的准妈妈，如需要平躺着的孕妇操、负重运动、耐力运动等。一般建议还是以散步为主，其他的运动方式如骑车、孕妇瑜伽、游泳，还是请咨询医生后再进行。医生会建议怀单胎的孕妇每天要进行30分钟适度的运动，如果怀双胞胎的你在怀孕之前就经常进行运动，而且医生也觉得安全的话，你就可以继续保持你的运动计划。

好孕金点子

很多医生建议怀多胞胎的孕妇在怀孕20周后要减少运动量，怀单胎的孕妇则在28周。但是如果你出现其他并发症需要卧床休息的话，可能就要在更早的时候停止你的运动计划。

第三节　孕期常见疾病与防治

1　感冒

（1）**孕早期感冒该如何应对**

感冒是经呼吸道途径传播的传染病，侵入孕妇身体后毒素干扰机体代谢，使孕妇体温升高。高热和毒素既可以直接损害胎儿脑细胞，影响胎儿智力发育；可以刺激孕妇子宫，引起子宫收缩诱发流产。还可透过胎盘进入胎儿体

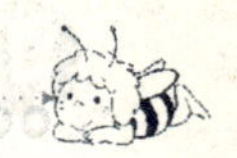

内，影响胎儿各器官的发育，造成多种先天性畸形。因此，孕早期一旦感冒就应积极治疗。

对轻度感冒仅有鼻塞、轻微头痛者一般不需用药，应充分休息、保暖，注意营养，多喝热开水或喝些热姜汤，多吃一些富含维生素C的水果，如橘子、橙子等，一般能很快自愈。

重度感冒症状较重者，出现高热（体温达39℃以上）、咳嗽、头痛等症状时，可能并发细菌感染，除一般处理外，应尽快控制体温，可用物理降温法。

另外应及时到医院就诊，在医生指导下用退烧药，且不可盲目用抗病毒、解热镇痛类药物和抗菌药物，如病毒灵、阿司匹林、非那西丁及四环素等，这些药物在孕期，尤其是孕早期服用，可导致胎儿畸形。

（2）**孕期应如何预防感冒**

◉加强身体锻炼，提高自身的抗病能力：这是预防孕期感冒最根本的方法，坚持“三浴”锻炼的人较少患感冒和其他疾病。新鲜的空气和充足的阳光对呼吸系统和皮肤感受器均有良好的刺激作用，可通过机体的体温调节促进新陈代谢，保持机体的健康。阳光中的紫外线能杀伤病毒，起到消除病毒的作用。孕妇最好选择32～40℃的温水进行温水浴。

◉注意气温的变化：由于气候变化、身体受凉、过度劳累、机体抵抗力下降，或通过呼吸道传染等因素，常常是诱发感冒的主要途径。

◉注意营养的均衡：孕妇过多地食用高脂肪、高蛋白、高糖食物和过咸的食物，可降低体内的免疫细胞抗病毒能力引起感冒。因此，专家建议为了预防在孕期感冒，孕妇在饮食上应荤素搭配，少吃油炸、腌制食物，少饮酒，适当补充维生素C，以增加机体的抵抗力。

◉保持心情愉快：人们常说：

好孕金点子

“三浴”是指“空气浴”、“阳光浴”、“水浴”。“空气浴”和“阳光浴”就是选择绿化好、空气新鲜、阳光充足的场所进行锻炼，“水浴”是利用身体与水的接触，以及二者之间的温差刺激机体，促进新陈代谢达到锻炼的目的。

情绪与免疫力是一对“孪生兄弟”。情绪低落的人免疫力降低，机体杀伤、吞噬病原微生物和炎性细胞的能力削弱，造成呼吸道局部防御功能减退，使感冒病毒有机可乘。

◉保持室内通风，避免与感冒患者接触：经常保持室内空气流通，进行室内空气消毒。感冒病毒在空气中只能存活30分钟，30分钟以后便失去了传染性。孕妇应少去公共场所，宜戴口罩，回家洗脸、洗手。

◉食疗调节：略感不舒服时，及时服用家庭中常备的一些食疗佳品，当自己感到受凉时，不妨吃一点姜、蒜之类食品。当自己觉得受“热邪”侵袭时，不妨饮用一点玫瑰果茶、野菊花茶。

2 妊娠呕吐

基本上绝大多数女性在妊娠初期都会有择食、轻微恶心、厌食、头晕、倦怠等症状，这称之为早孕反应，不需治疗，一般于妊娠3个月左右会自然消失。但如果妊娠早期反应严重，呕吐不止，甚至不能进食、进水，则称之为妊娠剧吐。

造成妊娠剧吐的原因主要是绒毛膜促性腺激素分泌过多，胃酸分泌减少，胃肠蠕动降低，饮食消化吸收减缓而引起反射性呕吐。情绪抑郁，精神紧张，恐惧妊娠以及神经系统功能不稳定的人较易发生妊娠剧吐。

处理方法：①准妈妈要保持情绪的安定与舒畅，这会在很大程度上缓解孕吐；②准妈妈的居室尽量布置得清洁、安静、舒适；③避免异味的刺激；④呕吐后应立即清除呕吐物，以免恶性刺激，并用温开水漱口，保持口腔清洁；⑤宜食营养价值高且易消化的食物，并可采取少食多餐的方法；⑥为防止脱水，应保持每天的液体摄入量，平时可多吃一些西瓜、甘蔗等准妈妈喜欢吃的水果；⑦保持大便的通畅；⑧呕吐较剧者，可在吃饭前含服生姜1片，以达到暂时止吐的目的。

需要注意的是妊娠呕吐情况严重时应及时去医院就治。

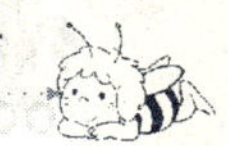

3 真菌性阴道炎

孕妇在妊娠期尿糖含量增高，如果合并糖尿病尿糖会更高。尿糖的增高会使真菌迅速繁殖，所以孕妇很容易患真菌性阴道炎。

孕妇罹患真菌性阴道炎，往往有外阴和阴道瘙痒、灼痛，排尿时疼痛加重等症状，并伴有尿急、尿频，性交时也会感到疼痛或不舒服。真菌性阴道炎的其他症状还有白带增多、黏稠，呈白色豆渣样或凝乳样，有时稀薄，含有白色片状物；阴道黏膜上有一层白膜覆盖，擦后可见阴道黏膜红肿或有出血点。如果进行涂片检查和培养便可发现真菌。

治疗妊娠期真菌性阴道炎，首先要彻底治疗身体其他部位的真菌感染，注意个人卫生，防止真菌感染传入阴道，而且应选择合适的药物。最好采用制霉菌素栓剂和霜剂进行局部治疗，因为口服氟康唑和酮康唑有使胎儿畸形的危险。

好孕金点子

真菌性阴道炎可通过性生活感染，所以治疗期间应避免性生活，而且夫妻应同时治疗。

4 腹泻

正常人每日大便 1 次，而孕妇则容易发生便秘，往往是隔日或数日大便 1 次。如果女性妊娠后每日大便次数增多，便稀，伴有肠鸣或腹痛，这就是发生了腹泻。腹泻对孕妇不利。

腹泻常见的原因有肠道感染、食物中毒性肠炎和单纯性腹泻等。对于轻症单纯性腹泻，一般服用止泻药即可治愈，对孕妇不会造成多大损害。因肠道炎症引起的腹泻，大便次数明显增多，容易引发子宫收缩，引起流产；细菌性痢疾感染严重时，细菌内毒素还可波及胎儿，致胎儿死亡。

孕妇一旦发生了腹泻，千万不要轻视，应尽快查明原因，进行妥善、及时治疗：

（1）清淡饮食，多喝水

多喝温开水，注意饮食清淡，不吃油腻的东西，夏季晚上睡觉的时候不开空调，注意保暖。

（2）不要吃辛辣食品

辛辣食品会对肠道产生刺激作用而导致或者加重腹泻。

（3）多吃烤大蒜

将大蒜放到微波炉里面烤到熟透，剥皮后给准妈妈吃。

（4）医生检查

由于导致准妈妈腹泻的原因很多，如果是肠道炎症引起的腹泻，容易引发子宫收缩，引起流产；如果是细菌性感染引起的，还可能导致胎宝宝死亡，所以如果自己没有把握还是到医院请教医生。

5 便秘

进入孕中期之后，由于体内激素分泌的改变以及子宫增大给肠道带来的压迫等原因，使得不少准妈妈都容易发生便秘。过少摄入高纤维食物、缺乏运动则会加重孕期便秘。轻度的便秘会让准妈妈腹痛、腹胀；严重者可导致肠梗阻，并发早产，危及母婴安危。为了胎宝宝的安全，孕期便秘又不能随便用药，最好是从饮食、起居等各方面来进行调理：

多吃新鲜蔬菜，如芹菜、菠菜、大白菜、韭菜、南瓜等以利于排便。正在便秘期间的准妈妈，不宜进食苹果、菠萝、柿子、桂圆、橘子等，这些水果会加重便秘。另外，一些粗粮如荞麦、高梁、玉米等也是不错的选择。准妈妈可以在煮饭时适当添加一些粗粮进去，既丰富营养，又能起到防治便秘的作用。

多喝水，尤其是每日清晨起床后，可以喝一杯温水，润通肠道，促进排便。

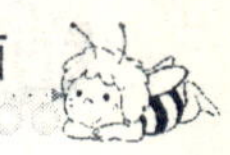

少吃辛辣和带刺激性的食物，避免大量饮酒。这些饮食都会导致便秘，加重便秘。不易消化的食物如莲藕、蚕豆、荷包蛋、糯米等也要少吃，否则也会加重肠胃负担。

适当进行一些活动，可以促使肠管运动增强，缩短食物通过肠道的时间，并能增加排便量。

好孕金点子

肠胃状况良好的准妈妈，可以尝试每天早晨醒来空腹喝一些蜂蜜水，或者舀一小勺蜂蜜吃，刺激肠道蠕动，帮助身体产生便意。也可早晚空腹喝一口香油，这样能够起到润肠通便的功效。

养成良好的排便习惯，每日定时排便1次，有条件的准妈妈可使用坐式马桶，以减轻下腹部血液的淤滞和痔疮的形成。准妈妈最好在每天早晨起床后就立即排便，一旦有便意要及时排掉。

6 下肢静脉曲张

静脉曲张是因为血管长期承受过大的压力而变粗，静脉中的瓣膜无法有效关闭，将血液往上输送，造成血液逆流且沉积于下肢。初期脚踝内侧或腿部会有水肿现象。不过，腿部未出现水肿或紫色血管并不代表就没有静脉曲张，因为有些较肥胖的人血管藏在脂肪下，不容易看出。有效确认的方式是通过血管超音波找出静脉曲张的部位，然后予以治疗。

静脉曲张的改善措施：

（1）保持愉快心情

在走路的过程中，脚尖与脚跟接触地面，会有一个收缩与舒张的过程，这个过程会帮助血液回流。如果无法多走路，就可模仿走路的方式，翘脚尖，拉脚跟，也有帮助血液回流的效果。

（2）避免久坐与久站、穿高跟鞋与剧烈运动

准妈妈应避免久坐与久站、双腿交叉翘二郎腿、穿高跟鞋或过紧衣物，还应避免腹部需要持续用力的剧烈运动，如举重、马拉松等。另外一个保养秘方就是多抬腿，帮助小腿血液回流。

（3）**穿弹性袜**

虽然一般的丝袜就有帮助血液回流的效果，但效果有限，仅可作为预防静脉曲张使用。如果已经有静脉曲张现象，就必须穿着以毫米汞柱（毫米汞柱）为压力单位的弹性袜。

这种以毫米汞柱（毫米汞柱）为压力单位的袜子所产生的压力是渐进式的，它能在脚踝处提供较大的弹性压力，并在小腿、膝盖，还有大腿部分递减，例如在脚踝处的压力为 20 毫米汞柱（100%），依次递减为 14 毫米汞柱（70%），再变成 8 毫米汞柱（40%）。这样一来，在走路时，小腿肌肉收缩，而弹性袜产生的反作用力可将血液有效送回心脏，整个腿部也会很舒适，不会让腿部有太过紧绷的情形。

对于想要预防静脉曲张的妈妈而言，选择脚踝压力为 15～20 毫米汞柱的小腿袜即可。如果已经出现静脉曲张，或症状已经很严重，就应去医院诊治，通常必须穿着长筒弹性袜。

有一些准妈妈在生产完之后，静脉曲张的现象就会消失，如果在六个星期之后症状仍存在，就需考虑就医治疗。在生产完之后马上治疗并不恰当，由于生产后属于高血液凝固期，容易发生血液栓塞现象。

目前治疗的方式可分为两种：对于症状较轻微，只有表层微血管浮出的妈妈，可使用新式泡沫硬化剂或体外镭射去除；对于大静脉瓣膜关闭功能不佳的妈妈，则可以通过镭射加热的方式来治疗。

7 牙龈炎

由于准妈妈体内的孕激素增多，使得牙龈毛细血管扩张、弯曲，弹性减弱，血液淤滞，从而引发牙龈炎。另外，牙列不齐，有牙垢，口腔卫生差和喜欢张口呼吸等因素也容易导致妊娠期牙龈炎的发作。牙龈炎在给准妈妈带来痛苦的同时，也会影响到胎宝宝的健康发育。牙龈炎的防治方法

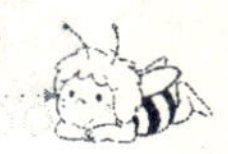

主要有以下几种：

◉做好定期口腔检查和适时的口腔治疗。孕期口腔疾病发展较快，定期检查能保证早发现、早治疗，使病情限于小范围。

◉睡前刷牙（哪怕是在中午的午休前），以避免食物残渣在口内发酵。

在孕早期有早孕反应的准妈妈更应注意清除口中的酸性物质，可常用淡盐水或2%的小苏打水漱口，以帮助抑制口腔细菌的生长繁殖。

刷牙时用软毛刷，刷牙水也要在30℃左右，轻轻地刷，不可用力。

◉应多吃一些富含维生素C的新鲜蔬菜和水果，必要时还可口服维生素C片。

◉适量的运动。准妈妈在平时可做上下叩齿动作，这样不仅能增强牙齿的坚固性，同时可增加口腔唾液分泌量，其中的溶菌酶具有杀菌、洁齿作用。

8　妊娠高血压

妊娠高血压多发于怀孕后期，罹患率约为6%。在怀孕20周以后，如果在孕检时发现血压升高，小便化验发现尿蛋白，就可诊断为是子痫前期。

准妈妈如患有妊娠高血压综合征，会导致血液流通不畅，母体也就不能顺利向胎盘供给营养，使胎盘功能低下，造成胎宝宝所需的营养和氧气供应不足，严重者甚至危及胎儿和母体的生命安全。

好孕金点子

超过35岁的初孕准妈妈是妊高征的高发人群。其他的高发人群还包括：先前患有高血压、心脏病、糖尿病的女性；心理压力大的女性；有肥胖和贫血症状的女性；怀双胞胎的准妈妈。

预防措施：①不要过度劳累，作息规律，每天的睡眠时间应达到8小时左右；②精神放松，保持平和的心态对防止血压升高也大有帮助；③动物性脂肪会增加血液中胆固醇的含量，从而导致血压升高，所以应少量摄取；

④盐分摄取过量也是导致血压升高的罪魁祸首，还会影响心脏功能，引发蛋白尿和水肿。因此准妈妈每天食用盐的总量不宜超过5克。

9 水肿

水肿是身体因怀孕而增加必需的水分（体液）造成的，水肿会均匀发生于身体各个部位，傍晚时腿部的水肿会更明显，这是由于地心引力吸引大部分体液积聚在身体下半部的缘故。

（1）**饮食建议**

摄取充足的水分（水肿得厉害或有子痫前症的孕妇则应控制水分的摄取量）。以低盐、低糖的清淡饮食为主（有子痫前症的孕妇更应避免摄取盐分）。最好不要吃腌制加工的罐头食品。

（2）**保养重点**

避免久蹲、久站、久坐。睡觉时将腿部抬高，多采取左侧卧，穿着弹性裤袜。每天散步运动。用身体乳液按摩整个腿部，包括脚尖。

（3）**改善措施**

◉卧床，腿部抬高30°，以促进血液循环。情况越严重，越应增加休息次数。

◉睡觉时多采取左侧卧位，可降低下腔静脉的压力。

◉穿孕妇专用弹性袜。

◉避免久站、久坐和蹲姿等影响血液回流的姿势。

◉小腿运动：脚板向上翘后再用力向下压，每只脚反复做20～40次，早、中、晚各1次。小腿后侧的肌肉收缩可将血流充分输回，促进下肢的血液循环，减轻肿胀。

◉骑脚踏车：利用固定式的脚踏车，座垫的高度以脚踩到底时膝关节仍稍微弯曲为宜。以自己感到舒服的速度骑15分钟。

◉散步：在平地以一般的速度行走，有益血液循环，以不疲劳为原则。

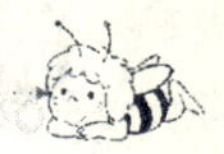

◉怀孕前有跳有氧舞蹈或游泳习惯的孕妇，可在医生允许下继续此类活动。每周 2~3 次，每次 20~30 分钟，对改善下肢水肿有帮助。

10 防止尿频和泌尿系统感染

孕早期和近足月时常有尿频症状出现。早期是由于增大的子宫压迫膀胱，近足月时则是由于胎儿先露部的压迫；孕期多种原因引起的泌尿系感染也可出现尿频的现象。两种情况可以通过化验尿样来区别，由压迫而致的尿频不需治疗，而感染所致的尿频则需治疗。

泌尿系统感染的防治应减轻子宫对输尿管的机械性压迫；减轻其扩张和尿液的淤滞。在卧床休息时，可采用侧卧位，避免仰卧位。据研究，孕妇体位可明显影响单位时间内的尿量，站立和仰卧位时均可使尿量减少，由侧卧位转变为仰卧位时尿量可减少 1/2 以上。侧卧可减轻子宫对输尿管的压迫，防止肾盂、输尿管积存尿液而引起感染。减少和防止泌尿系统感染的另一方法是要注意清洁卫生。经常沐浴或清洗外阴，防止局部病菌的滋生。

好孕金点子

有些准妈妈为了减少上厕所的次数而有意少喝水，甚至口渴时才喝水，这是不对的。水是维持准妈妈身体机能的主要物质，而且缺水也会影响胎宝宝的发育。

11 警惕宫外孕

受精卵的正常受精部位是输卵管，通过游走，最后着床在子宫腔内，子宫腔为受精卵的生长发育提供充足的空间和丰富的血供。受精卵因某些原因在子宫腔外“安营扎寨”就叫宫外孕。95% 的宫外孕在输卵管，也有在卵巢和腹腔的。

宫外孕的主要原因是输卵管狭窄或功能不全，导致受精卵不能进入子宫腔，而在输卵管等部位发育，但这些部位血供差，组织薄，不适于妊娠，容易剥离流产或者破裂出血，严重者还能危及生命。

谨防宫外孕的注意事项：

停经、阴道流血、腹痛下坠是宫外孕的典型表现。如果下腹痛加剧，伴有恶心、呕吐、头晕、出汗、面色苍白、肛门下坠或者有大便感，说明可能有内出血，是危险之兆，应及时就诊，不能延误治疗。

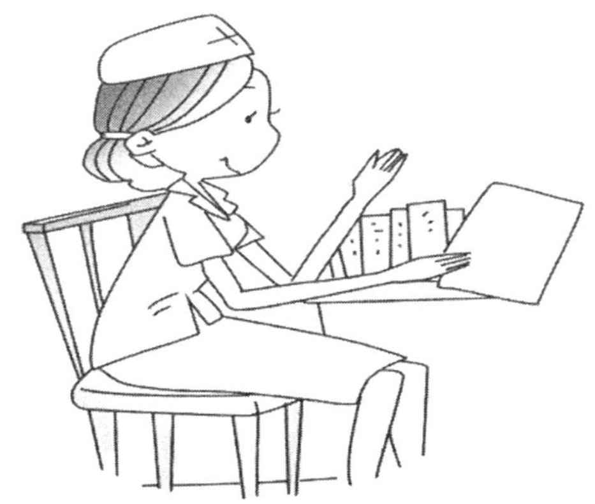

当女性下腹痛时，尤其是孕妇出现腹痛时，一定警惕宫外孕。

宫外孕是比流产更严重的疾病，随着胎儿长大，输卵管会破裂而引起大出血。不仅胎儿保不住，更重要的是威胁母亲的生命。

当出现停经、月经明显少于以往月经、阴道不规则出血、腹痛等征象时，就要去看医生，因为宫外孕的症状不很典型，患者要把发病以来的细节仔细向医生讲明，让医生帮助你判断是不是患有宫外孕。

宫外孕也易和其他一些腹痛的毛病相混淆，应注意区分。肠套叠的症状是阵发性的剧烈腹痛，大便带血；阑尾炎产生的疼痛是从上腹部开始，逐渐移至右下腹，可伴有发热；肠扭转的症状是突然出现腹痛、腹胀；胆石症的症状是右上腹痛，有胆结石的历史。而宫外孕产生的疼痛症状是下腹剧痛，可偏于一侧，伴有失血的征象。

应早诊断、早发现、早治疗宫外孕，否则会给孕妇带来生命危险。

12 警惕阴道流血

在孕早期，阴道出血的主要原因可能是先兆流产、宫外孕以及葡萄胎等，这些异常妊娠对准妈妈都十分危险，因此，一定要提起足够的重视。在孕晚期发生阴道出血的主要原因可能是早产、前置胎盘或胎盘早剥等，对准妈妈

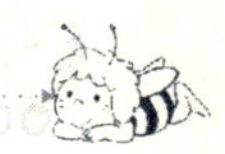

和胎宝宝都很危险。一旦发生，应立即就医，以免发生意外。另外，过度的性生活，食用辣椒、桂圆、巧克力等热性、刺激性食物也会加重阴道出血症状，应尽量避免。

13 贫血

妊娠合并贫血是妊娠期常见的并发症。妊娠期孕妇受到一些生理因素的影响（如妊娠期孕妇血容量平均增加50%、妊娠早期呕吐、食欲不振等），可使血液中的血红蛋白浓度相对降低或铁、叶酸、维生素等营养物质摄入不足引起红细胞减少和血红蛋白不足。

贫血的孕妇刚开始会感觉疲乏、困倦、软弱无力，同时细心的孕妇会发现自己的指甲、口腔黏膜、眼睑等处苍白，贫血后期会出现活动后心悸、气短、头晕、头痛等症状，严重者还会出现贫血性心脏病、晕厥。贫血会严重影响孕妇和胎儿的健康，严重贫血的孕妇因血红蛋白携带氧气不足而致胎儿缺氧，引起胎儿宫内发育迟缓、早产，甚至死胎。

改善饮食，吃富含铁的食物是孕妇预防缺铁性贫血的首选方法。动物性食物中肝脏、血豆腐及肉类中铁的含量高、易被人体消化吸收，具有良好的防治缺铁性贫血的作用。蛋黄中也含有铁，而木耳、红枣、红豆也含有较丰富的铁质，孕妇常食用，不仅能防治缺铁性贫血，还有滋补强身的功效。孕妇每天还要吃一定量水果，瓜果本身含铁量虽然不高，但是瓜果中含有丰富的维生素C，能促进食物中铁的吸收。相比之下蔬菜中铁的含量较低、吸收差，但新鲜绿色蔬菜中含有丰富的叶酸，叶酸参与红细胞的生成，叶酸缺乏易造成贫血。因此，饮食中既要食入一定量的肉类、肝脏、血豆腐，也要食用

好孕金点子

孕妇一旦发生中度以上贫血，单纯从食物中摄取铁很难纠正贫血，此时口服铁剂治疗是十分必要的。孕期贫血还应服用小剂量的叶酸（每日400微克）。

新鲜水果蔬菜。

另外，有条件的孕妇可以吃强化铁剂食物，发达国家长期以来采用食物强化铁剂的方法预防贫血已取得了很好的效果，常用的强化铁剂食物有面粉、玉米粉、酱油、糖、盐等。我国现正实施酱油中强化铁剂防治贫血。

14 妊娠期糖尿病

妊娠期糖尿病是指妊娠期发生的糖尿病，它对准妈妈及胎宝宝的危害是多方面的：准妈妈容易并发妊娠期高血压疾病、感染、羊水过多、胎膜早破、早产等，如果不能及时诊断和治疗，严重的话可发生酮症酸中毒，产后可能长期患有糖尿病。

妊娠期糖尿病患者的胎宝宝肺发育缓慢，出生后易发生新生儿呼吸窘迫综合征，严重的话会窒息死亡。早孕胚胎处于高血糖的环境中，易发生自然流产、胎宝宝畸形。孕晚期易发生胎宝宝缺氧，严重者可能发生胎死宫内。高血糖易使胎宝宝生长为巨大儿，分娩时难产、剖宫产的机会增加。此外，胎宝宝出生后脱离母体高血糖环境，容易发生低血糖等并发症。

一旦发生妊娠糖尿病，准妈妈应在医生的治疗、指导下，让血糖回到正常值，确保妊娠安全。已经患有糖尿病的准妈妈，在日常饮食时需要注意以下几点：

少吃多餐。为维持血糖值平稳及避免酮血症的发生，餐次的分配非常重要。因为一次进食大量食物会造成血糖快速上升，且母体空腹太久时，容易产生酮体。而且糖尿病准妈妈可能会有“加速饥饿状态”，也就是说每顿吃不多，但是容易饿的情况，所以更强调少量多餐，如每天吃 4 ~6 顿比较好。

注重蛋白质摄取。如果在孕前已摄取足够营养，则妊娠初期不需增加蛋白质摄取量，妊娠中期、后期每天需增加蛋白质的量各为 5 克、15 克，其中

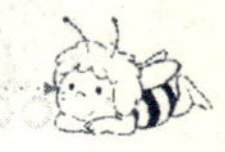

一半来自高生理价值蛋白质，如：蛋、牛奶、深红色肉类、鱼类及豆浆、豆腐等黄豆制品。最好每天至少喝两杯牛奶，以获得足够钙质，不过千万不可以将牛奶当水喝，以免血糖过高。

注意热量需求。妊娠初期不需要特别增加热量，中、后期必须依照孕前所需的热量，再每天增加1255.2千焦(300千卡)。由于体重减轻可能会使母体内的酮体增加，对胎宝宝造成不良影响，故孕期中不宜减重。

多摄取食物纤维。在可摄取的分量范围内，多摄取高纤维食物，如：以糙米或五谷米饭取代白米饭、增加蔬菜之摄取量、吃新鲜水果而勿喝果汁等，如此可延缓血糖的升高，帮助控制血糖，也比较有饱足感，但千万不可无限制地吃水果。

油脂类要注意。烹调用油以植物油为主，减少油炸、油煎、油酥之食物，以及动物皮、肥肉等。

15 注意腹痛信号

一般而言，怀孕早期就会有肠胃不适的现象，随着孕程的进展，当软骨组织变松时，下腹也会略感疼痛。正常的腹痛不会太激烈，准妈妈可能会隐隐作痛，基本上这种痛是较为温和的，如果发生十分尖锐而令人难以忍受的疼痛，就可能是不正常的现象，准妈妈必须尽早就医。

（1）**宫外孕**

绝大多数的宫外孕是受精卵着床在输卵管，当输卵管被发育的受精卵撑大时，会有破裂且大量出血的危险，甚至有生命危险。因此，宫外孕的准妈妈下腹部，也就是输卵管的位置会有尖锐的疼痛，阴道也常会出血。通常在验尿确认怀孕之后，医生会在6~7周时进行超声波检查，以确认胚胎是否在宫内着床，在未确认之前，都要怀疑是否有宫外孕的可能。输卵管曾经有感染，或曾发生宫外孕者，输卵管有可能不通畅，卡住受精卵，从而导致宫外孕。

（2）**流产**

如果准妈妈在20周以前排出胚胎，且胎儿的体重小于500克，胎儿没有存活的可能，就称为流产。流产时的腹痛类似痛经，有子宫收缩、腹胀的感觉，同时合并出血。当准妈妈发生出血、腹痛的情形时，就属于不正常现象，通常在流产之前会出现这种状况，但并非最后都会演变成流产。这些无法顺利发育而流掉的胚胎，约有六成是不健康的，其余四成则可能是由于准妈妈本身的染色体有问题，或是分泌的孕激素不够等原因造成的。医生也表示，这是一种自然选择的现象。如果硬要留住不好的胚胎，反而无益，假使不幸发生了流产，准妈妈也不要太过伤心。

（3）**早产**

怀孕28足周至37足周之间终止妊娠者称为早产。早产代表生产提早发生，因此会有子宫收缩与阵痛情形。在孕期中，偶发性的子宫收缩均属正常，例如一天3～5次，但如果准妈妈在妊娠38周以前出现了规则且越来越密集的持续阵痛，例如，从每20分钟就痛一次，演变成每10分钟痛一次，且阵痛发生次数越来越频繁，强度越来越大，就可能是早产迹象，有时候也可能合并有破水现象。

当准妈妈前一胎曾发生早产，或怀孕期间动过手术，35岁以上或20岁以下怀孕，或两胎相隔过近，或有产科疾病如妊娠期高血压疾病或前置胎盘，或工作压力过大等，都有可能早产。

（4）**胎盘早剥**

胎盘早剥是指胎儿娩出前胎盘与子宫剥离，胎儿无法从胎盘中得到足够的血液，导致胎儿贫血、失血过多而死亡。同时，子宫也会因胎盘剥离而开始收缩，所以准妈妈会有强烈的腹痛现象，有时也会出现阴道出血。

一般来说，有高血压、抽烟、多胞胎和子宫肌瘤的孕妇容易发生胎盘早剥现象。

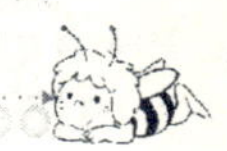

16　孕期皮肤瘙痒莫忽视

有的准妈妈，在妊娠中、晚期，常常发生皮肤瘙痒，由于痒得难以忍受，只得用力搔抓止痒，以致将表皮抓伤抓破。对于这种瘙痒，医学上称为“妊娠期皮肤瘙痒症”。此病主要是由于妊娠后，准妈妈的内分泌机能改变，孕激素增多，肝内胆汁淤积、胆红质排泄紊乱而引起的。有的准妈妈在发生瘙痒数日或数周后，出现皮肤及巩膜发黄，并伴有恶心、乏力、腹胀、腹泻等症状，对此应引起高度重视，及时就医，以免除病毒性肝炎等严重疾患的发生。

妊娠期皮肤瘙痒的治疗，以外用药为主，局部使用温和的止痒药和低浓度的皮质类固醇激素药物，尽量少用或不用全身性药物，以避免对母体及胎宝宝产生不良影响。平时准妈妈的饮食宜清淡，多食新鲜蔬菜、水果，少吃刺激性食品。居室内保持一定的湿度，防止皮肤干燥，对预防皮肤瘙痒也是有好处的。近年来，科学研究发现，穿由蚕丝制成的真丝织品衣裤对妊娠期皮肤瘙痒有一定的防治作用。如果瘙痒得难以忍受，可以服用苯海拉明、扑尔敏等抗组织胺类药物。安太乐类药物有致畸的危险，应避免使用。一般准妈妈在分娩后 1 ~2 周内，瘙痒可自行消退。

17　孕期预防坐骨神经痛

怀孕期间发生坐骨神经痛是腰椎间盘突出引起的。怀孕后内分泌的改变使关节韧带变得松弛，这是为胎儿娩出做准备。但腰部关节韧带或筋膜松弛，稳定性就会减弱。另外，怀孕时体重增加加重了腰椎的负担，若发生腰肌劳损和扭伤，就很有可能导致腰椎间盘突出，往往压迫坐骨神经起始部，引起水肿、充血等病理改变，刺激产生症状。X 线拍片或 CT 检查是诊断椎间盘突出的好办法，但孕妇却不宜采用，以免影响胎儿发育，诊断只能靠临床表现。

很多治疗腰椎间盘突出的方法都不适用于孕妇，如活血化淤的中成药或膏药可影响胎儿，佩带腰围会限制腹中胎儿活动，不利于胎儿发育，等等。孕妇应注意不能劳累，穿平底鞋，睡硬板床，休息时在膝关节下方垫上枕头，使髋关节、膝关节屈曲，以减少腰部后伸，使腰背肌肉、韧带、筋膜得到充分休息。为减少分娩时的痛苦和困难，可选择剖宫产。分娩后，腰椎间盘突出常能缓解。如不缓解，可以采取常规的治疗方法。

18 孕期谨防葡萄胎

葡萄胎是指胎宝宝绒毛基质微血管消失从而绒毛基质积液，形成大小不等的泡，形似葡萄状故称为葡萄胎。葡萄胎可分为完全性葡萄胎和部分性葡萄胎两类，前者是指胎盘绒毛全部受累，无胎宝宝及其附属物，宫腔内充满水泡；后者是指仅部分胎盘绒毛发生水泡状变性，宫腔内尚有存活或已死的胚胎。葡萄胎的主要临床表现为以下几种：

（1）闭经

因为葡萄胎是发生在孕卵的滋养层，因此多有2～3个月或更长时间的闭经。

（2）阴道流血

阴道流血是葡萄胎自然流产的表现，一般开始于闭经的2～3个月，多为断续性少量出血，但其间也可能会有反复多次的大量流血，可在出血中发现水泡状物。

（3）子宫增大

多数患者的子宫大于相应的停经月份的妊娠子宫，还有一些患者可触及下腹包块，也有少数患者子宫和停经月份符合或者更小，这主要有两种可能：一是绒毛水泡退变呈萎缩状停止发展形成稽留性葡萄胎，二是部分水泡状胎块已排出使子宫体缩小形成葡萄胎不全流产。

（4）腹痛

由于子宫迅速增大而胀痛或宫内出血刺激子宫收缩而疼痛，可轻可重。

（5）妊娠中毒症状

患者在停经后可出现严重呕吐，较晚时可出现高血压水肿及蛋白尿。

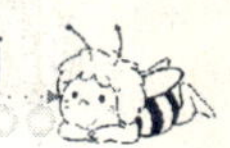

（6）**无胎宝宝**

闭经 8 周前后 B 超监测未发现有胎囊、胎心及胎宝宝，甚至 18 周仍未感觉有胎动，也听不到胎心，B 超扫描显示雪片样影像而无胎宝宝影像。

（7）**卵巢黄素化囊肿**

患者可出现卵巢黄素化囊肿，一般可经双合诊或 B 超检查发现。

（8）**贫血和感染**

反复出血而未及时治疗必然导致贫血及其相关症状，个别甚至可因出血而死亡。此外，反复出血还容易导致感染，如阴道不洁或在流血期间性交更易促使感染发生。感染可局限于子宫及附件，严重者还可能导致败血症。

19 积极防止胎位异常

胎位异常一般指妊娠 30 周后，胎儿在子宫体内的位置不正，较常见于腹壁松弛的孕妇和经产妇。

引起胎位异常的原因有子宫发育不良、子宫畸形、骨盆异常、盆腔肿瘤、胎儿畸形、羊水过多等因素。由于胎位异常将给分娩带来不同程度的困难和危险，故早期纠正胎位，对难产的预防有着重要的意义。

（1）**膝胸卧位**

目的是借助胎儿重心改变，转成正常胎位。孕妇在排尿后，松解裤带，大腿垂直，胸部贴近床面做膝胸卧位姿势。每日早晨起床和晚上临睡前各做 1 次，每次 15 分钟，连做 1 周后复查。一般从孕 30 周后就可以做。

好孕金点子

胎位即使最后无法纠正，孕妇也不要紧张，要按期做产前检查，提前决定分娩方式，及早入院待产。

（2）**激光照射或艾灸至阴穴**

近年多由医生采用激光照射两侧至阴穴（足小趾外侧，距趾甲角 1 分），也可用艾灸条，每日 1 次，每次 15～20 分钟，5 次为一疗程。

(3) **外转胎位术**

应用以上矫正方法无效的孕妇，可于孕 32～34 周时，由医生将腹部子宫底处摸到的胎头，朝胎儿俯屈的方向回转，将胎头推下去，臀部推上来，用手法拨正。

20 如何应对孕期胀气

正常人每天放 5～10 个屁是正常的，但有些准妈妈一天能放 10 多个出来，这就属于多屁了。在孕中期以后，准妈妈会发觉肚子发胀、屁多，这是黄体酮的副作用，加上怀孕中后期子宫扩大，压迫到肠道，使得肠道蠕动减缓，造成里面的食物残渣在体内发酵，也易形成体内气体增多。

几种消气法：

◉少食多餐。以一天吃 6～8 餐的方式进食，少吃不易消化的食物，最好选择半固体的食物，如奶酪等。

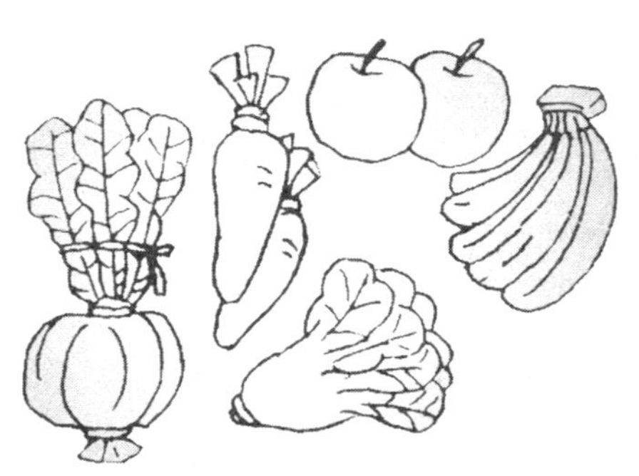

◉多吃含纤维素高的食物。蔬菜、水果可以多吃一些。淀粉类、面食类、豆类这些易产气且容易使肠胃不适的食物，相应减少一点。

◉多喝白开水。如果大肠内粪便一直堆积，胀气就会更加严重，足够的水分会滋润肠道，促进排便。建议准妈妈多喝温开水，不要喝冷水，冷水会造成肠绞痛，并使子宫收缩。

◉适当按摩。当肠道蠕动不畅时，可通过按摩帮助肠蠕动。按摩时尽量接近下腹部，可千万不要按摩子宫。子宫位于腹部中央，外力的按摩会造成子宫收缩，甚至有出血等情况发生。

◉散步也是促进肠蠕动的好方法，只要是身体健康、正常，没有早产危险的准妈妈，都可以在饭后 30 分钟至 1 个小时后，到外面散步 20～30 分钟。

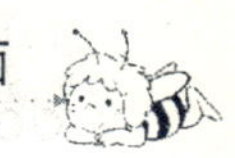

第四节　构筑孕期用药“防火墙”

1　孕期不宜盲目大量补充维生素类药物

有些孕妇唯恐胎儿缺乏维生素，每天服用许多维生素类药物。当然，在胎儿的发育过程中，维生素是不可缺少的，但盲目大量补充维生素只会对胎儿造成损害。

（1）准妈妈过量服用维生素 A 的危害

过量服用维生素 A、鱼肝油等会影响胎儿大脑和心脏的发育，诱发先天性心脏病和脑积水，脑积水过多又易导致精神反应迟钝，故孕妇服用维生素 A 剂量每日不宜超过 8000 国际单位。

（2）准妈妈过量服用维生素 D 的危害

孕妇如果维生素 D 摄入过多，则可导致特发性婴儿高钙血症，表现为囟门过早关闭、腭骨变宽而突出、鼻梁前倾、主动脉窄缩等畸形，严重的还伴有智商减退。故孕妇在怀孕前期每天摄钙 800 毫克，后期和哺乳期增至 1100 毫克，不宜再多。平时常晒太阳的孕妇可不必补充维生素 D 和鱼肝油。

（3）准妈妈过量服用维生素 B_6 的危害

孕妇为减轻妊娠反应可适量服用维生素 B_6，但也不宜服用过多。孕妇如果服用维生素 B_6 过多，其不良影响主要表现在胎儿身上，会使胎儿产生依赖性，医学上称为“维生素 B_6 依赖综合征”。当小儿出生后，维生素 B_6 来源不像母体内那样充分，结果出现一系列异常表现，如容易兴奋、哭闹不安、容易受惊、眼球震颤、反复惊厥等，还会出现1～6个月体重不增，如诊治不及时，将会留下智力低下的后遗症。

（4）准妈妈过量服用维生素 C 的危害

如果孕妇长期大量服用维生素 C，婴儿会患维生素 C 缺乏性坏血症。

（5）准妈妈过量服用维生素 K 的危害

如果孕妇怀孕期间大量服用维生素 K，可使新生儿出现生理性黄疸。

2 孕期切莫滥用滋补药品

有些准妈妈常买回很多滋补药品，如人参蜂王浆、鹿茸、鹿胎胶、鹿角胶、胎盘、洋参丸、蜂乳、参茸丸、复合维生素和鱼肝油丸等，长期服用，希望胎儿顺利生长发育。然而，孕妇滥用补药弊多利少，常造成不良后果。

准妈妈不宜滥用补药的原因：

各种滋补品都要在体内分解、代谢，并有副作用，包括毒性作用和过敏反应。没有一种药物对人体是绝对安全的。如果用之不当，即使是滋补性药品，也会给孕妇和胎儿带来种种损害。蜂王浆、洋参丸和蜂乳等大量服用时均可引起中毒或其他不良后果。鱼肝油若被孕妇大量服用，会造成维生素 A、D 过量而引起中毒。

母体摄入的药物都会通过胎盘进入胎儿的血液循环，直接影响胎儿生长发育。妊娠期，母体内的酶系统会发生变化，影响药物在体内的代谢过程，使其不易解毒或排毒，因而比常人更易引起蓄积性中毒，特别是对娇嫩的胎儿危害更大。孕妇如果发生鱼肝油中毒，可引起胎儿发育不良或畸形。有些药物还能引起流产或死胎。

好孕金点子

孕妇应以食补为主。胎儿生长发育所需的营养物质广泛地存在于各种营养丰富的食物中。孕妇应该在吃得好、吃得全、吃得香上下工夫，这才是体弱孕妇滋补身体的最佳选择。

滋补药的作用被显著地夸大了。孕妇即使每天饮用两支人参蜂王浆，由于其含量甚少，没有什么特殊成分，不会产生什么显著作用，产生不了多大的滋补作用，仅仅是心理上的安慰而已。

孕期滥用大量滋补药品也属浪费。各种滋补性药品都很昂贵，长期服用要消耗很多财力，真正得到的却不多，实属浪费。

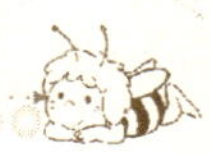

3　孕期使用利尿剂需谨慎

随着妊娠月份的增加，孕妇下肢等处会出现不同程度的水肿，俗称“胎肿”。对于孕期水肿，一般不需处理，除非是高度水肿并伴有蛋白尿，要到医院进行处理。有些孕妇为了减轻水肿，自己使用利尿剂是很危险的。

利尿剂，特别是噻嗪类药物，不但可导致低钠血症、低钾血症，还可引起胎儿心律失常、新生儿黄疸、血小板减少症。在妊娠期间使用利尿剂，还可使产程延长、子宫收缩无力及胎粪污染羊水等。使用噻嗪类利尿剂可使胎儿患出血性胰腺炎。

4　在胚胎期（妊娠 9 周之内）应禁用的药物

抗肿瘤药，此类药物多有细胞毒作用，在致畸敏感期（妊娠前 3 个月）用，极易引起胎宝宝畸形。

抗癫痫药，如苯妥英钠可致唇裂、腭裂、肢体畸形、先天性心脏病；三甲双酮可致眼畸形、先天性心脏病等。

己烯雌酚，对女胎可致阴道腺癌、子宫发育不全、宫颈畸形等；对男胎可致睾丸发育不全、附睾丸肿等。

糖皮质激素、地塞米松、倍他米松、泼尼松，可致胎宝宝腭裂、骨畸形等。

水杨酸盐，如大剂量乙酰水杨酸（阿司匹林）可致胎宝宝眼畸形、肢体畸形等。

四环素，可使胎宝宝四肢畸形和先天性白内障。

5　孕期不宜用清凉油、风油精

清凉油中含有樟脑、薄荷、桉叶油等。风油精的主要成分之一是樟脑。樟脑可经皮肤吸收，对人体产生某些影响。对孕妇来说，樟脑可穿过胎盘屏障，影响胎儿正常发育，严重的可导致畸胎、死胎或流产。因此，孕妇不宜涂用清凉油、风油精，尤其是头3个月，应避免涂用清凉油、万金油、风油精等。

6 孕期不宜用阿司匹林

阿司匹林作为解热镇痛药，广泛地用于受寒、头痛、发热及其他部位的疼痛，被医生们誉为20世纪80年代的奇药。这种古老而易于制造的药物可以使很多患者减轻痛苦，但千万不要忘记客观存在对人类优生的影响。

阿司匹林可导致产前和(或)产后出血、过期妊娠、产程延长，导致围生儿死亡率增高、胎儿宫内生长迟缓(IUCR)、先天性水杨酸中毒、清蛋白结合能力降低、动脉导管提前关闭；分娩前应用可致新生儿凝血障碍，血小板、Ⅻ因子均较低、早产儿颅内出血发生率增加，故孕妇禁用大剂量阿司匹林。

7 孕期用药宜注意哪些方面

孕妇用药对胎儿有影响，所以有些人对医生开的药一概不用，而有些病不及时治疗会加速对孕妇身体的危害，从而影响胎儿。因此孕妇用药需慎重，但也不可绝对避免。

◉孕妇用药需要做利弊得失的评判：估计不使用时的利弊，以及使用后造成伤害的得失。孕妇只有在确认使用后对母亲及胎儿都有益处时才使用；在妊娠第一期，只有极为必要的药物，才能给孕妇使用，因为可能导致畸形。任何药物的应用均在医生的指导下服用。

◉能少用的药物决不多用；可用可

不用的则不要用。

◉当怀孕期间，母体的病理状况会与日变化，也就是说药物在母体吸收、分布和排出时都会改变。必须用药时，则尽可能选用对胎儿无损害或影响小的药物；如因治疗需要而必须较长期应用某种可致畸的药物，则应终止妊娠。在接近分娩期，给母亲用药要极为谨慎，此时不仅因为母体内药物代谢情形会改变，而且因为胎儿或新生儿代谢和排泄的功能尚未成熟。

◉切忌自己滥用药物或听信“偏方、秘方”，以防发生意外。

◉避免应用广告药品或不了解的新药。

◉根据治疗效果，尽量缩短用药疗程，及时减量或停药。

◉服用药物时，注意包装上的“孕妇慎用、忌用、禁用”字样。

◉孕妇误服致畸或可能致畸的药物后，应找医生根据自己的妊娠时间、用药量及用药时间长短，结合自己的年龄及胎次等问题综合考虑是否要终止妊娠。

8　孕期用药应避开对胎儿最不利期

准妈妈在妊娠10个月中，要经历一年中的四个季节，同时身体的免疫能力也处在一个相对低的状态中，一些细菌和病毒容易侵入，患病是难免的，用药也是需要的，但要注意合理用药，选择对胎宝宝没有影响的药物。这是准妈妈应特别关注的问题。

药物对胎宝宝的影响方式是，许多药物能通过胎盘进入胎宝宝体内，并对胎宝宝的生长发育产生影响。主要包括两方面：一是引起胎宝宝发育畸形，二是药物本身的毒性和副作用对胎宝宝的生长发育产生不良影响。

准妈妈不同时期使用药物，对胎宝宝的影响是不同的。准妈妈受孕后4周内胎宝宝已经完成了神经系统和循环系统的初步分化；准妈妈妊娠8周内，即准妈妈停经2个月内，脑、脊柱和中枢神经系统已经形成了，其他的重要器官也开始形成；准妈妈怀孕到12周，即停经3个月左右，器官发育已经基本完成。因此，在怀孕头3个月用药引起胎宝宝畸形可能性最大。准妈妈怀孕3个月后用药引起胎宝宝畸形已少见，但仍可通过药物的毒性和副作用，对胎宝宝产生不良影响。

9 了解对宝宝有害的中药

在怀孕期间，孕妇因病需用药物时，多喜欢选用中药。其实，中药并非都是绝对安全的。

许多中药所含的生物碱及化学成分十分复杂，特别是各味中药相互配合以后其产生的作用差异较大，有的可直接或间接影响到胎儿的生长发育。这些药物主要包括麝香、斑蝥、水蛭、商陆、巴豆、牵牛子、三棱、莪术等毒性较强或药性猛烈的药剂，能导致畸胎、流产和死胎。

因此，在怀孕的最初3个月内，孕妇除慎用西药外，亦应慎用部分中药。

10 孕期如何使用抗生素

随着优生优育的普及，准妈妈患病后的用药，特别是如何选用抗生素，成为准妈妈及其亲属非常关心的问题。下面以孕期禁用和可以使用的抗生素介绍如下。

(1）整个妊娠期禁用的抗生素

◉链霉素、庆大霉素、卡那霉素、新霉素、万古霉素等，对胎宝宝有耳毒作用。

◉多黏菌素、黏杆菌素等，对肾脏和神经系统有毒性作用，并能通过胎盘影响胎宝宝。

◉四环素能使胎宝宝牙齿变色和影响骨骼生长发育。在妊娠晚期准妈妈大剂量使用四环素可引起肝脏脂肪变性和造成准妈妈死亡。

◉两性霉素B、灰黄霉素等，对神经系统、血液、肝脏和肾脏有较大的毒性。灰黄霉素对胎宝宝有致畸作用，也可能引起流产。

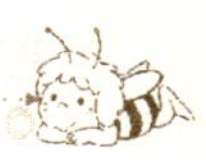

（2）妊娠某阶段禁用的抗生素

妊娠早期即妊娠前 12 周内禁用氯霉素、乙胺嘧啶、利福平、磺胺药等，妊娠 28 周后禁用氯霉素、乙胺嘧啶、磺胺药和呋喃坦啶等药物。因为氯霉素、利福平、乙胺嘧啶可致新生儿尿道和耳道畸形、耳聋、肢体畸形、脑积水、死胎及新生儿死亡。磺胺药可致新生儿核黄疸及溶血性贫血。呋喃坦啶可致新生儿溶血。

（3）整个妊娠期都可使用的抗生素

青霉素类、头孢菌素类、红霉素和洁霉素，这四类抗生素在妊娠期使用，对胎宝宝不会引起不良反应。需要注意，青霉素类药物在使用前必须做青霉素过敏试验，以免发生药物过敏反应。

11 孕期应慎用的药物

四环素在妊娠中期以后应用，可致胎宝宝牙齿变黄、牙釉发育不全、骨生长迟缓。

磺胺与胎宝宝血中胆红素竞争蛋白结合部分，使结合胆红素减少，游离型胆红素增多，引起胆红素性脑病而出现核黄疸的危险。

氯霉素在肝内与葡萄糖醛结合解毒，再经肾排出。由于胎宝宝肝内的酶系统不够健全，加之肾排泄亦差，容易致氯霉素在胎宝宝体内积蓄，发生“灰婴综合征”。

链霉素可致第 8 对脑神经即听神经和肾损害，导致先天性耳聋和前庭功能障碍。

苯妥英钠可致胎宝宝苯妥英钠综合征，包括颅面及肢体畸形、出血倾向、智力低下等。

解热镇痛药如阿司匹林、吲哚美辛等前列腺素合成抑制剂，可致胎宝宝出血倾向，胎宝宝会因动脉导管过早关闭而出现肺动脉高压。

降压药如利血平可致胎宝宝心动过缓，甲基多巴可致胎宝宝宫内发育迟缓。

抗甲状腺素药如硫氧嘧啶、他巴唑可抑制胎宝宝甲状腺功能，产生甲状腺功能低下并使甲状腺肿大。

口服抗凝血药如双香豆素、双香豆素乙酯、华法林容易通过胎盘屏障，引起胎宝宝凝血原不足，导致死胎。

12 孕期如何区分所服药物是否对胎儿有害

美国药物和食物管理局（FDA）按药物不同的危害性制定了以下分级标准：

◉A 级：经临床对照研究，无法证实药物在早期妊娠与妊娠中晚期对胎儿危害作用，所以对胎儿危害可能性最小，是没有致畸性的药物，如适量维生素。

◉B 级：经动物实验研究，未见对胎儿的危害。无临床对照研究，没有得到有害证据，可在医生观察下使用。如青霉素、红霉素、地高辛、胰岛素等。

◉C 级：动物实验表明对胎儿有不良影响。由于没有临床对照实验，只能在充分权衡药物对孕妇的好处、胎儿潜在的利益和对胎儿的危害情况下，谨慎使用。如庆大霉素、异丙嗪等。

> **好孕金点子**
>
> 许多具有毒副作用的中草药常以配方形式出现在中成药之中，因而对已注明孕妇禁用或慎用的中成药，应避免服用。

◉D 级：有足够的证据证明对胎儿的危害性。只有在孕妇有生命威胁或患严重疾病，而其他药物又无效的情况下考虑使用。如硫酸链霉素等。

◉X 级：各种实验证实会导致胎儿异常。除了对胎儿造成的危害外，几乎没有益处，是孕前或怀孕期间禁止应用的药物。如甲氨蝶呤、己烯雌酚等。

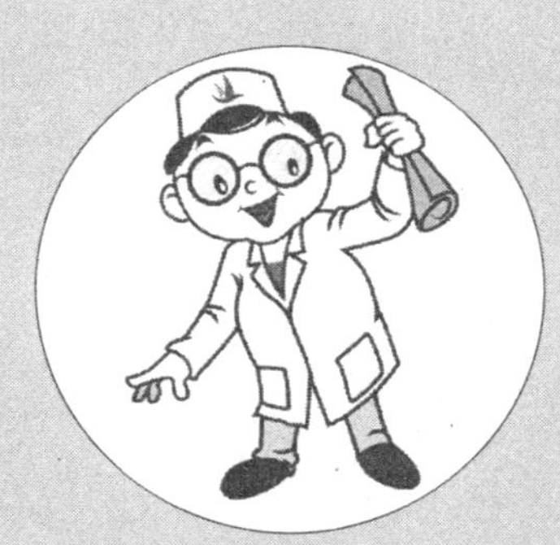

第三篇 轻松分娩，迎接小天使的诞生

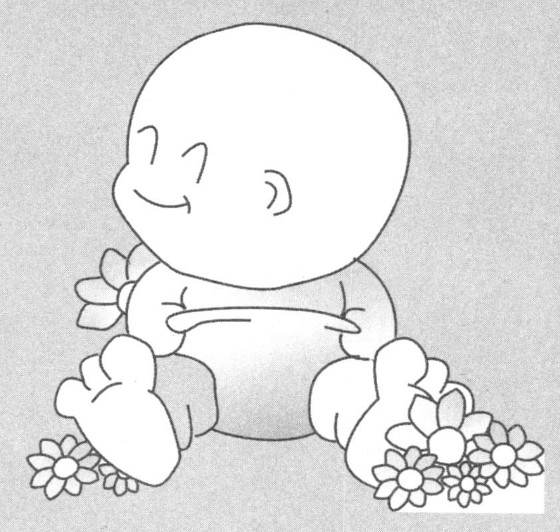

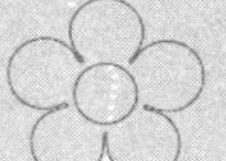

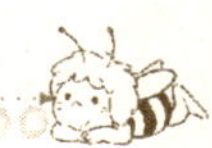

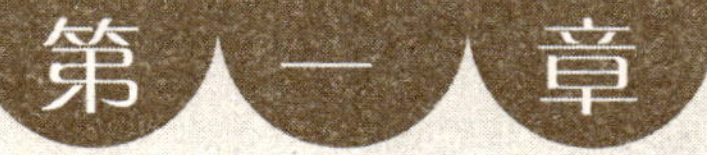

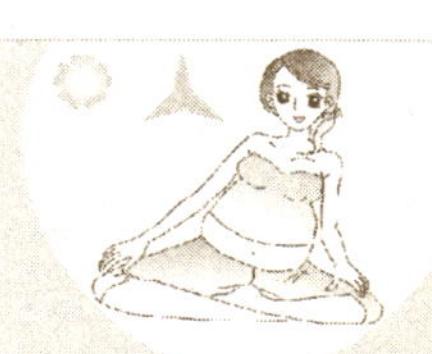

第一章　未雨绸缪做准备

第一节　分娩准备提前看

1 了解临产前的信号

为了让准妈妈及其家人对分娩有充分的准备，所以了解临产的征兆是十分必要的。准妈妈在临产时主要有以下几大信号：

（1）下腹坠胀

准妈妈由于胎宝宝先露部下降压迫盆腔膀胱、直肠等组织，常感下腹坠胀，小便频、腰酸等。

（2）腹部轻松感

妈妈在临产前 1 ~ 2 周，由于胎宝宝先露部下降进入骨盆，子宫底部降低，常感上腹部较前舒适，呼吸较轻快，食量增多。

（3）假阵缩

准妈妈在分娩前 1 ~ 2 周，常有不规律的子宫收缩，与临产后的宫缩相比有如下特点：持续时间短、间歇时间长，且不规律，宫缩强度不增加，宫缩只引起轻微胀痛且局限于下腹部，宫颈口不随其扩张，小量镇静剂即能抑制这种“假阵缩”。

（4）见红

在分娩前24～48小时，阴道会流出一些混有血的黏液，即见红。是由于子宫下段与子宫颈发生扩张，附近的胎膜与子宫壁发生分离，毛细血管破裂出血，与子宫颈里的黏液混合而形成带血的黏液性分泌物，为临产前的一个比较可靠的征兆。若阴道出血量较多，超过月经量，不应认为是分娩先兆，而要想到有无妊娠晚期出血性疾病，如前置胎盘、胎盘早剥等疾病。

（5）破水

临产后，宫缩频次加强，羊膜囊破了，阴道有清亮的淡黄色水流出，带点腥味，不能控制，这就是破水。如在临产前，胎膜先破，羊水外流，则应立即平卧并送医院待产。因为羊水流出时脐带有可能随之脱出，脐带绕颈会导致胎宝宝死亡。羊水正常的颜色是淡黄色。血样、绿色混浊的都要引起注意。如果流出的羊水不多，不要以为是白带增多，孕晚期出现这种情况应该及时去医院检查一下是否已破水，千万不要大意。

好孕金点子

临产的主要标志是子宫出现规律性收缩，两次子宫收缩间隔10分钟左右，持续至少30秒并有一定的强度，子宫收缩时手压腹部无凹陷。

（6）羊水流出

在分娩前几个小时会有羊水从阴道内流出，这是临产的一个征兆，这时应及时去医院。

2 需要了解的分娩知识

面对分娩，准妈妈们准备好了吗？有哪些相关的知识需要掌握呢？

（1）决定分娩的主要条件

产力、产道、胎宝宝大小及所在位置。准妈妈只有在三大要素协调一致

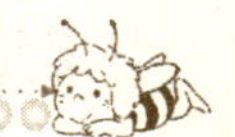

的情况下，才能顺利进行分娩。

产力主要指子宫收缩力，在宫口开全，将要排出时，腹肌也是很重要的产力。

产道是指骨盆，包括子宫、宫颈、阴道、外阴。

胎宝宝大小及位置是分娩的关键条件，特别是头位，胎头进入骨盆的位置，对分娩能否顺利也相当重要。

（2）有关分娩的数字

分娩时间的长短和初产妈妈的年龄、胎位、精神因素等相关。

足月分娩：孕37～42周内分娩为足月分娩。

过期妊娠：超过预产期14天。

临产的标志：每隔5～6分钟子宫收缩1次，每次持续30秒以上。

产程时间：（分娩整个全过程）初产妇为12～16小时，经产妇为6～8小时。

术前禁食时间：剖宫产术前6～7小时起不能进食和饮水。

（3）准妈妈在待产过程中要做的事情

少食多餐，宜吃高热量、易消化的食物。

临产后，准妈妈每隔2～4小时小便一次，以免膀胱充盈影响子宫收缩及胎头下降。

临产后，若准妈妈宫缩不强，没有破膜，需在室内适量活动，以促进产程进展。

保持良好心态。

和医生好好配合。

3　如何选择合适的医院

对于孕妇来说，安全地分娩是至关重要的，因此，能否选择一家合适的医院就显得非常重要。选择医院应遵循以下几条原则：

应选择一家技术力量雄厚、设备先进、医务人员经验丰富的医院，首选专科医院。在各大城市，都有数家妇产医院或妇幼保健院。这些妇产医院，大多技术力量雄厚，设备先进，有齐全的辅助科室，住院环境舒适，拥有设施优越、抢救设备齐全的产房、手术室、婴儿室。并且，这些医院的医务人员具有极其丰富的临床经验，对于各种高危妊娠、严重合并症、紧急抢救等都能做到及时诊断、正确处理，这对于保证母婴安全、健康非常重要。如无专科医院住院条件，可就近选择一家妇科和儿科力量较强的综合医院，以方便随时住院。

如遇紧急情况，应减少路途奔波，就近住院。俗话常说“分娩常常生死一线牵”，临产前，有时经常会出现一些突发紧急情况，如处理不及时，会危及母婴安全。因此，临产前如出现大量阴道出血、剧烈腹痛、突发大量破水、胎动过频或突然减少、头晕眼花、心慌憋气、无原因恶心呕吐、抽搐、昏迷等情况，应立即就近就医，避免延误抢救时机。

4 分娩前心理准备要做好

“十月怀胎，一朝分娩”，孕妇此时的心情是十分复杂的。既对即将到来的分娩和即将迎来的小生命感到十分的好奇和惊喜，又对马上要面对的漫长的产程、难忍的产痛、可怕的出血以及产程中可能出现的问题感到恐惧和不安，并且对自己能否顺利地度过产程、新生儿是否健康等抱怀疑的态度。凡此种种，均是不良的心理状态。分娩前是否具有充分的、正确的心理准备，是关系到能否顺利地分娩、生育健康的新生儿、避免分娩损伤的大事，应做好以下几点：

（1）参加产前学习班，掌握分娩常识

如果条件允许，夫妇双方应共同参加医院举办的孕妇学校。一起学习分娩的相关知识，了解临产的征兆，分娩的全过程，分娩的不同方式，缓解疼痛的方法，分娩中紧急情况的处理，新生儿的特点及护理等知识。这对于缓

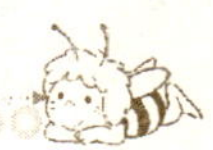

解分娩前的紧张和恐惧很有帮助。

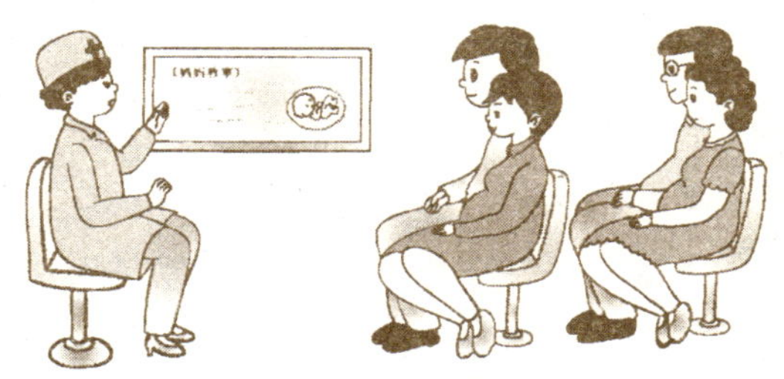

学习班中还讲授实用的分娩中的呼吸运动、体位调整以及减轻疼痛的方法。并且，现今的孕妇学校，已有别于老式的单纯讲课的模式，有些孕妇学校可以让孕妇及其家属参观住院病房、待产室、产房、新生儿沐浴室等，使得孕妇更早地熟悉医院的环境，尽快适应，以消除紧张情绪。

（2）充分相信医生、医院，树立分娩信心

有些孕妇担心分娩时疼痛，也害怕宝宝不能顺利出生，就盲目要求剖宫产，这是不必要的，应该认识到阴道分娩是一个正常的生理过程，而剖宫产仅仅是应付难产的补救措施。如果孕妇骨盆大小正常、胎儿大小适中、胎位正常、无产科并发症和其他疾病，阴道分娩是完全可行的。应当消除不必要的顾虑，放下年龄的包袱，坦然地面对分娩的考验，树立必胜的信心。同时也要认识到分娩中的风险和困难，应充分地信任医院设施和条件及医生的医德和医术，要与医生充分地沟通，密切配合，就一定能够使母婴平安。

（3）积极调整心态，主动配合分娩

分娩是一个艰难而又痛苦的过程，只有抱有积极、乐观的心态，主动与医生、助产士、儿科医生配合，才能顺利度过漫长的产程。在产程刚开始的时候，要注意休息，努力进食，避免喊叫，为接下来的产程积蓄能量，保存体力。在第二产程中，要主动屏气用力，配合宫缩，顺利娩出胎儿，避免产道损伤。在第三产程中，配合宫缩，娩出胎盘，避免产后出血。

（4）认识心理准备不足的不良后果

◉精神负担太重、精神高度紧张，会使全身肌肉处于收缩状态，不能够很好地放松，这会不利于软产道的扩张，也妨碍产力的正常发挥。

◉情绪紧张可使中枢神经系统功能失调，抑制子宫收缩，造成子宫收缩乏力，宫口扩张延缓甚至停滞，导致产程延长和难产。

◉精神高度紧张以及对分娩的恐惧使得疼痛的阈值降低，对疼痛的敏感性增高，会使宫缩时的疼痛更加难以忍受。

◉对分娩和产痛的恐惧，使得产程开始不久，就大喊大叫，拒绝进食，难以入睡，这是非常有害的。这常常可引起肠胀气、尿潴留、电解质紊乱，继发引起产程延长、产程停滞和胎儿宫内窘迫，甚至危及胎儿的生命，威胁产妇安全。

◉对自己能否顺利分娩的怀疑，常使得很多孕妇拒绝阴道分娩，或产程开始不久即要求手术终止妊娠，这样会造成不必要的剖宫产，而且还要面对手术的风险。

（5）**健全生育观念，放下思想包袱**

对于孕妇来说孩子的健康问题往往更被她们关注，而不是孩子的性别。但现在，经产妇越来越多，她们对新生儿的性别问题特别的关注，总希望儿女双全。这种不正确的生育观念，使得产后出血、产后高血压、产后抑郁等病症的发生率明显增加，将影响产后哺乳及新生儿健康。孕妇应与丈夫、家中的老人很好地沟通，建立生男生女都一样的观念，放下包袱，顺利度过产程，迎接新生命的到来。

5 及早准备入院物品

也就是入院分娩所需物品的准备，下面列出一张分类的清单，供准妈妈们参考：

（1）**入院所需的证件**

包括身份证、准生证、本人日常病历、孕期保健手册、献血证、公费医疗证或医保卡（若自费者需带信用卡或现金）。

（2）**准妈妈所需的物品**

日常用品，包括换洗的衣物（包括哺乳时用的胸罩等）、拖鞋、洗漱用

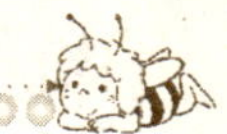

品、护肤品、分娩后用品（卫生纸、卫生巾、束腹绑带、卫生铺垫、溢乳垫、吸奶器等）、餐具、杯子、吸管。

◉上衣：肥大、容易穿脱的睡袍、前开襟的毛衣。要选择易解易脱、方便哺乳的样式为主。

◉内衣(至少3件)：内衣应选择纯棉制品，因为纯棉制品在吸汗方面比化纤制品好，穿着较舒适。

◉胸罩：棉质、前面或侧面可打开的胸罩2～3个；文胸衬垫4～6个，可放在胸罩里吸收渗漏的乳液。

◉内裤：棉质内裤4～6条。

◉棉线袜(2双)：在分娩后阶段会感觉冷、打寒战，到时可以穿。

◉毛巾，专用的洗脸、洗脚、擦洗身子的毛巾，各准备2条就可以了；小洗脸盆1个（产妇专用）；牙膏、牙刷、梳子、护肤品等。

◉食物、饮料，包括饼干、牛奶、巧克力、葡萄干等。分娩前后，在两餐之间，产妇饿了可以吃些饼干、牛奶、巧克力和葡萄干等高能量食品，有助于产妇分娩时补充体力。

◉个人备用品，包括手机、笔、记事本、消闲看的书、随身听等。

产妇住院和出院所需的物品、产妇和婴儿所需的物品都要分别整理放置在家里明显易见的地方，并告知家人，一旦临产，可以随时找到带往医院。

6 婴儿物品早准备

（1）衣服

应选择质地柔软、透气性好、吸湿性强的面料，如纯棉、针织质地的，一定不要使用化纤面料。因为新生儿体温调节中枢极不完善，且皮肤异常娇嫩，化纤面料吸湿、透气及舒适性均较差，会伤害婴儿娇嫩的肌肤，甚至会引起新生儿皮肤感染、发热等不适。

（2）尿布

可使用一次性纸尿裤，应购买最小号的。如打算使用布尿布，应使用质地柔软、透气性好、吸水量大的棉布，颜色以白色为宜。这样既有利于保护婴儿娇嫩的臀部，避免发生臀红，又有利于观察新生儿大便的颜色。尿布一定要多准备一些，以方便更换。

（3）被褥

应以棉花制作的被褥为宜，被褥的面儿应以纯棉布制作。被褥不宜太厚、太软，以避免发生新生儿窒息和中暑。被子应轻薄，保暖性强，应比褥子稍宽、稍长，以避免着凉。

（4）澡盆及沐浴用品

澡盆以椭圆形的为宜，质地宜厚实，以50厘米×40厘米大小最佳。沐浴用品包括婴儿专用的浴液、洗发水、爽身粉、痱子粉、润肤露、发梳、棉球、毛巾、浴巾等。

好孕金点子

宝宝内衣要样式宽松、穿脱方便、便于活动。目前多以“和尚服”为主，以布带系扣，其他样式也可，但切记使用纽扣和拉链，以避免新生儿皮肤受伤和吞食异物。

（5）婴儿床

以木质为最佳，金属也可，但应注意床的边角应圆滑，最好用棉布或海绵缠绕，以避免新生儿头部及四肢的磕伤及皮损。

（6）喂奶及消毒器具

虽然目前提倡母乳喂养，但仍有一部分产妇因为疾病等原因不能喂奶。因此对于这一部分产妇来说，还应准备奶瓶、奶嘴、奶刷、消毒锅等物品。

7 准妈妈要做好身体准备

孕妇分娩前2周，身体变化较为显著，每天可能会感到有几次不规则的子宫收缩，此时需要做好充分的身体准备，这样才能为安全分娩提供保证。

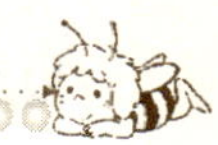

（1）睡眠休息

分娩时产妇体力消耗较大，因此分娩前必须保证充分的睡眠时间，午睡对分娩也比较有利。

（2）合理安排生活

接近预产期的孕妇尽量不外出旅行，也不要整天卧床休息，做一些力所能及的轻微运动是有好处的。

（3）禁止性生活

临产前应绝对禁止性生活，免得引起胎膜早破和产时感染。

（4）产前要洗澡

准妈妈应注意保持身体的清洁，由于产后不能马上洗澡，因此，住院之前应洗澡，以保持身体的清洁。

若到公共浴室洗澡，必须有人陪伴，以防止湿热的蒸汽引起孕妇昏厥。

好孕金点子

此时，应避免远足或外出旅行，因为随时都会分娩启动，在陌生的环境容易造成措手不及，尤其是发生胎膜早破、阴道流血等特殊情况。

（5）家属照顾

妻子临产期间，丈夫尽量不要外出，夜间要在妻子身边陪护。

8　产后调理计划也重要

产后身体调理就像分娩一样重要，为了能使准妈妈的身体快速恢复正常，最好能制订一个明确的产后身体调理计划。多数准妈妈可以在自己家中或是在夫妻双方的长辈家中进行调养，有特殊情况的准妈妈可以选择在医院进行调养。这种情况的准妈妈最好选择离自己家较近或是条件较好的医院，以便得到细致、专业的护理与照顾。

宝宝出生后，面对的第一件事情就是如何育儿。是用母乳喂养还是采用其他的喂养方式；育儿、家务和工作之间该如何平衡；当宝宝渐渐长大时，选择什么样的幼儿园……所有这些问题看似遥远却关系着宝宝一生的健康与命运，因此，父母要在小生命还没有降临的时候就提早做好规划，这样才能为宝宝的美好未来打下坚实的基础。

9 认识减轻分娩疼痛的心理疗法

焦虑、恐惧等不良情绪反应可使疼痛加重，疼痛又加重焦虑、恐惧等情绪，形成恶性循环。产妇应正确对待产痛，学会减轻产痛的方法。

（1）增强分娩信心

增强分娩的信心，保持良好的情绪，可提高对疼痛的耐受性。

（2）想象与暗示

想象宫缩时宫口在慢慢开放，阴道在扩张，胎儿渐渐下降，同时自我暗示："生产很顺利，很快就可以见到我的宝宝了。"

（3）有助于放松的方法

有助于放松的方法有肌肉松弛训练、深呼吸、温水浴、按摩、改变体位等。

（4）分散注意力

看看最喜欢的照片或图片，或读书、看电视、听音乐、交谈等。

（5）呻吟与呼气

借助呻吟和呼气等方法减轻疼痛。

10 轻松分娩的动作练习

中国传统思想认为，准妈妈不应做运动，应该多躺在床上休息安胎，事实上，多做产前运动，是有助于生产的，并可加速产后的复原。每天早上抽 10～15 分钟进行以下的产前运动，必定对生产有绝佳的帮助。

（1）松弛姿势

准妈妈难免会感到焦虑和疲倦，有时也会遇上失眠的症状，这时可用此

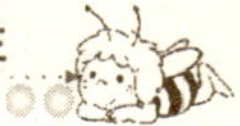

姿势让自己松弛肌肉并减轻精神紧张。

◉平卧：仰卧，头垫枕头，全身放平，手脚放松，伸直，双膝并拢，下面有软垫。躺下时注意，呼吸要慢而深沉。

◉侧卧：除了平卧之外，你也可用侧卧方式让自己放松身体和心情，亦应维持缓慢而有节奏的呼吸。

（2）**腰腹运动**

腹中宝宝日渐成长，使准妈妈很易过度弯腰来承托小宝宝的体重，为了更好地支撑急剧增长的体重，准妈妈便要好好锻炼腰腹的肌肉才行。

◉仰卧平躺，头垫枕头，双膝屈起，双手放旁边，将腰部尽量贴向床，维持 5 秒，然后放松，连续做 10 ~ 15 次。

◉双膝微微分开跪下，双手分开至肩膀位置放床上，头下垂，收缩腹部肌肉，使背部向上拱，维持 5 秒，然后放松，腰部放平而非向下弯，连续做 10 次。

◉首先背靠墙站立，腿部离开墙脚一个脚掌的距离，上身尽量贴着墙壁（尤其腰部），你将感到腰部的压力得以舒解。这个动作可在家里、在等地铁或电梯时做，可以说能随时随地让自己的腰得到放松。

（3）**会阴肌肉运动**

这个运动，有助于生产过程，也可减少生产后尿失禁的情况。但最好在怀孕 4 ~ 6 个月时进行，因为怀孕初期胎宝宝尚未稳定，至于后期则可能会引致宫缩，均不太适合进行。

首先仰卧，屈膝，双脚脚踝靠拢，膝盖分开约 3 个拳头的距离，然后收紧腹部、臀部、大腿、肛门、尿道及阴道口的肌肉，维持 5 秒，然后放松，连续做 10 ~ 15 次。

（4）**骨盆运动**

头垫枕头，仰卧，右膝屈起，左脚伸直，左脚脚掌紧贴床，慢慢滑动屈起膝部，然后放松，连续做 5 次后，换右脚做，中途可休息。

（5）**下肢运动**

◉盘腿而坐，背部挺直，双手握着脚掌，使两脚脚底靠在一起，大腿外侧下压，数 5 下放松，重复 10 次。这个运动有助增强背部的肌肉，使下肢关节更为灵活，有助分娩。

◉靠墙坐在矮椅子上，双脚尽量分开，维持约 15 分钟。此动作每天可进行 2～3 次，同样能令肢关节更灵活，有助分娩。

（6）**胸肌运动**

双手在胸前紧扣，手掌用力互推，数 3 下，放松。这个动作有助增强胸肌能力。

11 如何在生产时配合呼吸

（1）**胸式呼吸**

◉适用时间：第一产程初步阶段。

当准妈妈开始有不规则阵痛（有时伴随腰酸）的现象，但是每次阵痛的时间间隔较久，且阵痛的程度较低时，便可进行。

此时子宫颈变薄扩张，打开 2～3 厘米，子宫收缩 30～50 秒，收缩间隔（两次阵痛的间隔时间）5～20 分钟，持续 8～9 小时。

◉方法：身体完全放松，眼睛进行定点凝视。

进行廓清式呼吸。

鼻子吸气 5 秒，再从口中缓慢吐气 5 秒，腹部保持放松。

一次吸气吐气过程约 10 秒，并进行 6～9 次胸式呼吸，直到子宫变软、不痛为止，结束后再做一次廓清式呼吸。

（2）**浅而慢加速呼吸**

◉适用时间：第一产程加速阶段。

此时进入规则阵痛，子宫收缩压力大，准妈妈感受到的阵痛更强，准妈妈的情绪会变坏。

子宫颈变薄扩张，打开 4～8 厘米，子宫收缩 60 秒，收缩间隔 2～4 分钟，持续 3～4 小时。

◉方法：完全放松，眼睛进行定点凝视。

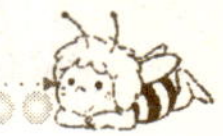

进行廓清式呼吸。

鼻子吸气，再从口中缓慢吐出，腹部保持放松。

配合子宫收缩的强弱，来决定呼吸的快慢，子宫收缩增强则加快呼吸速度，子宫收缩减缓则减慢呼吸速度。由于子宫收缩程度会由弱至强，再由强至弱，因此，呼吸的速度应由慢而快，再由快而慢。

吸气吐气过程配合子宫收缩持续时间，为 45 ~60 秒，最后以廓清式呼吸结束。

每天 5 次，每次以 60 秒为计。

◉口令：收缩开始，进行廓清式呼吸。

吸二……三……四，吐二……三……四。吸二……三，吐二……三。吸二……，吐……二。吸……吐，吸……吐（再逐渐减缓呼吸速度至吸二……三……四，吐二……三……四）。

廓清式呼吸，收缩结束。

（3）**浅呼吸**

◉适用时间：第一产程转变阶段。

准妈妈阵痛最剧烈的时刻，会感觉到产道有东西，或有想大便的感觉，产妇可能会失去耐性，发脾气大叫。

子宫收缩最强烈，子宫颈变薄扩张，打开 8 ~10 厘米，子宫收缩 60 ~90 秒，收缩间隔 30 ~90 秒。

◉方法：这时由于产妇已痛到无法吸足一口气，因此要分段吸气，再一次吐完气，确保胎儿拥有足够的氧气。这个阶段无论宫缩程度大小，都应维持快速吸吐的速度。

完全放松，眼睛进行定点凝视。

进行廓清式呼吸。

微张开嘴巴吸吐发出“嘻嘻嘻”的声音。

连续 4 ~6 个快速吸气，再吐一次气，以吸吐为一个循环，并反复进行，直到子宫收缩结束。

根据子宫收缩的强度来调整呼吸速度。

吸及吐的气的量需一样（即分段将气吸饱，再一次将吸饱的气吐完），避免换气过度。因为母亲若换气过度，则会将体内二氧化碳过度排出体外，造成手脚发麻等不适症状。

再以廓清式呼吸结束。

◉口令：收缩开始，廓清式呼吸，吸吸吸吸吐，吸吸吸吸吐……吸吸吸吸吐，廓清式呼吸，收缩结束。

（4）闭气用力运动

◉适用时间：子宫颈全开，胎儿随时娩出时。

产妇是否能正确用力决定了该时期的时间长短，正确的方式是在子宫收缩时用力，子宫舒张时停止用力，同时完全放松，以便获得力量继续用力。

◉方法：准妈妈平躺在地板上，或坐在地板上，两腿放在椅子或沙发上，两膝屈曲，两腿分开，臀部移近椅子边缘，手握住椅子的脚。坐在地上，保持双腿张开的姿势亦可。

大口吸气后憋气，往下用力，像排解较硬的大便一样。

头抬高看肚脐，下巴向下。

憋气 20～30 秒，吐气后马上再憋气用力，直到收缩结束。

预产期前 3 周每天练习两次即可，但切记练习时不可真的用力。

◉口令：收缩开始，廓清式呼吸，吸一口气，憋气，往下用力，用力……吐气，廓清式呼吸，收缩结束。

（5）哈气运动

◉适用时间：不能用力，却不自主用力时。

子宫未扩张而有强烈的便意，想要用力，用哈气运动，以避免子宫颈水肿，延迟产程。

当胎头已娩出 2/3，但为了避免冲力太大造成会阴撕裂伤，因此要求产妇不要用力，此时可使用哈气运动，口张开连续喘气，直到想用力的冲动过去为止，并等待医护人员再次提示。

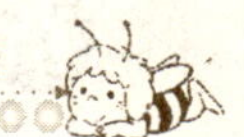

◉方法：嘴巴张开，如喘息般急促呼吸。

不可憋气，要全身放松。

◉口令：不要用力，哈气（要练习到有很快的本能反应才行）。

12 孕期运动助分娩

怀孕期间，准妈妈的身体会发生很多变化，有规律的运动对准妈妈和胎宝宝都有好处，可以为艰难的分娩过程做好准备。

（1）散步

散步可以有助消化、促进血液循环、增加耐力，而耐力对分娩是很有帮助的。在孕晚期，散步还可以帮助胎宝宝下降入盆，松弛骨盆韧带，为健康分娩做好准备。散步步速和时间要循序渐进，而且最好有家人陪伴。

（2）孕妇体操

这种有氧运动有利于准妈妈分娩和产后恢复。它能松弛腰部和骨盆的肌肉，为分娩时胎宝宝顺利通过产道做好准备；经常练习的准妈妈还能增强自信心，镇定自若地应对分娩阵痛。孕早期的3个月，不要做跳跃运动；怀孕4个月后，可做全套体操，但最好不做弯腰和跳跃动作；孕晚期要减少弯腰和跳跃运动，运动的节拍也需适当控制，可以增加一些轻柔的活动，如活动脚腕、手腕、脖子等。

（3）游泳

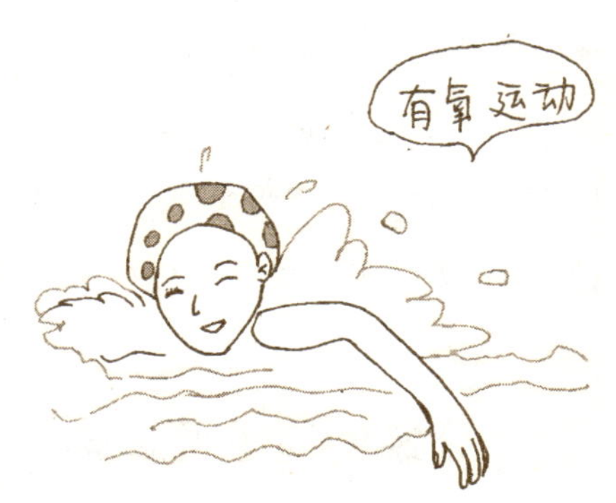

孕期游泳能增强心肺功能，而且水的浮力可以减轻关节的负荷，消除水肿、缓解静脉曲张，不易扭伤肌肉和关节。游泳对协调全身大部分肌肉、增强耐力等都非常有益。怀孕5～7个月是最佳的游泳时间，而孕晚期为避免羊水早破和感染应停止游泳。值得注意的是，胎膜破裂后应停止此项运动。

13 准妈妈临产前怎么吃

准妈妈在临产前若进食不佳，会由于缺乏分娩的能量，使子宫收缩无力，导致滞产。所以临产前正确、健康的饮食是顺利分娩的前提条件。

准妈妈在临产前应该吃高蛋白、半流质、新鲜而且味美的食品，可以根据自己的爱好，可选择蛋糕、面汤、稀饭、肉粥、藕粉、点心、牛奶、果汁、苹果、西瓜、橘子、香蕉、巧克力等多样饮食。每日进食4~5次，少吃多餐。机体需要的水分可由果汁、水果、糖水及白开水等补充。注意既不可过于饥渴，也不能暴饮暴食。临产期间，由于宫缩的干扰及睡眠的不足，准妈妈胃肠道分泌消化液的能力降低，蠕动功能也减弱，吃进的食物从胃排到肠里的时间（胃排空时间）也由平时的4小时增加至6小时左右，极易存食。因此，最好不要吃过于油腻的油煎、油炸食品。

好孕金点子

能进食的准妈妈，应尽量自己经口摄取足够的营养，不要依赖静脉补液，因为任何药物，均可能引起机体过敏反应，输液也是如此。

有些民间的习惯是在临产前让准妈妈吃白糖（或红糖）炖鸡蛋或吃碗肉丝面、鸡蛋羹等。这些都是临产前较为适宜的饮食。不过，有些长辈认为“生孩子时应多吃鸡蛋长劲”，于是便让准妈妈一顿猛吃十个八个的，甚至更多。这种做法是十分愚昧的，常常适得其反。人体吸收营养并非是无限制的，当过多摄入时，则“超额”部分经肠道及泌尿道排出。多吃不仅会加重了胃肠道的负担，还可以引起“停食”、消化不良、腹胀、呕吐等不良的后果。准妈妈每顿吃1~2个鸡蛋足够，可再配些其他营养品。

14 分娩时间需要多长

以自然分娩的情形来说，虽然所需的时间因人而异，但一般初产需14~16小时，经产需7~8小时。

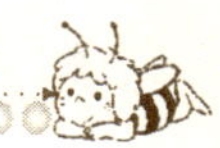

子宫口开始扩张时，就是分娩的开始，但由于无法确实掌握子宫开始扩张的时刻，所以一般都以准妈妈感觉子宫开始有规则地收缩时，作为分娩的开始。

另一方面，分娩结束是以胎盘排出为标志的。在正常分娩情况下，胎盘会在婴儿出生后20～30分钟内排出。

为了方便叙述，特将整个过程分为下列三个时期。

◉第一期：从子宫口开始扩张到子宫口全开（子宫口开到可让胎儿头部通过的大小，直径约10厘米）的时期。初产需12小时，经产约需6小时。

◉第二期：胎儿出生的时期。初产需2～4小时，经产约需1小时。

◉第三期：从胎儿出生到胎盘排出的时期。初产与经产都需20分钟左右。

15 过期妊娠怎么办

对于那些月经周期规则的女性来说，如果妊娠达到或超过42周还没有生产征兆，就属于过期妊娠，这种现象的发生率约占妊娠总数的5%～12%。过期妊娠时，胎盘的功能已经开始衰退，胎儿在子宫中得不到充足的养分，容易发生难产和胎儿宫内窘迫。

16 陪伴分娩对产妇好处多

随着医学的发展，产时服务模式已经发生了巨大的变化。以产妇为中心、一对一护理的服务模式，使得分娩更容易，婴儿更健康，促进了母婴安全，使产妇分娩的经历更愉快。

我们现在的陪伴分娩，一般是由一名助产士和一位产妇的亲属来陪伴，一般是丈夫在产妇待产、分娩及产后一段时间内全程陪护在产妇身边，给予产妇生理、心理、精神及体力上全方位的支持。分娩时的女性有着复杂的需求。有的产妇很脆弱，在宫缩疼痛时很需要丈夫的关爱和陪伴；有的产妇可能很坚强，她能够忍受宫缩时的剧痛，但是更担心自己的分娩过程是否正常，胎儿情况如何。所以她们除需要安全性及其丈夫的陪伴外，还需要持续的安慰、鼓励和尊重。陪伴者和丈夫可以共同承担起产时支持的职责。

丈夫陪伴有其独特的作用，他知道妻子的喜好，可以给予她爱抚和心理上的支持，在一定程度上缓解妻子的紧张情绪，减轻妻子的孤独感。

丈夫的作用是其他任何人都不可替代的。但是只有丈夫陪伴是不够的。有时丈夫看到妻子痛苦的表情，异常的身体变化，会变得更加焦虑不安，无所适从，这种紧张与担忧反而加重产妇恐惧的情绪。他们为妻子的疼痛及无法给予可需要的安慰和帮助而感到无助和窘迫，常常要求以剖宫产来结束分娩。这时作为“第三者”助产士的陪伴作用就显得尤为重要。因为她们大多有分娩经历，她们知道分娩的过程，能够在分娩这一人生关键过程中以冷静客观的态度去观察产妇，以科学的方式指导产妇，以热情和善的言行去鼓励和支持产妇。她可以根据检查情况随时告诉产妇现在进行得是否顺利，宫口已经扩张多大了，还有多长时间就可以分娩了。在不同的产程阶段，提供有用的方法和建议，帮助产妇采用不同的体位或施以按摩等各种减痛、镇痛的方法，随着产程的进展给予不断的鼓励，如“你真棒，这样做就对了”、使产妇充满信心，充分发挥自己的能力而完成分娩过程。

所以，家庭式的陪伴分娩，使产妇分娩时不再孤独，有丈夫和专业的助产士陪伴在身边，分娩将变得更轻松、安全。

第二节　分娩方式 PK 场

1 自然分娩

分娩三要素无外乎产力、产道、胎儿。凡育龄女性，无骨盆异常，胎儿

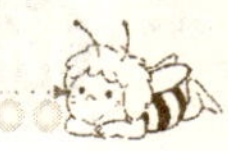

大小正常、无宫缩乏力、枕位异常者，均有阴道分娩的条件。

◉阴道分娩对产妇损伤小，产后恢复快，有利于产后的身体恢复和母乳喂养的施行。

◉阴道分娩出血少，对周围脏器影响小，产后下地早、排气早、进食早，体力恢复快。

◉阴道分娩后疼痛明显减轻，不需插尿管，有利于下地活动，哺育婴儿。

◉阴道分娩对产后体形的恢复有利，可以更早地进行产后锻炼。

◉分娩过程中子宫有规律的收缩，能使胎儿肺脏得到锻炼，使肺泡扩张，促使胎儿肺成熟，出生后很少发生肺透明膜病。

◉阴道分娩时，有规律的子宫收缩以及经过产道时的挤压作用，可将胎儿呼吸道内的羊水和黏液排挤出来，使新生儿的并发症，如吸入性肺炎的发生率大大减少。

◉经阴道分娩时，胎儿头受子宫收缩和产道挤压，头部充血，可提高脑部呼吸中枢的兴奋性，有利于新生儿娩出后迅速建立正常呼吸。

◉免疫球蛋白在自然分娩过程中可由母体传给胎儿，因而自然分娩的新生儿具有更强的抵抗力。

2 剖宫产

在准妈妈进入37～42周预产期时，医生都会劝她选择自然分娩的方式，可是到了实际临产的时候，还是有越来越多的人望而却步而选择了剖宫产。其实，剖宫产并不是一个生理过程，而是病理过程，只有当准妈妈或胎宝宝出现问题时才主张进行剖宫产。

◉剖宫产儿综合征。指剖宫产出生的婴儿呼吸系统并发症较多，如窒息、湿肺、羊水吸入、肺不张和肺透明膜病等。在阴道分娩过程中，由于产道挤压，肺中水排出较多，有利于出生后肺的通气与换气。剖宫产时就缺乏这种过程，肺中水分较多，减少了肺泡内气体的容量，从而影响了通气和换气，严重的可致缺氧、窒息。

◉新生儿易发生“感觉统合失调”。剖宫产属于一种干扰性分娩，新生儿在短时间内被动地迅速娩出，不能像阴道分娩儿那样适应产道的挤压和宫缩的刺激，表现为立体感差、动作协调性差。

◉剖宫产手术和麻醉的风险大。剖宫产出血量大，约为阴道分娩出血量的 2 倍，必须麻醉。有呼吸困难、硬膜外出血的危险；有发生肠管损伤、膀胱损伤、输尿管损伤等的危险；有羊水栓塞的危险；术后易发生伤口感染、肠道梗阻的可能。

◉剖宫产对产妇创伤大，术后恢复慢，下地迟，进食晚，不利于产后母乳的生成，对促进母婴感情、母乳喂养不利。

◉剖宫产术后可能发生晚期出血、剖宫产切口妊娠、切口子宫内膜异位症、慢性盆腔疼痛等。

◉剖宫产生的新生儿更易感染疾病。据研究剖宫产生的新生儿的脐血中，免疫球蛋白含量较阴道分娩的新生儿要低，因此更易发生感染。

如果无法进行阴道自然分娩，或是经阴道分娩可能对准妈妈或是胎宝宝造成危险的话，要考虑实施剖宫产。

（1）胎宝宝出现异常情况

从胎宝宝的角度看，一旦出现以下情况就需要做剖宫产：

①胎位不正，出现臀位或横位；②巨大儿等异常分娩或难产；③胎心音发生变化或胎宝宝缺氧，出现胎便等；④胎宝宝预估体重超过 4000 克或小于 1500 克；⑤胎宝宝先天性畸形，如脑积水、连体婴儿等。

（2）准妈妈出现异常情况

从准妈妈的角度看，如果妊娠期间发现异常情况，无法顺利进行自然生产时，医生才会建议准妈妈进行剖宫产。具体情况如下：

①子宫颈未全开而有脐带脱出；②35 岁的高龄初准妈妈，且有胎位不正或骨盆问题；③孕妇以前因子宫颈闭锁不全而接受永久性缝合手术；④产道或骨盆腔长肿瘤而有阻塞生产的现象；⑤孕妇患有心肺、高血压、糖尿病、癌症等疾病；⑥多胞胎妊娠；⑦重复剖宫产；⑧出现前置胎盘、胎盘早期剥

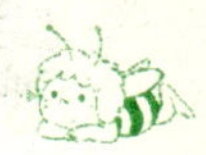

离、子宫破裂等出血问题；⑨准妈妈有外伤，如腹部外伤、车祸，这些都可能会导致胎宝宝的死亡，需立即进行剖宫产手术进行救治；⑩母亲突然死亡，需要在极短时间内对胎宝宝施行剖宫产来救治。

3　无痛分娩

其实分娩的痛苦不仅给产妇带来痛苦，对胎宝宝也有不利的影响。有资料显示，当人体感到严重的疼痛的时候，会释放一种叫儿茶酚胺的物质（主要由肾上腺素和去甲肾上腺素组成），这种物质对产妇和胎宝宝都有不利的影响。儿茶酚胺的增多会减弱子宫收缩的协同性，不协调的宫缩会使宫颈扩张速度减慢，新生儿的血液和氧气供应都可能受到影响。

无痛分娩虽然在我国还是一项新鲜事物，但是它在国外已经应用得很普遍了。准妈妈可以放心享用无痛分娩，这是一项简单易行、安全成熟的技术。

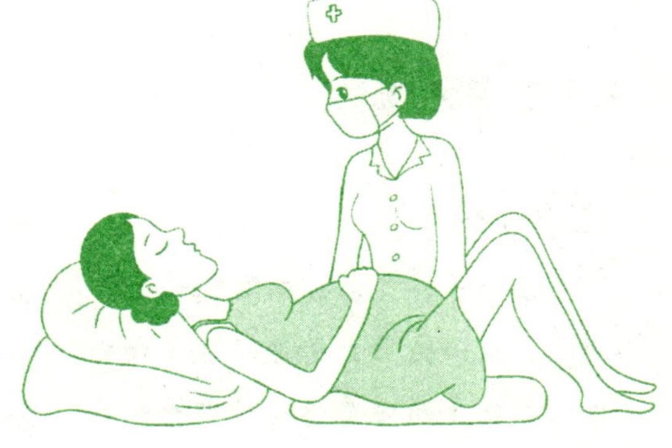

（1）安全

无痛分娩采用硬膜外麻醉，医生在产妇的腰部硬膜外腔放置药管，药管中麻醉药的浓度大约相当于剖宫产的1/5，即淡淡的麻药，所以是很安全的。

（2）方便

当宫口开到三指时，通过已经放置的药管给药，产妇带着药管可以到处活动，因此很方便。

（3）药效持久

大约在给药10分钟后，分娩的产妇就感觉不到宫缩的强烈阵痛了，能感觉到的疼痛就好似是来月经时轻微的腹痛。医生打一次药，药效大约持续1.5

小时，甚至更长，待有了疼痛感觉后继续打药，如此往复，直至分娩结束。

好孕金点子

无痛分娩对麻醉医生的要求很高，但也与准妈妈对麻醉药物的敏感程度、是否有既往手术史、实施麻醉的时间、麻醉的方法等因素有关，一旦发现准妈妈有阴道分娩禁忌证、麻醉禁忌症则不能进行。

（4）适合人群广

大多数产妇都适合于无痛分娩，但是如有妊娠并发心脏病、药物过敏、腰部有外伤史的产妇应向医生咨询，由医生来决定是否可以进行无痛分娩。

（5）不用进手术室

无痛分娩的全过程是由麻醉医生和妇产科医生合作完成的，正常的无痛分娩在产房中即可进行，无需进手术室操作。

4 水中分娩

好孕金点子

水中分娩可以减轻准妈妈的疼痛感，水承托的力量可以给准妈妈带来心理上的安全感觉，水的包容作用对准妈妈的产道和盆腔也能起到保护作用。

水中生产是一种值得提倡的自然无痛分娩法。水中分娩法需要先在产房内置一个小游泳池，注满比体温略高，温度适中的温水（37℃左右），有时还会加入和羊水同比例的盐分。当产妇的子宫口打开5厘米、阵痛开始转强时，就进入水中。

子宫一收缩，产妇就一边做深呼吸，一边变换可让自己感到舒服的姿势，因此，比较容易使全身放松。还有，因不安和恐惧所引起的血压上升和疼痛，也会缓和下来，获得缓解。这是因为在水中时，人体所受到的重力影响较小的缘故，而且会促使体内紧张的激素随之减少分泌，相对地，可缓和紧张、减轻疼痛的激素却会增加，自然带来良好的效果。在1~2小时内，子宫口全部打开，此时，是不是要在水里将胎儿娩出，需视情况而定，温水会暖化会

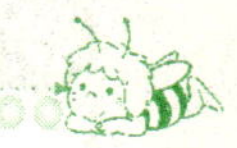

阴部分的肌肉，所以比较不容易引起会阴裂伤。

婴儿在水里一出生，就要立即抱出水面。由于新生儿要接触到冷空气才开始呼吸，所以室温不可太高。产妇则在子宫再次开始收缩、胎盘剥离前离开水中。

5 坐式分娩

坐式分娩是一种古老、自然的分娩方法，分娩时采用坐立式姿势，这种分娩方式不同于传统的仰卧位分娩，被认为是更符合人体生理结构的分娩姿势。

人类分娩所采取的体姿或体位经历了多种形式的变迁。最早有采取站、蹲、坐、跪等直式分娩体位和坐式分娩体位的记载，这些体位的特点是，胎儿轴线与地平面垂直，分娩时产妇可支撑在家具、床档、杆架等物体上，或俯伏在他人身上。17 世纪法国医生发明了产钳术处理难产，此后又有全身麻醉用于分娩，由此使卧式分娩成为常规的分娩体位。尽管后来取消了产时全身麻醉，但卧位分娩的习惯却一直沿袭至今。

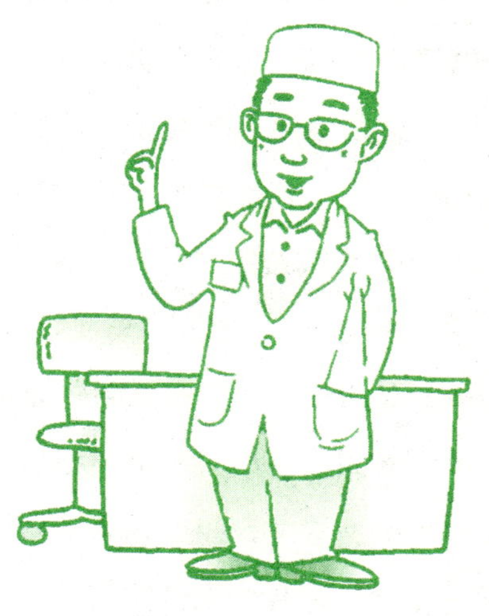

近年来，许多学者们又将目光投向了老式的分娩体位，认为坐式分娩或直立式分娩有利于增强宫缩和缩短产程，产妇也相对感觉舒适而易于接受。如果不存在脐带脱垂的危险，在严密监护下，直立式分娩对胎儿并不构成任何威胁。许多学者在认识到直立式、坐式分娩以及不限制分娩体位的做法对分娩的益处后，则极力倡导产妇随心所欲地选择舒适的分娩体位。在我国，已有一些医院在改变传统的卧式分娩体位方面做了积极而有说服力的尝试。

6 导乐式分娩

大部分准妈妈在分娩过程中有紧张、恐惧感，导致子宫收缩乏力，产程延长，而在准妈妈临产时，给准妈妈配上一位有爱心、有分娩经历的“导乐”，提供一对一的服务，在整个产程中给准妈妈以热情的支持、舒适的按摩，并密切观察产程进展，及时发现问题并予以纠正，这种陪伴分娩的方式有利于减轻准妈妈焦虑，缓解紧张情绪，缩短产程，减少产后出血量，使产程在无焦虑、充满热情、关怀和鼓励的气氛中进行。

（1）“导乐”应具备的条件

必须是有生育经历或接生经验的女性：①富有同情心、责任心和爱心；②具有良好的心理素质，热情、勤奋；③具有良好的人际交流技能，轻声细语，动作轻柔，态度温和，给准妈妈以亲切感、信赖感；④有支持和帮助产妇度过难以忍受的痛苦的能力。

（2）有益的“导乐”分娩方式

◉谈心：“导乐”与准妈妈亲切交谈，讲解有关妊娠和分娩的知识，告诉其身体各个系统要做好哪些准备，对分娩充满信心。

◉采取各种方法使产程按正常节律进行：教准妈妈如何在宫缩期间分散注意力，教准妈妈运用深呼吸、按摩法、压迫法、第二产程呼吸法；进行穴位按摩，使其处于最舒适状态；鼓励准妈妈进食和饮水，以保持足够的营养和能量；利用胎心监护的节律声音，让准妈妈听到胎宝宝有力的胎心音，加强做母亲的幸福感和责任感。

◉密切观察产程进展：让准妈妈了解目前产程进展情况，提高对产痛的耐受力。必要时酌情给予一定的镇静剂或镇痛剂。

7 竖位分娩

所谓竖位或竖式产位，即在宫颈扩张期让孕妇走动，或采取坐位、站位。

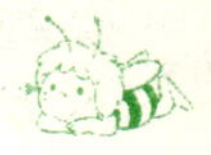

在宫口扩张期，初产妇约需要12小时，占整个产程5/6的时间，且疼痛、腰酸剧烈，为分娩过程中最难受的时期。如采用竖位分娩要缩短1/3的时间，这就是说，产妇所受的痛苦时间可缩短，危险期可缩短，痛苦程度和危险性也明显下降。具体来说，竖位分娩有以下几个好处：

（1）能增强宫缩

站立时，地心对胎头可增加1.3～4.7千帕（10～35毫米汞柱）的吸引力，从而持续扩张宫颈，并反射性地增强子宫收缩力。

（2）改善骨盆和胎儿间的适应关系

产妇保持自由活动姿势，使先露的胎头能有更大的选择角度，从而使胎儿与骨盆更相称、更适应，并能采取最佳的方式通过产道，故能缩短产程，减少难产率。

（3）减少体内应激性激素的产生

此类激素过多可引起难产，并使产妇焦虑。

（4）延长骨盆径线

孕妇散步时，其体重由双腿交替承受，故骨盆径线发生变化，使骨盆口扩大，从而减轻对胎头的挤压，有利于胎头的下降。据统计，站位或坐位可使骨盆出口增大0.7～1.5厘米，从而便于胎头通过。

（5）避免子宫缺血，减少胎盘早期剥离

仰卧位时，沉重的子宫压在腹腔后壁的大血管上，造成回心血量减少，可导致低血压、子宫缺血，造成胎儿宫内窒息。此外，仰卧又使子宫静脉压升高而诱发胎盘早期剥离，危及母子生命。

（6）能促产

走动1小时，对产程的影响相当于静脉滴注1小时缩宫素的作用。

可见竖位分娩对于不愿动产钳、不愿剖宫产而向往自然分娩的孕妇来说，的确是一种好方法。

第三节　准爸爸产前早准备

1　要为妻子分娩做好经济后盾

经过近十个月的漫长等待，眼看分娩时刻就要到来了，曾梦见过千百回的小宝宝也要诞生了，准爸妈们一定是既兴奋又激动，不过千万不要在这个紧要关头乱了方寸，想想该准备的是不是都备齐了呢？

准爸爸一定要在分娩前把各方面可能遇到的问题进行汇总，提前做好准备，做到心中有数，临阵不乱。做好分娩手术的经济准备是准爸爸首先要考虑的。一般来说，顺产的费用比剖宫产的费用少，但分娩前也要与医院充分沟通，预算出住院分娩期间所需费用。除了医药、手术上会有较大的经济开销以外，还得留出应对各类突发事情的支出。准爸爸还要准备好个人医疗卡，查清卡上金额，做到遇事有备无患。当然，准爸爸也要小心保管好所有医疗费用单据，以便后续的整理和报销。此外，准爸爸还要预留出足够的资金，来准备准妈妈和宝宝的所需物品。

2　陪妻子做产前检查

好孕金点子

丈夫陪同妻子产检除了得知妻子和胎宝宝健康状况外，还能了解妻子的心理需求，以减少孕期抑郁症的发生。

产前检查非常重要，就好比妻子和胎儿健康状况的“晴雨表”。如果准爸爸能够陪伴妻子去，不仅会使妻子心里觉得温暖，还会感到踏实。无论从身体上还是心理上，都可以给予妻子莫大的支持。比如，去医院的路上能照顾妻子，在医院做检查时可以代劳很多琐事，免去妻子走来走去之苦。特别是出现一些异常时，有准爸爸的陪伴可使妻子的

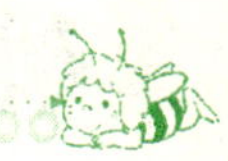

压力减半，心理放松许多，还可及时了解妻子和胎儿的健康状况，在生活上给予相应呵护。

3 陪妻子参加产前培训

有一些医院可以陪产的前提是要丈夫与妻子一起上产前班。虽然现代人工作忙碌，未必能抽身出席所有的课堂，但是丈夫与准妈妈一起上产前班，确实对准妈妈的怀孕及生产有莫大的帮助。这是因为，医护人员都会在准爸爸出席时，提醒他们在准妈妈怀孕期间该如何去协助她、关爱她、体谅她，自然生活中的各项细节，如做家务、搬重物、行房，还包括她的饮食、作息时间等，这些都需要重新调整，你和家人都要重新适应。除此之外，你们会看到产房的环境，并了解到生产时遇上的各种情况，你们都要知道生产时的呼吸、动作等如何配合，以便你在日常生活中与准妈妈一起练习，而且到生产时，你也可适时提醒准妈妈应该如何做，令她得到支援，以便顺利生产。

好孕金点子

怀孕期间，丈夫的角色十分重要，你的实际行动可以让妻子感受到无微不至的关怀与支持。

4 要做好产妇“顾问”

准妈妈心理状态不佳，很多原因是担心自己和胎宝宝出现各种不测，以及害怕分娩。准爸爸要扮演好自己“产妇顾问”的角色，对各种异常情况的预防和处理都要有所了解。

妻子在宫缩时，腹部肌肉紧张是很正常的，此时，身体其他地方要尽量放松，这就需要丈夫来帮忙了。

时断时续的宫缩要持续 8 ~ 10 个小时。在宫缩刚开始时，妻子还不需要入院，家里的环境可以让她感觉更好些。当她或坐或躺时，她的身体需要一些支撑，比如枕头、靠背。丈夫要确保妻子的肘、腿、下腰、脖子都有地方支撑，并检查她身体各部分是否完全放松。妻子可能无法顾及到这些，甚至懒得说话，所以丈夫要主动帮忙。等到了医院，丈夫也要随时关心妻子是否躺（坐）得舒服。

如果妻子因疼痛而感觉很紧张，丈夫可在一旁带她深呼吸，提示她一些保持轻松的要点。丈夫还可以为妻子按摩，以缓解她临产时的紧张与不适反应。

5 分娩前准爸爸应如何准备

（1）清扫布置房间

产前应将房子清扫布置好，要保证房间采光和通风情况良好，让妻子愉快度过产褥期，让母子生活在清洁、安全、舒适的环境里。

（2）拆洗被褥和衣服

在孕晚期，妻子行动已经不方便了，丈夫应主动地将家中的衣物、被褥、床单、枕巾、枕头拆洗干净，并在阳光下暴晒消毒，以便备用。还要购置洗涤用品，如肥皂、洗衣粉、洗洁精、去污粉等。

（3）购置食品

购置挂面或龙须面、小米、大米、红枣、面粉、红糖，这是产妇必需的食品。还要准备鲜鸡蛋、食用油、虾皮、黄花菜、木耳、花生米、芝麻、黑米、海带、核桃等食品。

6 丈夫是最佳的生产陪护人

产妇生产时，最佳的陪护人应该是丈夫。丈夫陪伴在妻子身边，可以帮助妻子克服紧张心理，丈夫温柔体贴的话语可以使妻子得到精神上的安慰，丈夫的鼓励和支持可以增强妻子顺利分娩的信心。有丈夫在其身边，产妇感觉自己有了强大的支撑力。丈夫可以分担妻子的痛苦，也可以分享婴儿安全降生的快乐，这对于增进夫妻感情，也是至关重要的。

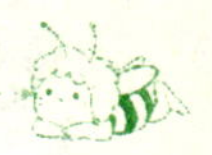

7　如何打造完美的婴儿房

宝宝虽小，也是一个独立的个体，出生后当然需要有自己的婴儿房。在帮宝宝打理婴儿房时，除了要布置得美观漂亮之外，准爸妈别忘了小宝贝自己的特殊需求，例如宝宝自己住起来要舒适，保证东奔西爬、到处乱抓乱咬时的安全性，将来婴儿房可方便日后升级为幼儿房，这些都是不能忽略的考虑因素。

（1）要让宝贝睡婴儿房

宝宝出生后，从医院回到家中，由于还小，许多父母怕孩子一个人睡发生意外，而且为了晚上喂奶方便，因此不仅没有事先准备婴儿房，甚至连张婴儿床都没有，直接让宝宝和父母一起睡。父母和宝宝同床睡觉，虽然方便照顾宝宝，但这其实是非常危险的行为。因为父母一旦睡着之后，可能随便翻个身、挥个手就会打到宝宝，甚至不小心把棉被盖到宝宝口、鼻，小宝宝可能因此发生危险。

除了安全考虑之外，从小给宝宝一个专属的空间，也比较容易培养孩子独立的人格。因此，如果家里一时挪不出空间当婴儿房，那么最少也要给宝宝一张专属的婴儿床。

（2）用心选择墙壁材质

由于许多小宝宝喜欢在墙上涂鸦，因此可以考虑在婴儿房里贴壁纸，让宝宝能够随心所欲地发挥绘画天分。壁纸脏了可以更换，也可以随着宝宝的年龄、喜好来更换花色，不过和油漆比起来，成本较高。假如婴儿房的墙壁是用油漆漆的，虽然比较经济实惠，但有一些油漆含铅量较高，万一宝宝误食剥落的油漆，就可能会发生铅中毒，父母要当心。

（3）加装窗帘

婴儿房内可以加装窗帘，避免阳光直射房内，刺激宝宝的眼睛。到了晚上，拉上窗帘也可以增加孩子的安全感。但是，过长的拉绳容易吸引宝宝好奇拉扯，一旦拉绳缠住宝宝的颈部，就容易发生意外。因此，在选购婴儿房窗帘时，应选择不带拉绳的款式，或挑选拉绳不超过30厘米的款式。

（4）选择木质地板

石材地板太冷硬，铺地毯容易暗藏尘螨，引起孩子过敏，因此，婴儿房内最好选择木质地板。至于婴儿房内经常铺设的安全地垫，怕不法厂商使用甲苯或二甲苯等有毒性的化学物质制造，购买时最好选择有厂牌的产品。此外，安全地垫买回之后，最好先放在阳台上暴晒，以便散去塑料味。如果使用一个月后安全地垫还有怪味道，就最好停止使用。

事实上，不仅安全地垫，还有其他许多装潢材质，如胶合板等，都含有甲苯等化学物质，容易引起宝宝过敏。因此，重新装潢之后，最好先把房间的门窗全部打开，让空气流通，过上一两个星期，等这些化学物质散去之后，才可以住人。

（5）寝具要透气

在选购婴儿床垫时，不要选择太厚的海绵垫，否则可能因汗水或尿液积聚在海绵垫内无法挥发，从而导致宝宝长痱子、脓疮等。床单最好选择棉质、吸汗且不起毛球的布料，可准备1～2条来替换。

棉被以透气、舒适为标准，可依季节选择厚、薄各一条。材质方面以安全棉为佳，最好不要选择尼龙材质，以免引起宝宝身体过敏，产生红肿等症状。

建议准爸妈还可以添购具有防水功能的尿垫，若铺在床单下，则可以防止尿液渗入床垫中。尿垫的另一面为柔软吸水的棉质材质，所以小宝宝洗完澡后，若习惯在床上更衣，则可先铺上一条尿垫，以免弄湿床单。特别是很多男宝宝洗完澡、尚未包上尿布时很容易因尿尿而喷湿床单。此外，大部分尿垫都可用洗衣机水洗，使用非常方便。

枕头也应选择透气的材质，如果有防螨功能更好，就可以防止过敏儿吸入尘螨，影响健康。此外，宝宝出生时骨头较软，最好不要将枕头垫太高。可以附带准备1～2个枕头套替换。

如果担心宝宝被蚊虫咬伤，就可以使用蚊帐，但要确定蚊帐不会被宝宝

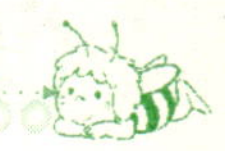

触碰拉扯到，以免发生意外。

（6）注重安全性

小宝宝正处于精力旺盛的学习阶段，对周围事物总是充满好奇心，喜欢到处摸索，到处乱抓，到处冲撞，还喜欢把所有没见过的东西都拿到嘴巴里咬一咬，然而，一不小心就可能让自己陷入困境，例如被棉被盖住了打不开，就可能导致窒息；玩电线，就被缠住了；其他还有各种东碰西撞数不清的意外，想一想就觉得很可怕。所以，父母在布置婴儿房的时候，安全性才是最重要的考虑因素。

假如是新买的家具，就要选择边缘呈圆弧状的设计，宝宝撞到后才不容易受伤。假如宝宝和父母同屋，或家具早就买好了，那么最好检查一下，凡是边边角角太过尖锐的地方，最好都用防撞条贴好。

不仅是婴儿房内，基本上只要是家中任何家具、桌椅、电器、冷气、楼梯等的尖角，都容易造成宝宝身体碰撞引起伤害，都应贴上防撞条。

防撞条最好选择与橱柜相似的颜色，以免宝宝因为好奇，通通扯下来。防撞条其实很容易被宝宝扯下、啃咬而破损，对此，父母要定时检查防撞贴条的状况，而且家中最好多备一些防撞条，以便随时使用。

好孕金点子

假如家里的房子是独立的一栋楼房的话，婴儿房最好安排在一楼。不然有时小宝宝到处乱爬，不小心摔下楼梯就麻烦了。

8　认识缓解产妇痛苦的“奇招”

（1）好话说尽

坚持鼓励她表现出色，要表现出对她能够顺利生产具有信心，要让她知道她将带给你们生活一个崭新的开始，要一再表白对她的爱恋和感激之情。

（2）**按摩高手**

在整个生产过程中，要通过对产妇不同身体部位的按摩，达到缓解其疼痛的效果，比如背部按摩、腰部按摩及腹两侧按摩。

（3）**制造轻松气氛**

为鼓励她忍住疼痛，在阵痛间隙可以和她一起畅想即将诞生的宝宝的模样，以及将来怎样培养他，调侃宝宝会像彼此的缺点，会如何调皮，如何可爱，生活会如何精彩等等，也可以回忆以前可笑的生活事件，反正要竭尽全力制造轻松气氛。

（4）**点滴关怀**

要准备好充足的水、点心或者她平时最喜欢吃的小零食，最好还有巧克力，随时准备给她补充能量，这很重要。产妇在生产过程中，体力消耗巨大，汗水淋漓，虽然没有胃口吃什么东西，但是需要喝水，对于产程长的产妇，准爸爸有时候需要强迫她进食，保证她在关键时刻力大无比。

好孕金点子

聪明的男人在女人的关键时刻表现出色，当好配角，在夫妻感情上绝对可以得高分，由此带来的积极效果甚至可以享用一生。

（5）**不要责备**

女人在生产过程中可能会有过激或反常的表现，比如大哭大叫，产房里的准爸爸常常会成为攻击对象。在这种情况下，男人千万不可流露出任何责备。对一些生理的异常反应要表现出极大的理解和容忍。这个时候男人的表现甚至会影响以后的夫妻感情和家庭生活，所以男人这时一定要沉住气。在阵痛过程中，不要进行无关的或内容复杂的谈话，而是要尽量和她一起用以上提到的各种方法挺过一阵阵的痛楚。

9 安排好住院和月子期间的看护工作

对于第一次迎接小宝宝到来的新妈妈、新爸爸来说，安排好住院期间的

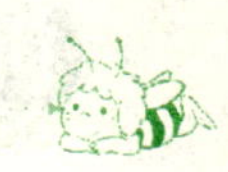

看护工作也非常重要。无论是顺产还是剖宫产，在这段时间产妇的身体一般都比较虚弱，住院期间新妈妈需要特别照顾，如果所有的担子都由丈夫来承担，也不太现实，最好是全家人分工合作，共同来度过这一段非常时期。这些工作要在分娩前就计划好，比如谁来负责产妇的营养餐，谁来负责每日看护产妇。现在各大医院及社会组织也针对性推出月子看护等服务，这些受过专业培训的护理人员可以在住院期间提供你所需要的服务。

在分娩前，准爸妈要明确月子期间照顾宝宝的相关问题，比如月子在哪里坐，宝宝晚上跟谁睡，月子中的三餐谁来做，月子期是否要请老人帮忙还是请一位专职保姆……无数细小的问题都要想一想，千万不要等宝宝出生后问题出现了再去想。为此，准爸爸在宝宝出生前就要开个家庭会议，明确一下宝宝出生后的照顾工作，尽可能让所有的家庭成员都分担一些产后康复的工作，而准爸爸自身也要主动多承担一些，尽力为新生宝宝创造一个和谐的家庭环境。

第二章 分娩接触零距离

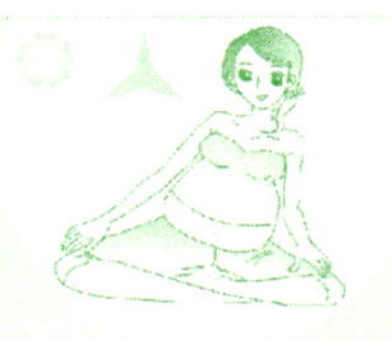

第一节　分娩现场直播间

1　准妈妈临盆入院不宜过早或过晚

正常的孕妇在接近预产期时应及时入院。入院太早，时间过长不生孩子，就会精神紧张，也容易疲劳，往往引起滞产；入院太晚，又容易产生意外，危及大人和小孩生命。

（1）准妈妈需要入院的征兆

◉临近预产期：如果平时月经正常的话，基本上是预产期前后分娩。所以，临近预产期时就要准备入院。

◉子宫收缩增强：当宫缩间歇逐渐缩短，并持续时间逐渐增长，且强度不断增加时，应赶紧入院。

◉尿频：孕妇本来小便间隔时间就短，在临产前会突然感觉到离不开厕所，这说明小儿头部已经入盆，即将临产，应立即入院。

◉见红：分娩前24小时内，50%的女性常排出黏液血性分泌物，称“见

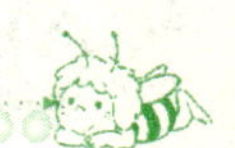

红”，这是分娩即将开始的可靠征兆，应立即入院。

（2）准妈妈需及早入院的情况

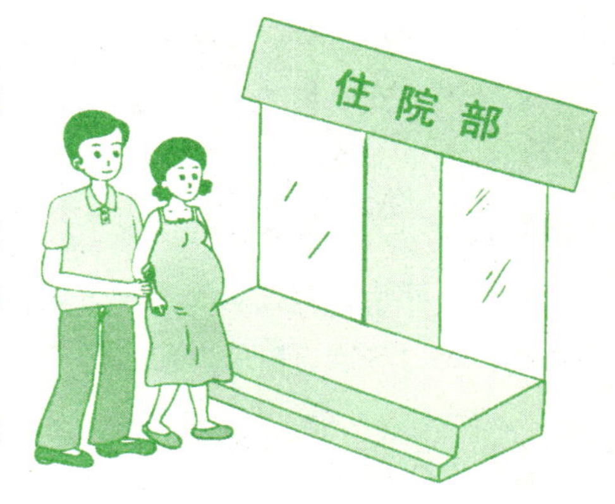

◉高危产妇应尽早入院，以便医生检查和采取措施。

◉曾有不良生育史，如流产3次以上、早产、死胎、死产、新生儿死亡或畸形儿史等。

◉如果胎位为臀位、横位等，或属于多胎妊娠，就需做好剖宫产准备。

◉妊娠合并内科疾病，如心脏病、肝、肾疾患等。

◉本次妊娠出现某些异常现象，如妊娠高血压病、羊水过多、羊水过少、前置胎盘、胎位不正等。

◉经检查确定骨盆及软产道有明显异常者，不能经阴道分娩，应适时入院，进行剖宫产。若孕妇患有中、重度妊娠高血压病，或突然出现头痛、眼花、恶心、呕吐、胸闷或抽搐，应立即住院，以控制病情的恶化，待病情稳定后适时分娩。

◉前置胎盘或过期妊娠者应提前入院待产，加强监护。

◉有急产史的经产妇应提前入院，以防再次出现急产。

◉存在高龄产妇、身材矮小、骨盆狭窄等特殊情况者。

2 分娩前需进行“灌肠”和“剃毛”

一般在自然分娩之前，医生都会对准妈妈进行“灌肠”和“剃毛”，主要原因如下：

（1）灌肠

灌肠只是让靠近直肠部分的宿便先行排掉，帮助产妇生产，其用意主要有以下几项：

◉使生产更顺利：如果产妇有大便卡在直肠里，多少也会压缩产道的空间，如果能清除大便，可以使生产更顺利。

◉让产妇安心用力：生产的用力方式就像在解大便，在这过程中，产妇多少都会解出便来，虽然这些情况是正常的，但有些产妇会觉得尴尬。若事先灌肠，就不会出现这样的情况了。

◉避免感染：产妇解出大便时，因为大便充满细菌，可能会污染产妇的产道伤口。灌肠后，部分产妇虽仍可能在产台解便，但至少量已经减少了。

好孕金点子

灌肠在由医护人员执行的时候，会有些许的不适，所以鼓励产妇做轻松的呼吸进行调节。完成程序后，产妇约需在洗手间待上10~20分钟来排解，这个动作对于产妇而言是比较痛苦的，需要家人在一旁的帮助与支持。

(2) 剃毛

生产时的剃毛通常只会在靠近会阴部（肛门口至阴道口）的地方进行，而不是把所有的阴毛都剔掉。剃毛的目的是为了在生产过程中，若会阴受撕裂伤，在产后处理会阴部伤口时较容易进行，并使伤口较快愈合。有些医生会在产妇待产时就先为产妇剃毛，有些医生则等到产妇上了产台后再进行，各家做法不同。

3 了解自然分娩的三个阶段

分娩一般被分为三个阶段，也叫做三个产程。三个产程加起来，初产妇最长不超过24小时，经产妇不超过18小时，但最短也需要4小时。短于4小时的，称为急产，这个相对轻松。整个产程超过24小时的，称为滞产，医生会根据实际情况决定采取必要的助产措施。

(1) 第一阶段

这一阶段持续时间最长，一般为6~12小时。从宫缩痛开始一直到宫口全开，也就是说子宫口扩张到可以让胎儿的头通过进入阴道之时。在这个阶

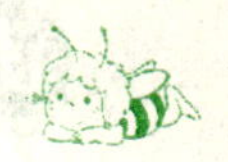

段，持续规律的宫缩可以导致宫颈变短变薄，而宫口将逐渐张开到10厘米，以保证胎宝宝有足够的空间钻出来。

起初，宫缩的强度还可以让你冷静应对，你更多地沉浸在马上就要与宝宝见面的狂喜之中，宫缩一般每隔5～30分钟一次，每次时间30～45秒，这时如果你感到难受，可以和丈夫聊聊天或者散散步，或者让他帮你做做按摩，努力试着睡一觉或多休息，如果有食欲，最好吃点自己想吃的东西，想办法保存体力。

随着宫缩越来越密集，已经让你没办法做任何事了，甚至疼得说不出话。宫缩3～5分钟一次，每次持续45～60秒，总共可能会持续3～4个小时。分散注意力可能不太起作用了，你可以用以前练过的呼吸法和放松技巧来缓解疼痛——随着宫缩吸气和呼气。宫缩一开始就深呼吸一口气，缓慢有节奏地从鼻子吸气，然后从嘴巴吐出。宫缩结束时，再次深呼吸，释放全身的紧张情绪和状态。这种呼吸的方法可以让你放松以减轻疼痛。同时注意在每两次宫缩之间休息，保持体力。也可以不断地变换姿势，只要你能感觉到舒服就可以。

（2）第二阶段

宫口全开意味着进入第二产程，宝宝的头开始下降进入产道了。从宝宝进入产道到完全娩出，这个过程大约需要1～2小时。

这一阶段是分娩的高潮，也可能是你整个人生的高潮，在你不断地努力下，小宝宝也在不停地调整着姿势，努力地向外挤。医生可能会告诉你“看见宝宝的头发了”，这让你无比兴奋，因为胜利即将在望。这时，医生一般会建议你做一个小手术——会阴切开手术，以免宝宝娩出时导致会阴撕裂。

这个阶段尤其要注意用力方法，最简单的方法就是听从医生指挥。因为这时宝宝的头拉扯阴道和骨盆底肌肉，会让你产生用力的冲动，如果用力不当或过猛，也可能会导致会阴裂伤。

你还要在每次宫缩之间尽可能地休息，保持体力。借每次宫缩时用力3～

4次，在连续地用力推出之后，把肺里的空气全部吐出来，接着再及时吸气，然后准备下一次用力。

另外，在正确用力的时候，还要注意用力的姿势。一般认为平躺是最费力气的，而直立和蹲姿是最好的用力姿势。当然也可以用半躺的姿势，在用力的时候可以扩大骨盆。

（3）第三阶段

第三阶段是胎盘的娩出期，这是分娩的尾声，大部分新妈妈沉浸在无尽的幸福之中，只一心挂念着那个刚刚出世的婴儿，完全不理会后来的事了。宫缩痛仍在继续，但相比刚才来讲已经轻微多了。经过3～30分钟，胎盘娩出体外。

这个时候，你可以好好爱抚你的宝贝了，医生可能会把他清理干净后放在你的怀中，你也可以让宝宝吸吮你的乳头了，这种刺激既有利于早泌乳也有助于子宫快速收缩。

4 第一产程与医生的配合

第一产程的时间较长。子宫收缩的间隔时间逐渐缩短，而收缩时间却增长。原本是每隔20分钟约收缩10秒，慢慢变成每隔20分钟收缩20秒，每隔15分钟收缩30秒，每隔10分钟收缩40秒，每隔5分钟收缩50秒。宫缩给准妈妈带来规律性的腹部、腰部疼痛或下坠酸痛感。这一产程中，产妇要注意以下几点：

◉不要太早上床。因为躺得太久，反而会越躺越累，情绪也容易紧张。除非真的很疲倦，否则应尽量站起来走动走动，以缓和紧张的情绪。

◉打消顾虑，稳定情绪，保持安静，切忌大喊大叫，消耗体力。

◉吃好、喝好、睡好。可以吃些易消化的食物，如稀粥、鸡蛋、青菜、鱼和瘦肉等清淡的饮食，可多喝些糖水，以保证身体有充沛的精力。

◉至少2～4小时排尿一次。

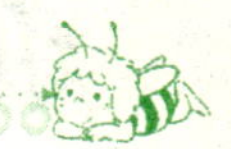

◉胎膜未破时，可在室内活动；胎膜已破，则需卧床，以防脐带脱出。

◉主动向医生提供信息，如阴道流血、流水与否，宫缩时是否有屏气感等。

◉经医生许可才能用力。在第一产程快要结束时，为了度过子宫强烈收缩的痛苦，在腹式深呼吸之间可轻微用力，但是不可刻意用力，必须获得医生或助产士的许可才行。所谓"轻微用力"，是指能度过收缩程度的用力，而非全使劲、真正的用力。

◉宫缩时可采取一些辅助动作，可以斜靠床旁，轻轻按摩下腹部，深吸气时将两手移向腹部中央，呼气时双手移向外腹。腰骶部胀痛较重时，用手或拳头压迫胀痛处，直至疼痛减轻。

◉借机补充睡眠。有时子宫收缩会在中途减弱甚至消失，但不必担心，更不必失望、着急。不妨把它当成一个补足睡眠的机会，安心地睡个觉。这种类型的分娩方式虽然耗费较多时间，但与其焦躁不安地胡思乱想，不如放松心情好好休息。养足精神，分娩才会顺利。

5 第二产程与医生的配合

第二产程是关键，产妇正确运用腹压很重要。在第二产程中，子宫的收缩每 2～3 分钟收缩 40～50 秒，有时甚至持续 1 分钟或 1 分钟以上，准妈妈有憋胀感。这时需平卧在产床上，头略抬高，两腿屈曲自然分开，足蹬住床，两手抓住产床边的扶手。

（1）配合收缩用力

收缩一次约用力 3 次，产妇要遵照医生或助产士的指示，务必配合收缩用力，才能使用力达到最佳的效果。

（2）用力之间做腹式深呼吸

当子宫收缩暂停时，可趁机做两三次的腹式深呼吸，为下次收缩时的用力做准备。

（3）短促呼吸时不可发出声音

胎儿头部最大的部分要出来时，不可用力，只要反复“哈！哈！”地做短促呼吸即可。

（4）开始消毒

外阴部消毒过后，产妇必须仰卧，双脚尽量张开，膝盖弯曲。为了方便医生或助产士协助分娩，即使再难受，也要保持这个姿势，与医生充分地合作。

6 第三产程与医生的配合

第三产程中，准妈妈会感觉很轻松。助产士通过轻压宫底，牵引脐带，协助胎盘娩出。胎盘娩出后，子宫变得更小，并下降到肚脐下约 2 指横并的位置。

胎盘娩出后，子宫会强烈地收缩，胎盘、卵膜剥离面的出血现象也会停止。

◉两脚要尽量张开。胎盘娩出后，在外阴部消毒干净之前，两脚要尽量张开，以方便医生和助产士工作。

◉不可用手碰触下腹部，以免刺激子宫。在胎盘娩出之前，如果用手碰触，刺激下腹部，尤其是子宫的部分，会造成反射性的子宫口收缩，从而阻碍了胎盘的娩出。

◉因分娩而使会阴部、外阴部或子宫颈管部出现伤口时，必须将伤口缝合。此时，要继续忍耐，并采取医生所指示的姿势，与医生充分合作，以方便医生缝合阴道壁及阴道入口的伤痕，才不会妨碍到日后性生活。

7 分娩时要经常听胎心音

当子宫收缩时，子宫壁的血管会暂时受压，胎盘血液循环暂时受阻，这时用听诊器往往听不清胎心音；宫缩过去后，就可以听到胎心音，但心率会

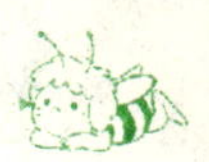

减慢；宫缩完全停止后15～20秒，胎心音次数又会恢复正常。如果宫缩停止后胎心率长时间不恢复，或者虽然恢复，但跳得太快或太慢，这些都不正常。因此在产程一开始，就应当注意胎心音的变化。

在第一产程中，应当每隔1小时左右，于宫缩间歇期，听一次胎心音；第二产程每隔5～10分钟听胎心音一次。听胎心音时，除注意胎心音次数是否过快或过慢外，还要注意胎心音是否由强转弱、不规律或快慢不均等，这些会反映胎儿是否有宫内窘迫的状况，如果胎心音不正常，应当立即查找原因，及时处理。

8 准妈妈分娩时忌大喊大叫

产妇在分娩时失控，大喊大叫，既增加紧张情绪，不能很好地配合助产者的指导积极参与分娩过程，又会延长产程，甚至引起胎儿宫内窘迫。大喊大叫也会让产妇的胃内胀满气体，增加产时产后的不适感。

9 做会阴侧切有利顺产

会阴是指阴道到肛门之间长2～3厘米的软组织。在分娩过程中，由于阴道口相对较紧，影响胎儿顺利娩出，需要做会阴侧切手术，扩大婴儿出生通道。会阴切开术是产科常见的一种手术。

对于会阴侧切，不少产妇都会感到恐惧。其实，进行会阴侧切对产妇和胎儿有时是必需的。胎儿出生时要经过子宫口、阴道和会阴等，会阴是产道的最后一关。子宫口与阴道需胎儿先露部分慢慢将其扩展，会阴也需要一定时间才能扩松。胎儿通过产道时间越长，缺氧的机会就越多。所以，做侧切可扩大会阴，保护胎儿，使其尽快出生。资料证明，有侧切指征时，做会阴侧切与不做会阴侧切，和胎儿有无缺氧、有无新生儿窒息有直接关系。

在做侧切时一般要用少量麻醉药，产妇可无痛觉。胎儿娩出后，将侧切部分对齐缝好，5 天后拆线，便可恢复原样。

产妇分娩需做会阴侧切的情况：

◉胎儿过大，第二产程延长，胎儿出现宫内窘迫。

◉施用产钳术、胎头吸引术、足月臀位或牵引术时。

◉产妇患有严禁加大腹压的心肺疾病。

◉产妇曾做过阴道损伤修补术及会阴发育不良。

◉会阴紧，不切开将发生会阴严重撕裂者。

◉早产（以减少颅内损伤）或胎儿须迅速娩出者。

第二节　异常分娩面面观

1　在家发生急产怎么办

急产不可预期，通常是指产痛后三个小时即完成分娩。假如急产发生了，来不及到医院，准爸爸不要惊慌，镇定一些，按照以下步骤一步一步慢慢来：

◉要先打“120”，冷静、详细地讲明自己的住址和情况。

◉家里有人一切都好办，但如果只有准妈妈一个人在家，记得打完电话后，要先把家门打开，以免救护人员到了，你却疼得无法起身开门。

◉事先准备大毛巾，在宝宝出生之后可以用大毛巾把他包裹起来保暖。

◉在救护人员到来之前，你可以先半躺下来，并在身底下垫个干净的棉被，避免宝宝出生太快，头会先撞到地面。

◉在宝宝娩出后，不要急着自己用剪刀把脐带剪断，如果万一剪

好孕金点子

如果发现来不及去医院宝宝真的快生出来了，那么为了避免宝宝生在路上，最好就直接留在家里生产。

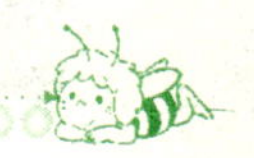

刀没有消毒干净，宝宝很容易发生细菌感染。应该等救护人员到达后，用救护车上的无菌剪刀把脐带剪断更为保险。

◉救护人员帮助新妈妈处理完毕之后，母子两人还是应该上救护车到医院报到——因为宝宝需要做身体检查，而新妈妈也需要观察是不是会有产后大出血等症，以免发生危险。

2 胎膜早破时怎么办

一般来说，胎膜早破的信号是不伴疼痛的阴道流水。常发生于腹压增加或大小便之后，阴道内突然有大量水流出，可湿透内裤，然后时断时续。

准妈妈一旦发现有阴道流水，立即就地尽可能平卧，再用担架抬送去医院，以防脐带脱垂及羊水流净。经医生确诊后，应坚持平卧，会阴部放置消毒巾，尽量少做肛门检查和阴道检查，以减少感染机会。严密观察胎心，如有异常，应立即采取措施。胎膜早破超过12小时的准妈妈，需加用预防性抗生素。多数准妈妈在此期间可出现有规律的子宫收缩，临产，且大多数能顺利分娩。如超过24小时仍未临产，可考虑催产素引产。

好孕金点子

由于胎膜破裂没有疼痛感，因此许多准妈妈不会立刻感到问题的严重，羊水无黏性，站立时流水增多，平卧时减少或者停止外流，由此可以与小便进行区别。

3 什么情况下需要催生

催生即晚期妊娠引产，也就是怀孕28周以后（胎宝宝有宫外存活的可能），运用药物或器械等手段促使分娩发动，以争取阴道分娩，减少剖宫产等手术助产的发生。其目的在于：预防过期妊娠，使胎宝宝脱离不良宫内环境，减除或缓解准妈妈严重并发症。催生需从准妈妈和胎宝宝两方进行考虑。

（1）准妈妈方面

◉准妈妈患妊娠高血压综合征：轻、中度妊高征胎宝宝已成熟，重度妊高征经药物保守治疗效果不佳或恶化，子痫控制后24小时无临产征兆者。

◉准妈妈患有某些内科疾病不宜继续妊娠，如慢性肾炎、肾盂肾炎屡次发作、糖尿病、慢性高血压等。

◉预防过期妊娠，妊娠已达41周以上。

（2）胎宝宝方面

◉绒毛膜羊膜炎，继续妊娠可能造成胎宝宝宫内感染的。

◉胎宝宝畸形，胎死宫内。

◉胎膜早破后，估计胎宝宝已成熟，24小时还未临产者。

◉胎盘功能减退、胎盘早期剥离，必须立即终止妊娠；部分性前置胎盘反复出血，而妊娠已近足月，胎宝宝出生后已可存活者。

◉胎宝宝宫内环境不良，继续妊娠可能对胎宝宝造成危害，甚至胎死宫内，宫外环境相对宫内环境更有利于新生儿存活，这种情况包括：母子血型不合，严重的胎宝宝宫内发展迟缓，急性羊水过多等。

4 胎儿窘迫

胎儿窘迫是用来描述胎儿因为受到母亲及胎盘的影响，或是子宫因为受到不同的生理及病理变化，而产生缺氧及酸血症的症状，并且在胎儿心音监测器上出现心跳迟缓的征兆。

在所有的产科急症中，产科医生最担心的就是胎儿窘迫，因为胎儿窘迫意味着胎盘输送给胎儿的血液或养分已经达不到胎儿的需求，而且已经造成胎儿心跳减慢，这绝对是急症中的急症，因此有必要给予适当处置。

遇到胎儿窘迫时，产科医生会做适当评估。如果准妈妈即将生产且胎儿窘迫属于轻度，原则上自然生产即可。但若胎儿窘迫发生于待产早期，且属于严重型，产科医生则多半会建议剖宫产。

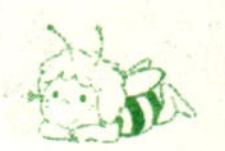

5 认识臀位的类型

臀位是先露部为臀，是异常胎位中最常见的一种，其发生率约占分娩总数的3%～4%。一般所说的臀位，并不都是臀为先露部，这要根据胎宝宝下肢所取的姿势而定。大致可分为3类：

（1）单臀位或腿直臀位

胎儿的双髋关节屈曲，双膝关节伸直，只有臀为先露部分。这类比较多见。

（2）完全臀位或混合臀位

胎儿的髋关节及双膝关节均呈屈曲姿势，先露部既有臀又有足。这类也比较多见。

（3）足位

是胎儿的一足或双足为先露部分，这类比较少见。

臀位之所以属于病理性胎位，是因为臀位在分娩过程中易发生种种意外：难产率高、脐带脱垂、并合症多等。面对这个特殊情况，准妈妈不妨先在医生的指导下，坚持胎位矫正，若胎位能转为头位，那就再好不过了。如果到孕34周，胎位仍为臀位，则不必再进行矫正，但也不用着急。等到孕36周再复查一次B超了解臀位的类型。如为单臀位，可尝试经臀位助产分娩；如果是其他类型的臀位，不可再固执了，最好在孕37周左右时住院，并做好剖宫产的准备。

6 臀位的处理方法

在胎体的各部分中，臀围比头围小：头不但大而且硬。在头先露分娩时，由于有充足时间使胎头塑形，以适应骨盆的内腔而娩出，当胎头一经娩出，胎体的其他部分亦随之迅速娩出。

臀位分娩则不然，如果臀先娩出，最大的胎头后出，而胎儿的肩部和头部的娩出又必须按一定的分娩机转来转动，以适应产道的各种不同条件方能娩出，因而分娩时容易发生难产。如果脐部娩出后，在 8 分钟之内仍未结束分娩，使脐带受压时间过长，可致胎儿死亡。因此在臀位分娩时，如果能在宫颈口充分开全后，按臀位分娩机转，及时恰当处理，就可减少臀位的围产儿死亡率。

在单臀和完全臀位时，先露部如已下降到阴道口并已外露时，宫颈口多已开全，阴道也被充分扩张。相反，在足先露时，如果在阴道口看到胎足时，宫颈口未必完全开大，有时只开大 4～5 厘米，这时接生人员必须戴无菌手套，于每次宫缩时用手堵于阴道口，不使胎儿足脱出于阴道口之外。直到胎儿臀部随子宫收缩逐渐下降进入盆腔时，宫颈口及阴道已被胎臀充分扩张，等到胎足与臀均已降至阴道口处，用手再也堵不住时，说明宫颈口已经完全开大，这时才可按完全臀位分娩的方法全部娩出胎儿。故堵臀对臀位的顺利分娩至关重要，产妇应与医生很好地配合。另外，足先露破水后脐带随时都可能从胎儿足旁的空隙滑下而发生脐带脱垂，故应经常注意胎心变化，以及早发现脐带受压或脐带脱垂，并予相应处理。

因足位分娩所带来的问题较单臀位及完全臀位为多，故对分娩较为不利。

7 产后出血

胎儿娩出后，有时出血过多，如 24 小时内出血大于 500 毫升就叫做产后大出血。引起产后出血的原因可以有：①宫缩乏力：可能由于胎儿过大，产程过长等引起；②胎盘胎膜残留：胎盘排除后，有部分胎盘或胎膜组织仍残留在宫腔内；③软产道损伤：胎儿娩出过程中可能造成宫颈、阴道壁及会阴的裂伤而引起出血；④凝血功能异常：可能是以往有凝血障碍性疾病，如血小板减少症、血液病，也可能是本次怀孕有一些并发症，如妊娠高血压综合征、胎盘早剥、羊水栓塞等。

医生会根据情况采取相应的止血措施，如伤口缝合、加强子宫收缩、将不完全剥离的胎盘刮干净等。如果经止血处理后还继续出血，则须打开腹腔，将准妈妈的子宫动脉或某些大血管绑住以减少出血量。如仍不奏效，必要时

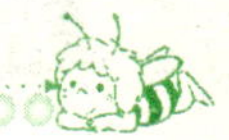

只能采取子宫切除了。若子宫切除后仍然出血，此时就要采取压迫性止血方式，甚至用血管摄影来做血管栓塞的止血。

8　脐带绕颈

脐带就像胎儿的生命线，是从胎儿的肚脐延伸到胎盘的一条带状物。

脐带经常会缠绕住胎儿身体的一部分，尤其是颈部，此时就称为脐带绕颈。除了颈部之外，上肢、下肢、肩膀等各部位的缠绕都可以见到。

一般而言，脐带缠绕脖子1圈者占总生产数的20%～30%；缠绕2圈者占总生产数的2.5%～5%；缠绕3圈者则占0.2%～0.5%；缠绕4圈以上者则微乎其微。此外，妊娠周数较小时，脐带绕颈的概率也较小；随着周数增加，脐带绕颈的概率也随之增加。例如，妊娠20周时脐带绕颈的概率为5.8%，到了42周时则接近30%。

如果诊断有脐带绕颈的情形，准妈妈就应该注意宝宝的胎动状况，如有胎动次数减少的情况，就应尽快就医，接受胎盘功能的检查，以确保胎儿的健康。如果胎动太频繁，就会使脐带打一个真结。据统计真结的发生率大概占总生产数的1.1%，尤其单一羊膜的双胞胎较易发生。真结有可能造成静脉血滞留、静脉管壁血栓和胎儿缺氧，造成胎儿死亡或罹患神经性疾病。6%的死胎可以见到真结的发生。

9　了解高龄产妇易出现的问题

分娩是一个正常的生理过程，是人体的一种自然功能，是人类繁衍后代的本能行为。产妇和胎儿都具有潜能主动参与并完成分娩过程。在孕晚期或临近分娩的日子里，许多准妈妈可能都会感到恐惧和紧张，因为那意味着你生命中的一章将要结束，新的一章即将开始，你也许有开始冒险的感觉，这令人兴奋，但又不能确定在分娩开始后会发生什么，就好像感到处在悬崖边，令人不安和惊慌。尤其是年龄较大的产妇，真觉得自己不能与年轻人相比，肯定不好生，干脆选择剖宫产。以上对分娩的这些担心是可以理解的，但如果你了解影响分娩的因素有哪些，尤其是高龄产妇容易出现的问题，你就可以从容地面对分娩。

高龄产妇在产程中最容易出现的问题可能就是产力，也就是说子宫收缩乏力，此外，宫颈中的纤维组织弹性较差，有可能造成宫颈坚韧，不易扩张，由此而形成难产。此外，年龄越大的孕妇，妊娠后期容易并发妊娠高血压综合征、妊娠期糖尿病等，可引起胎儿宫内生长受限，产时胎儿缺氧等。这种情况下难产及胎儿、新生儿的死亡率都会升高。所以高龄产妇在孕晚期一定要加强监测，并听从医生的指导和建议。如果孕期没有发生任何并发症，胎儿生长情况良好，且中等大小，骨盆各径线也正常，初产妇年龄只是 37～38 岁，则完全可以阴道试产。事实上高龄初产妇非常顺利的自然分娩的例子很多，如果是经产妇阴道分娩的成功率就更大了。

10 难产

难产就是当分娩进行到一半的时候，胎宝宝无法顺利通过产道娩出。通常难产有两种情况：

（1）肩难产

即胎宝宝的头出来了，但是肩膀却卡住了。处理方法通常是助产医护人员从准妈妈上面帮忙推妈妈的肚子，另一位则帮忙转胎宝宝。

（2）胎位不正造成难产

胎位不正出现难产时是胎宝宝的身体出来后，胎宝宝头却被卡住了。随着 B 超技术和剖宫产技术的发展，这种情况已经很少出现了。

不管是哪一种难产，只要发生了，医生就已经没有办法实施剖宫产手术了，所以此时医生会因人而异想办法把胎宝宝挤出妈妈的产道。为了能让胎宝宝尽早娩出，医生有时会故意制造胎宝宝锁骨骨折，使胎宝宝整个肩膀占据的空间减小，以利于其顺利通过产道。另外，会阴切开也是一种

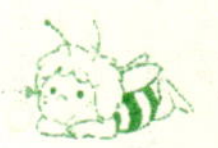

解决轻度难产的办法，即将产妇的会阴部切开，这样也是为了减小胎宝宝出生的阻力。

11　警惕剖宫产时的异常状况

现在，越来越多的准妈妈选择剖宫产，一是剖宫产可以免去分娩时的疼痛；二来随着医疗科学的不断进步，剖宫产也十分安全。

剖宫产手术实际上在现代临床医学上是一个非常简单的手术，一般从手术开始到胎宝宝出生仅需要几分钟的时间，包括对准妈妈的伤口等处理也不会超过 2 个小时。尽管如此，在剖宫产手术的过程中也可能会出现一些异常情况：

（1）恶心呕吐

这是因为，在剖宫产手术之前，要对准妈妈进行椎管麻醉。在麻醉药的作用下，准妈妈有可能会出现恶心呕吐的现象。当准妈妈感觉恶心时，应将头转向一侧，并请求助产医生帮忙将塑料袋放在嘴边，以便将呕吐物吐入。

（2）胸闷

由于剖宫产时准妈妈失血较多，所以手术中可能会感觉胸闷、喘不过气。这时，准妈妈也不必惊慌，只要大口呼吸，一般情况下可以得到缓解。如果实在不行可请求医生进行吸氧，且吸氧时也要大口吸气。